Manual de Saúde Pública
& Saúde Coletiva no Brasil
2ª Edição

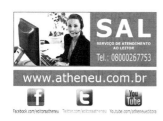

Manual de Saúde Pública & Saúde Coletiva no Brasil

2ª Edição

Editor

JUAN STUARDO YAZLLE ROCHA

Médico, Professor Titular na Medicina Social da Faculdade de Medicina de Ribeirão Preto da Universidade de São Paulo, FMRP-USP. Especialista em Planejamento e Gestão em Saúde

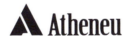

Editora Atheneu

São Paulo —	*Rua Jesuíno Pascoal, 30* *Tels.: (11) 222-4199 • 220-9186* *Fax: (11) 223-5513* *E-mail: atheneu-sp@atheneu.com.br* *Home Page: www.atheneu.com.br*
Rio de Janeiro —	*Rua Bambina, 74* *Tel.: (21) 539-1295* *Fax: (21)538-1284* *E-mail: atheneu@atheneu.com.br* *Home Page: www.atheneu.com.br*
Belo Horizonte —	*Rua Domingos Vieira, 319 — Conj. 1.104*

Produção Gráfica: *Fernando Palermo*
Capa: *Equipe Atheneu*

Dados Internacionais de Catalogação na Publicação (CIP)

(Câmara Brasileira do Livro, SP, Brasil)

Manual de saúde pública & saúde coletiva no Brasil /
    editor Juan Stuardo Yazlle Rocha. -- São Paulo :
    Editora Atheneu, 2012.
    Vários autores.
    Bibliografia.
    ISBN 978-85-388-0341-6

    1. Saúde coletiva - Brasil 2. Saúde pública -
Brasil 3. Saúde pública - História I. Rocha, Juan
Stuardo Yazlle.

12-13030   CDD-614.0981

Índices para catálogo sistemático:
1. Brasil : Saúde coletiva   614.0981
2. Brasil : Saúde pública   614.0981

ROCHA, J. S. Y.
Manual de Saúde Pública e Saúde Coletiva no Brasil – 2ª edição

© *Direitos reservados à Editora ATHENEU – São Paulo, Rio de Janeiro, Belo Horizonte, 2017*

■ AUTORES

Ana Luiza d'Ávila Viana
Economista, Professora do Departamento de Medicina Preventiva da Faculdade de Medicina da Universidade de São Paulo, FMUSP.

Augustus Tadeu Relo de Mattos
Médico de Família e Comunidade. Mestre e Doutorando em Saúde na Comunidade pelo DMS – Faculdade de Medicina de Ribeirão Preto da Universidade de São Paulo, FMRP-USP. Professor Colaborador do Departamento de Medicina Social da FMRP-USP.

Fernanda Bergamini Vicentine
Fisioterapeuta. Mestre em Saúde na Comunidade. Doutoranda do Programa de Pós-Graduação Saúde da Comunidade da Faculdade de Medicina de Ribeirão Preto da Universidade de São Paulo, FMRP-USP.

Guilherme Arantes Mello
Professor Adjunto do Departamento de Medicina da Universidade Federal de São Carlos.

Hudson Pacifico da Silva
Economista, Pesquisador do Institut de Recherche en Santé Publique de l'Université de Montréal, IRSPUM.

Janise Braga Barros Ferreira
Professora no Departamento de Medicina Social da FMRP-USP. Doutora em Saúde Pública pela EERP-USP (2007). Mestre em Ciências Médicas pela FMRP-USP (2000). Especialista em Medicina Preventiva e Social (1997) e em Anestesiologia (1993). Graduada em Medicina pela Faculdade de Ciências Médicas da Universidade do Vale do Sapucaí, MG (1990).

Juan Stuardo Yazlle Rocha
Médico, Professor Titular na Medicina Social da FMRP-USP. Especialista em Planejamento e Gestão em Saúde.

Julieta Ueta
Professor-associado da Faculdade de Ciências Farmacêuticas de Ribeirão Preto – FMRP-USP. Tutor e orientador dos Programas de Residência Multiprofissional da FMRP e da Universidade Federal de São Carlos - SP. Desenvolve pesquisa e ministra disciplinas, cursos e palestras sobre Assistência e Atenção Farmacêutica, Uso Racional e Prescrição de Medicamentos, Segurança dos Pacientes no Uso de Medicamentos e Prática Clínica Farmacêutica em Serviços de Saúde.

Ligia Bahia

Graduada em Medicina pela UFRJ (1980), mestrado em Saúde Pública pela FIOCRUZ (1990) e doutorado em Saúde Pública pela FIOCRUZ (1999). É professora adjunta da Universidade Federal do Rio de Janeiro. Tem experiência na área de Saúde Coletiva, com ênfase em Políticas de Saúde Planejamento, principalmente nos seguintes temas: sistemas de proteção social e saúde, relações entre o público privado no sistema de saúde brasileiro, mercado de planos e seguros de saúde, financiamento público e privado, regulamentação dos planos de saúde.

Lucieli Dias Pedreschi Chaves

Graduada em enfermagem, mestre e doutora em Enfermagem Fundamental e docente na mesma EERP-USP (2006). Pesquisadora líder do Centro de Estudos e Pesquisas sobre Hospital e Enfermagem. Membro da Comissão de Coordenadora do Programa de Pós-Graduação em Enfermagem Fundamental da EERP-USP. Experiência na área de Enfermagem – assistência, gerenciamento e docência. Orientadora de Mestrado e Doutorado em Enfermagem Fundamental.

Maria Cristiane Barbosa Galvão

Professora do Departamento de Medicina Social da FMRP-USP. Pós-Doutora pela McGill University (2011-2012). Doutora em Ciência da Informação pela Universidade de Brasília (2003), com estágio na Université de Montréal (2002-2003). Mestre em Ciências da Comunicação pela Universidade de São Paulo (1997). Bacharel em Biblioteconomia e Documentação pela USP (1992).

Maria Cristina Marques

Professora do Departamento de Medicina Social da Faculdade de Ciências Médicas da Santa Casa de São Paulo; Diretora do Museu Emilio Ribas do Instituto Butantan.

Maria do Carmo Guimarães Caccia-Bava

Docente, Departamento de Medicina Social da Faculdade de Medicina de Ribeirão Preto-USP.

Maria Eulália Lessa Valle Dallora

Doutora em Ciências Médicas pela Faculdade de Medicina de Ribeirão Preto – FMRP-USP. Mestre em Saúde na Comunidade pela FMRP-USP. Graduada em Estatística pela Universidade Federal de São Carlos (1980). MBA em Gestão em Saúde pela Fundação Getulio Vargas – FGV. MBA em Gestão Hospitalar pelo Instituto de Administração Hospitalar e Ciências da Saúde – IAHCS-RS. Diretora da Assessoria Técnica do Hospital das Clínicas – HC-FMRP-USP. Tem experiência em Saúde Coletiva, Gestão em Saúde e Gestão Hospitalar.

Mariana Vercesi de Albuquerque

Mestre em Geografia Humana da Universidade de São Paulo, USP. Doutoranda em Ciências do Departamento Medicina Preventiva da Faculdade de Medicina da Universidade de São Paulo, FMUSP.

Mario Scheffer

Professor Doutor do Departamento de Medicina Preventiva (DMP) da Faculdade de Medicina da Universidade de São Paulo (FMUSP), na área de Política, Planejamento e Gestão em Saúde. Graduado em Comunicação Social pela Universidade Federal de Juiz de Fora, UFJF. Integra a Associação Brasileira de Saúde Coletiva (ABRASCO).

Milton Roberto Laprega

Docente, Departamento de Medicina Social da Faculdade de Medicina de Ribeirão Preto – FMRP-USP.

Nelson Ibañez

Professor Adjunto do Departamento de Medicina Social da Faculdade de Ciências Médicas da Santa Casa de São Paulo; Coordenador do Laboratório de História da Ciência do Instituto Butantan.

Oswaldo Yoshimi Tanaka

Médico, formado na Faculdade de Medicina da Universidade de São Paulo – FMUSP, com mestrado, doutorado e livre-docência pela Faculdade de Saúde Pública da Universidade de São Paulo – FSPUSP. Professor Titular do Departamento de Pratica de Saúde Publica da FSPUSP, com atividades de ensino, pesquisa e extensão no campo de avaliação de serviços e sistemas de saúde.

■ APRESENTAÇÃO

Desde a primeira edição do *Manual de Saúde Pública & Saúde Coletiva* em 2012 a formação de recursos humanos para a saúde no Brasil continua a sua expansão tanto em número de cursos como também de vagas oferecidas – em grande parte como consequência dos Programas de Financiamento Estudantil (FIES) e do Programa Universidade para Todos (PROUNI) voltados à expansão de matrículas e bolsas de estudo de instituições do setor privado.

No entanto, o Sistema Único de Saúde (SUS) não conseguiu até 2013 oferecer cobertura de assistência médica à população de todos os municípios brasileiros o que motivou a criação emergencial do Programa Mais Médicos – Lei Federal 12.871 – com a colaboração da Organização Pan-Americana da Saúde. A Lei contemplou três componentes:

1) Prover médicos em locais carentes de assistência. Até o final do primeiro ano produziu a incorporação de mais de 18.000 médicos (a maioria cubanos) trabalhando em mais de 4.000 municípios do país.
2) Expansão da oferta de cursos e vagas de graduação de medicina e residência médica. Segundo dados do INEP ao final de 2015 havia mais de 250 cursos médicos em atividade e com a autorização de novos cursos no segundo semestre deste ano, o Brasil terá ao findar o ano, mais de 300 cursos de medicina.
3) Instituiu novas diretrizes e parâmetros para a formação médica.

Assim, a formação e adequação de profissionais para a área da saúde ganha relevância tanto em cursos de graduação como de especialização. Este livro nasceu da necessidade de oferecer aos estudantes e graduados na área de compreensão da estrutura do setor saúde e da sua dinâmica de funcionamento, tanto no setor público como no privado, visando a adequada atuação do futuro profissional na sociedade. Os temas selecionados para compor este livro cobrem aspectos da teoria e prática profissional visando facilitar a adequada inserção no sistema de saúde brasileiro, a saber: a seguridade, a determinação social da saúde e doença, a dinâmica da reforma sanitária brasileira, a criação do Sistema Único de Saúde, a população e a organização dos serviços de saúde, o problema dos custos, o planejamento, gestão e as políticas no setor. Ele está voltado a atender às necessidades do futuro profissional da área da saúde e pode ser utilizado integralmente ou seletivamente de acordo com as peculiaridades de cada curso.

Na segunda edição foram ampliados, revisados e corrigidos os capítulos que tratam da Saúde e Sociedade, os Determinantes Sociais da Saúde, a População e os Serviços de Saúde, a Atenção Básica e a Estratégia de Saúde da Família, a Assistência Hospitalar, o Estudo dos Custos da Assistência, o Financiamento da Atenção à Saúde, as Ocorrências e Custos da Atenção, o Consultório e a Participação e o Controle Social.

Referências bibliográficas

1. Facchini LA, Batista SR, Silva Jr. AG, Giovanella L. Editorial – O Programa Mais Médicos: Análises e Perspectivas. Ciênc. Saúde coletiva, 21 (9) 2652, 2016.
2. Scheffer M. Para muito além do Programa Mais Médicos – Ciênc. Saúde Coletiva, 21(9) 2665, 2016.
3. Brasil, MEC – Conselho Nacional de Educação – Diretrizes Curriculares Nacionais para os Cursos Universitários da Área da Saúde. In: DCN para Cursos Universitários da área da Saúde. Org. Márcio Almeida, Rede Unida, Londrina, Paraná, 2005.

Juan Stuardo Yazlle Rocha

Editor

■ PREFÁCIO

Ana Luiza D'Avila Viana

Este livro é resultado de inúmeras pesquisas e estudos efetuados por investigadores brasileiros nas últimas décadas e condensadas sob a forma de um Manual de modo a oferecer ao público que ingressa em universidades e cursos de pós-graduação um apanhado de qualidade em saúde coletiva e saúde pública.

A área de saúde pública e saúde coletiva é também depositária de incontáveis estudos efetuados sobre as políticas sociais brasileiras e seu percurso não está descolocado dessa trajetória e dos ciclos econômicos e políticos do país.

E essa trajetória, por sua vez, não é independente dos ciclos internacionais que conformaram o mundo no século XX e primeiras décadas do século XXI.

Como bem destaca Fiori (2015), as grandes inflexões estruturais na história brasileira foram provocadas por decisões tomadas em momentos de grande crise e desafio nacional e internacional. As mudanças ocorridas na década de 1930, que propiciaram a modernização do Estado brasileiro e promoveram a industrialização e crescimento econômico, foram uma resposta ao desafio provocado pela "era da catástrofe", das grandes guerras, revoluções e crise econômica. Cinquenta anos depois, a redemocratização do país, na década de 1980, marcou uma nova inflexão histórica, indissociável da mudança geopolítica e econômica mundial, que começou com a crise e a redefinição da estratégia internacional dos EUA, passou pela reafirmação do dólar, pela desregulação das finanças internacionais e pela escalada armamentista que levou à desintegração da URSS e ao fim da Guerra Fria.

Do mesmo modo, a política social brasileira teve seus grandes momentos de conformação e mudança nas décadas de 1930 e 1980. Com a ascensão de Vargas ao poder, em 1930, teve início uma importante fase de expansão dos direitos sociais no país, ao mesmo tempo em que as classes assalariadas urbanas passaram a ter maior peso no cenário político e econômico. No âmbito do seguro social, foi conformado o modelo dos institutos de aposentadorias e pensões, que eram organizados por categoria profissional, contavam com financiamento tripartite e ofereciam uma gama de benefícios previdenciários e de saúde. Os institutos foram unificados em 1967, com a criação do Instituto Nacional de Previdência Social (INPS), passando a cobrir todo o conjunto de trabalhadores formais.

Na década de 1980, a Constituição Federal de 1988, ao reconhecer um conjunto amplo de direitos sociais e, ao mesmo tempo, instituir o conceito de seguridade social como conjunto integrado de ações destinadas a assegurar os direitos relativos à previdência, assistência social e saúde, com universalidade da cobertura e atendimento, representou um ponto de inflexão no sistema de proteção social brasileiro, pelo menos no que se refere à legislação vigente. No caso da saúde, o sistema evoluiu de uma situação de acesso restrito a determinados grupos da sociedade, vinculados ao sistema previdenciário, para um sistema de acesso universal.

No entanto, a implementação desse novo modelo foi dificultada pelos desafios impostos no cenário internacional e pela conjuntura interna da economia brasileira, que combinava taxas de crescimento baixas e taxas de inflação explosivas, penalizando principalmente os estratos sociais de mais baixa renda. Isso porque o baixo nível de atividade econômica não era capaz de gerar os postos de trabalho necessários para absorver o contingente de novos trabalhadores em busca de oportunidades de trabalho e, ao mesmo tempo, a inflação era responsável por minar o poder de compra dos salários.

O regime de políticas públicas que predominou nesses últimos vinte anos (década de 1990 e primeira década do século XXI) pode ser caracterizado como um sistema híbrido (Ban, 2013), na medida em que combina políticas neoliberais – associadas com aquelas prescritas pelo Consenso de Washington ou pelas Instituições de *Bretton Woods* (p. ex., políticas direcionadas para garantir a estabilidade macroeconômica, privatização de serviços e empresas públicas, reformas liberalizantes, transferências de renda com condicionalidades etc.) – e políticas mais intervencionistas associadas ao pensamento neodesenvolvimentista: redução da dependência de poupança externa; pacote de estímulos em períodos de crise; Estado como proprietário e investidor nos setores industrial e bancário; aumentos no salário mínimo; políticas industriais para os setores intensivos em mão de obra; e uso de empresas estatais para expandir o emprego e o bem-estar.

No âmbito da política social, esse modelo híbrido esteve associado ora ao predomínio de políticas neoliberais, ora a uma ênfase maior nas políticas intervencionistas, configurando diferentes institucionalidades ao longo desse período (Viana e Silva, 2012): uma institucionalidade neoliberal, durante os governos Collor (1990-1992), Itamar Franco (1992-1994) e Fernando Henrique Cardoso (1995-2002); uma institucionalidade de transição, durante o primeiro governo Lula (2003-2006); e uma institucionalidade neodesenvolvimentista, durante o segundo governo Lula (2007-2010) e o primeiro governo Dilma (2011-2014). As características de cada período foram diferentes do ponto de vista político e econômico, assim como as interligações entre as políticas econômica e social, as estratégias-chave, o público-alvo, as formas e os agentes da provisão de serviços, e o tipo de financiamento desenhado para política social e, em especial, para a política de saúde.

No período de institucionalidade neoliberal, a política social teve como estratégia-chave a descentralização, ao lado do incentivo às parcerias público-privadas, do estímulo ao controle social e da adoção de ações focalizadas em regiões e populações mais pobres. Já no último período (neodesenvolvimentista), as políticas com recortes territoriais (regionais, urbanas, metropolitanas) assumiram maior protagonismo, ao lado de maiores investimentos públicos em infraestrutura, saneamento, habitação e saúde (federais e estaduais), mantendo-se o estímulo às parcerias público-privadas e a seletividade de programas direcionados para o combate à pobreza.

Por sua vez, o padrão da economia brasileira na última década pode ser caracterizado por uma forte redução da vulnerabilidade externa e por um consumo privado ampliado pelo crédito e melhor distribuição de renda e pela recuperação do gasto autônomo do governo, incluindo modesta expansão do investimento público em infraestrutura. As três fontes de crescimento (as exportações, o consumo privado e o gasto público) impulsionaram a taxa de investimento da economia e o emprego formal para níveis nunca vistos.

Cabe observar ainda que as mudanças que emergem na sociedade brasileira durante a primeira década do século XXI podem ser caracterizadas, segundo Camarano *et al.* (2014), pela palavra "redução" – embora essa redução tenha sido relativa em vários aspectos. Algumas mudanças foram positivas, como a redução do contingente populacional em situação de pobreza, a redução da desigualdade de renda, a redução do desemprego e a redução do número de vínculos informais no mercado de trabalho; entretanto, outras mudanças representam desafios para as políticas sociais nas próximas décadas, sobretudo a redução do crescimento econômico (nos anos mais recentes) e das taxas de fecundidade e de mortalidade nas faixas etárias mais elevadas da população. Vejamos a seguir as principais transformações demográficas e epidemiológicas em curso no país.

O Brasil está num período de transição demográfica, caracterizado pela passagem de um regime com altas taxas de mortalidade e fecundidade/natalidade para outro regime, em que ambas as taxas se situam em níveis relativamente mais baixos (BORGES et al., 2015). Esse processo vem provocando mudanças na estrutura etária da população brasileira, com redistribuição na proporção de crianças, adultos e idosos: redução da participação relativa de crianças/jovens e aumento proporcional de adultos e idosos.

Com a população potencialmente ativa (entre 15 e 59 anos) crescendo mais rapidamente do que a população "dependente" – jovens abaixo de 15 anos e idosos acima de 60 anos[1], esse período corresponde ao que se convencionou chamar de bônus ou dividendo demográfico. Isso porque há proporcionalmente mais pessoas situadas na faixa etária com maior probabilidade de exercer atividade econômica (e, portanto, produzir mais do que consome) do que aquelas não produtivas e potencialmente dependentes deste mesmo grupo. Trata-se de uma situação diferente daquela existente nas décadas de 1960 e 1970, quando a proporção de crianças e jovens era predominante e, portanto, a taxa de dependência era elevada em função do peso desse segmento da população.

Como bem destacado por Borges *et al*. (2015), os possíveis benefícios associados ao bônus demográfico (ampliação do mercado de trabalho, aumento da produtividade, mais crescimento econômico e aumento de recursos para o financiamento de políticas públicas) não são automaticamente determinados pelas condições demográficas. Na verdade, eles supõem certas condições de cobertura e qualidade educacional, além de políticas de emprego capazes de incorporar, de modo satisfatório, a população no mercado de trabalho e criar o excedente econômico. Nesse sentido, afirmam os autores, o fenômeno favorece mas não garante as mudanças sociais desejadas. Por isso, o bônus demográfico deve ser considerado uma "janela de oportunidades".

Esse período de condições demográficas favoráveis tende a desaparecer quando a população dependente começa a crescer mais rápido do que a população em idade ativa, lançando uma nova fase na qual a população idosa (60 anos ou mais) começa a predominar entre o grupo dependente. Projeções da população brasileira feitas pelo IBGE[2] e sintetizadas no Gráfico 1 indicam que essa virada deve acontecer por volta de 2030, quando a proporção de idosos será de 18,1% (contra 11,7% em 2015), ao passo que a proporção de crianças e jovens até 14 anos será de 17,6% (contra 23,2% em 2015). Já a proporção de adultos potencialmente ativos (entre 15 e 59 anos), que era de 61,8% em 2000, continuará crescendo ligeiramente até o final desta década, quando chegará a representar 65,3% da população brasileira, para depois começar a cair progressivamente. Ao mesmo tempo, a razão de depen-

---

1 O IBGE considera idosa a pessoa com 60 anos ou mais, tendo como referência o Estatuto do Idoso, disposto na Lei n. 10.741, de 1o de outubro de 2003, e a recomendação da Organização Mundial da Saúde - OMS para países em desenvolvimento. Conforme IBGE (2013).

2 Projeção da População do Brasil por sexo e idade: 2000-2060. Disponível em: http://www.ibge.gov.br/home/estatistica/populacao/projecao_da_populacao/2013/default_tab.shtm. Acessado em 07 Out 2015.

dência, que já foi de 61,9% em 2000 e atualmente é de 53,6%, continuará próximo desse patamar até os primeiros anos da década de 2020, quando então começará sua trajetória ascendente até atingir 87,6% em 2060.

Para Camarano *et al.* (2014), os dados sugerem que o Brasil está diante de um novo paradigma demográfico, bastante diferente daquele observado em meados do século XX. As principais características desse novo paradigma incluem famílias de filho único, rápido crescimento da esperança de vida ao nascer e nas idades avançadas, diminuição da população e da força de trabalho, e mudanças na estrutura etária no sentido do seu superenvelhecimento.

Também é importante destacar que, do ponto de vista geográfico, coexistem níveis e padrões de mortalidade e fecundidade diferenciados no território nacional, assim como fluxos migratórios distintos em cada região e unidade da federação (Borges *et al.*, 2015). A despeito das tendências gerais, as disparidades regionais apontam para a existência de processos demográficos distintos entre as regiões do país, com estruturas etárias diferenciadas, de modo que é possível verificar o tempo em que cada uma delas se encontra no processo de transição demográfica e a forma como se relacionam (enviando ou recebendo população).

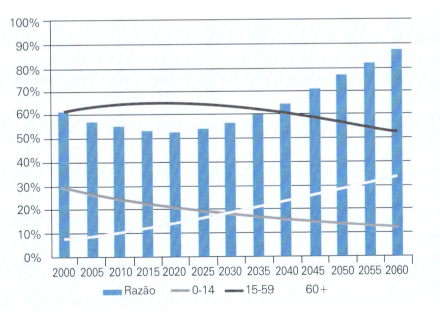

Gráfico 1. Projeções da população para grupos etários e razão de dependência, Brasil, em 1º de julho, 2000/2060.

Fonte: IBGE - Projeção da População do Brasil por sexo e idade: 2000-2060; elaboração própria.

Mudanças importantes associadas aos padrões de adoecimento e morte nas últimas décadas indicam que a população brasileira também está passando por um processo de transição epidemiológica. De modo geral, esse processo é caracterizado pela substituição progressiva das doenças infecciosas e parasitárias pelas doenças crônicas e degenerativas como principais causas de mortalidade. De acordo com a teoria da transição epidemiológica (OMRAN, 1971), o momento atual corresponderia à terceira fase dessa transição[3], marcada pelo crescimento das doenças cardiovasculares, neoplasias, aumento do uso de fumo, baixos níveis de atividade física, alimentação rica em produtos animais e gorduras. Completam esse quadro a redução da mortalidade geral, com seu pico concentrado nas idades mais avançadas, e predominância da morbidade. Esse novo perfil epidemiológico está associado a processos de envelhecimento populacional, desenvolvimento econômico, industrialização e urbanização (SERVO, 2014).

Características específicas dos países da América Latina levaram alguns autores a questionar a teoria da transição epidemiológica, argumentando que o perfil epidemiológico dos países da região é mais heterogêneo. O "modelo polarizado e prolongado" de transição epidemiológica proposto por Frenk *et al*. (1991) sintetiza as características que distinguem estes países: (a) uma sobreposição de etapas, com doenças infectoparasitárias e cronicodegenerativas com grande importância absoluta e relativa; (b) um movimento de contratransição representado pelo ressurgimento de doenças que antes estavam controladas (como a malária, o cólera e a dengue), com grande importância na morbidade, mas sem grande interferência na mortalidade; (c) uma transição prolongada, com períodos longos sem alterações significativas nos padrões de morbimortalidade; e (d) polarização epidemiológica, com diferenças no perfil de mortalidade entre os grupos sociais e as regiões dos países.

As mudanças no perfil da mortalidade brasileira no período 1980-2010 foram sistematizadas por Kanso (2014) e incluem os seguintes aspectos:

- Redução dos óbitos da população menor de 1 ano de idade (de 24,3% do total em 1980 para 3,6% em 2010) e aumento dos óbitos da população idosa (de 38,5% em 1980 para 61,9% em 2010);
- Aumento da sobremortalidade masculina entre os jovens de 15 a 29 anos, que passou de 214 óbitos masculinos (para cada 100 óbitos femininos) em 1980 para 396 óbitos em 2010;

---

[3] Primeiro estágio (vigente até o final do século XIX): alta prevalência de doenças infecciosas, desnutrição e baixa expectativa de vida. Segundo estágio (início do século XX): redução da pandemia em função do aumento de riqueza, da disponibilidade de alimentos, políticas de saúde pública, saneamento e qualidade da água.

- Queda na proporção de óbitos por doenças infecciosas (de 9,3% em 1980 para 4,3% em 2010) e aumento na proporção de óbitos por neoplasias (aumento de 7,5% no período), causas externas (+3,2%), doenças do aparelho circulatório (+3,5%) e respiratório (+2,6%);
- Aumento de óbitos entre os jovens por causas externas, tanto entre os homens (de 61,5% em 1980 para 77,9% em 2010) como entre as mulheres (de 25,5% para 36,8%);
- Redução dos óbitos nos idosos por doenças do aparelho circulatório (-36,1% no período) e aumento proporcional de óbitos causados por doenças endócrinas nutricionais e metabólicas, doenças do aparelho respiratório e neoplasias; tanto para os homens como para as mulheres;

Além desses aspectos,, é importante destacar que houve, nesse período, redução de 80% na probabilidade de morte até 1 ano (mortalidade infantil) e aumento de 20% na esperança de vida ao nascer, tanto para os homens como para as mulheres. Kanso (2014) também menciona o aumento na idade média ao morrer e a redução na variabilidade dessa idade, o que caracterizaria o processo de compressão da mortalidade[4].

Como se pode verificar pela análise das informações sobre mortalidade, houve aumento da participação das doenças crônicas não transmissíveis (DCNT), assim como redução dos casos de doenças infecciosas e parasitárias no Brasil. No caso das DCNT, Servo (2014) destaca que quatro doenças respondem por 60% dos óbitos: doenças cardiovasculares, neoplasias malignas, diabetes *mellitus* e doenças respiratórias crônicas. Dentre os fatores de risco (modificáveis) mais importantes associados a essas doenças destacam-se o tabagismo, a alimentação inadequada, o álcool e a inatividade física. Assim, políticas públicas direcionadas para o controle desses fatores de risco possuem grande chance de reduzir a taxa de mortalidade por DCNT.

No que se refere às doenças infecciosas e parasitárias, Luna e Silva (2013) destacam a existência de três grupos de doenças no Brasil: (a) *doenças com tendência ao declínio em sua incidência, prevalência e mortalidade* (doenças imunopreveníveis, diarreias, doença de Chagas, esquistossomose, raiva humana, hepatites A e B, filariose linfática e oncocercose; (b) *doenças que vêm apresentando uma estabilização em seus indicadores de ocorrência, mas que ainda representam um problema importante de saúde pública* (hanseníase, tuberculose, tracoma, malária, doença meningocócica, geohelmintíases, cisticer-

---

[4] A compressão da mortalidade é um processo caracterizado pelo aumento da idade média à morte paralelo à redução na dispersão dos óbitos ao redor dessa idade. Cf. Kanso (2014)

cose, toxoplasmose, febre tifoide, sífilis e outras doenças sexualmente transmissíveis, peste, varicela, micoses sistêmicas e hidatidose); e (c) *doenças emergentes e reemergentes*, entendidas como aquelas cuja incidência vem aumentando nas últimas duas décadas ou ameaça aumentar num futuro próximo[5] (dengue, HIV/ Aids, cólera, leishmanioses, doenças transmitidas por alimentos, hantaviroses, febre maculosa e infecções hospitalares).

É sobre esse cenário que o *Manual de Saúde Pública e Saúde Coletiva no Brasil* organizado pelo prof. Juan Stuardo Yazlle Rocha se debruça trazendo capítulos históricos de reconstituição da conformação do sistema de saúde brasileiro nas suas faces pública e privada – o SUS e os sistemas privados de assistência à saúde –, o histórico de conformação de uma coalizão pró-reforma sanitária, além de um histórico recente das inovações nas políticas públicas de saúde.

O livro se inicia pela discussão da inserção da política de saúde nos padrões internacionais de proteção social, escrita por Ana Luiza D´Ávila Viana e Hudson Pacífico. Segue-se um capítulo sobre a história da reforma sanitária brasileira, tendo como autores Nelson Ibanez, Guilherme Arantes Mello e Cristina Marques, cujo intuito foi trazer luz sobre as condições que ensejaram a conformação de uma coalizão pró-reforma do sistema de saúde brasileiro.

Questões seminais, como os determinantes sociais que sempre irão conduzir os rumos da saúde pública e coletiva, são abordadas por Juan Stuardo Yazlle Rocha e Milton Roberto Laprega. Outro aspecto relevante é a discussão sobre demanda e uso dos serviços de saúde descritos e problematizados no capítulo seguinte, "População e Serviços de Saúde – as necessidades, demanda e utilização de serviços", de autoria de Juan Stuardo Yazlle Rocha e Maria do Carmo Guimarães Caccia-Bava.

Inovações recentes, como a implementação da legislação relativa à regionalização e as redes de saúde, são apresentadas no capítulo escrito por Janise Braga Barros Ferreira, Lucieli Dias Pedreschi Chaves e Fernanda Bergamini Vicentine.

A discussão dos níveis de assistência e sua problematização e a resposta para o caso brasileiro serão analisadas em dois capítulos separadamente: "Atenção Básica e a estratégia de saúde da família", de autoria de Maria do Carmo Guimarães Caccia-Bava, Augusto Tadeu Relo de Matos e Juan Stuardo Yazlle Rocha, e "Assistência Hospitalar", por Milton Roberto Laprega e Juan Stuardo Yazlle Rocha.

---

[5] Conforme definição do CDC (1994).

Os capítulos mais analíticos do livro são sempre seguidos de questões práticas de alta relevância para a oferta da assistência à saúde. É assim nos estudos de custos da assistência apresentados por Maria Eulália Lessa Valle Dallora e Juan Stuardo Yazlle Rocha.

Ligia Bahia e Mario Schefer apresentam um breve histórico da conformação do sistema privado, suas dimensões atuais e seu formato internacional e Nelson Ibanez e Mariana Vercesi tratam da estrutura e a organização atual do SUS.

Em seguida, a publicação traz um importante debate sobre o financiamento da assistência à saúde, suas fontes de recursos, gastos e trajetória brasileira, por Ana Luiza d´Ávila Viana e Hudson Pacifico da Silva.

Segue-se um texto sobre um tema específico e central nos sistemas de saúde sobre o componente da assistência farmacêutica e os desafios para qualidade da assistência, escrito por Julieta Ueta.

Outros dois capítulos trazem uma discussão prática de temas fundamentais para conformação de uma atenção mais eficiente: um sobre custos e outro sobre o papel do consultório, ambos com simulação de casos. O autor, Juan Stuardo Yazlle Rocha, discorre sobre os problemas de gestão mantendo um ponto focal na eficiência.

Os três capítulos que se seguem tratam dos instrumentos importantes para gestão em saúde, como o planejamento, os sistemas de informação e a avaliação e monitoramento de serviços e ações. O primeiro, de autoria de Janise Braga Barros Ferreira e Maria Cristina Barbosa Galvão, apresenta a importância e o desenvolvimento dos sistemas de informação em saúde; o segundo, escrito por Juan Stuardo Yazlle Rocha, faz uma introdução ao planejamento em saúde no Brasil; e o terceiro, de autoria de Oswaldo Yoshimi Tanaka, analisa a programação e a avaliação em saúde.

Outra importante dimensão é debatida por Maria do Carmo Guimarães Cacia-Bava e Juan Stuardo Yazlle Rocha: "Participação e controle social e seu papel na construção do sistema de saúde brasileiro". A coletânea se encerra com uma reflexão de Ligia Bahia sobre "A Política de Saúde no Brasil" encerrando com o SUS Legal e o SUS real.

Baseada nos temas mais importantes da assistência à saúde, a obra também se preocupa em contextualizar historicamente a evolução do sistema de saúde no país e em atualizar o leitor com os constrangimentos presentes para que se faça uma assistência de excelência.

Esta segunda edição revista e atualizada é um compromisso de todos os autores e seus organizadores para qualificar o debate sobre a saúde pública e coletiva no Brasil e conformar uma consciência mais abrangente sobre o papel e a importância de termos uma saúde diferenciada, livre de desigualdades, corporativismos e fragilidades de diferentes natureza, e onde os usuários e os cidadãos possam ter voz ativa.

Referências bibliográficas

1. Ban C. Brazil's liberal neo-developmentalism: New paradigm or edited orthodoxy? Review of International Political Economy. 20(2):298-331, 2013.
2. Borges GM, Campos MB, Castro e Silva LG. Transição da estrutura etária no Brasil: oportunidades e desafios para a sociedade nas próximas décadas. In: Ervatti L, Borges GM, Jardim AP (Orgs.). Mudança Demográfica no Brasil no Século XXI – Subsídios para as projeções da população. Rio de Janeiro: IBGE, 2015.
3. Camarano AA, Kanso S, Fernandes D. A população brasileira e seus movimentos ao longo do século XX. In: Camarano AA. (Org.). Novo regime demográfico: uma nova relação entre população e desenvolvimento? Rio de Janeiro: Ipea, 2014. p. 81-116.
4. Centers for Disease Control And Prevention (CDC). Addressing emerging infectious diseases threats: a prevention strategy for the United States. Atlanta, CDC: 1994.
5. Economic Commission for Latin America and The Caribbean (ECLAC). Social Panorama of Latin America, 2014. (LC/G.2635-P), Santiago, Chile: ECLAC, 2014.
6. Fiori JL. Longa duração e incerteza. Carta Maior. 28/06/2015. Disponível em < http://cartamaior.com.br/?/Coluna/Longa-duracao-e-incerteza/33850>. Acessado em 21 julho 2015.
7. Frenk J et al. La transición epidemiológica en América Latina. Boletín de la Oficina Sanitaria Panamericana. 111(6):485-296, 1991b.
8. Instituto Brasileiro de Geografia e Estatística (IBGE). Síntese de Indicadores Sociais – Uma Análise das Condições de Vida da População Brasileira. Rio de Janeiro: IBGE, 2013.
9. Instituto de Pesquisa Econômica Aplicada (IPEA). Indicadores e Previsões IPEA. Abril 2015. Disponível em: http://www.ipea.gov.br/portal/index.php?option=com_content&view=article&id=25197&Itemid=9. Acessado em: 10 Out 2015.
10. Instituto de Pesquisa Econômica Aplicada (IPEA). A década inclusiva (2001-2011): desigualdade, pobreza e políticas de renda. Comunicados do IPEA, n. 155, 2012.
11. Kanso S. Compressão da mortalidade no Brasil. In: Camarano, A. A. (Org.). Novo regime demográfico: uma nova relação entre população e desenvolvimento? Rio de Janeiro: Ipea, 2014. p. 491-509.
12. Luna EJ, Silva Júnior JB. Doenças transmissíveis, endemias, epidemias e pandemias. In: Fiocruz – Fundação Oswaldo Cruz. A Saúde no Brasil em 2030: prospecção estratégica do sistema de saúde brasileiro – população e perfil sanitário. Brasília: Fiocruz, 2013. v. 2, p.121-175.
13. Medeiros CA. Inserção externa, crescimento e padrões de consumo na economia brasileira. Brasília: IPEA, 2015.
14. Omran AR. The epidemiologic transition: a theory of the epidemiology of population change. Milbank memorial fund quarterly. 49(4):509-538, 1971.
15. Servo LMS. Perfil epidemiológico da população brasileira e o espaço das políticas públicas. In: Camarano AA. (Org.). Novo regime demográfico: uma nova relação entre população e desenvolvimento? Rio de Janeiro: Ipea, 2014. p. 491-509.
16. Viana ALD, Silva HP. Desenvolvimento e institucionalidade da política social no Brasil. In: Políticas de saúde no Brasil: continuidades e mudanças. Rio de Janeiro: Fiocruz, 2012, p. 31-60.

■ Sumário

1 Saúde e sociedade: a construção da proteção social como marco essencial das políticas de saúde, *1*
Ana Luiza d'Ávila Viana
Hudson Pacifico da Silva

2 Breve história da reforma sanitária brasileira, *19*
Nelson Ibañez
Guilherme Arantes Mello
Maria Cristina Marques

3 Os determinantes sociais da saúde, *33*
Juan Stuardo Yazlle Rocha
Milton Roberto Laprega

4 População e serviços de saúde – as necessidades, a demanda e a utilização de serviços, *49*
Juan Stuardo Yazlle Rocha
Maria do Carmo Gullaci Guimarães Caccia-Bava

5 Regionalização e redes de atenção à saúde, *61*
Janise Braga Barros Ferreira
Lucieli Dias Pedreschi Chaves
Fernanda Bergamini Vicentine

6 Atenção básica e a estratégia de saúde da família, *75*
Maria do Carmo Guimarães Caccia-Bava
Augustus Tadeu Relo de Mattos
Juan Stuardo Yazlle Rocha

7 Assistência hospitalar, *87*
Milton Roberto Laprega
Juan Stuardo Yazlle Rocha

8 Estudo dos custos da assistência em saúde, *103*
Maria Eulália Lessa Valle Dallora
Juan Stuardo Yazlle Rocha

9 Sistemas privados de assistência à saúde, *115*
Ligia Bahia
Mario Scheffer

10 O Sistema Único de Saúde – estrutura e organização, *127*
Nelson Ibañez
Mariana Vercesi de Albuquerque

11 Financiamento da Atenção à Saúde, *143*
Ana Luiza d'Ávila Viana
Hudson Pacifico da Silva

12 Assistência farmacêutica: desafios para a qualidade, *161*
Julieta Ueta

13 Ocorrências e custos na atenção à saúde – modelo de simulação, *179*
Juan Stuardo Yazlle Rocha

14 O consultório. Problemas de gestão – exercício de simulação, *185*
Juan Stuardo Yazlle Rocha

15 Sistemas de informação em saúde, *189*
Janise Braga Barros Ferreira
Maria Cristiane Barbosa Galvão
Fernanda Bergamini Vicentini

16 Introdução ao planejamento em saúde no Brasil, *201*
Juan Stuardo Yazlle Rocha

17 Programação e avaliação da assistência, *211*
Oswaldo Yoshimi Tanaka

18 A participação e o Controle Social e seu
papel na construção da saúde, *217*
Maria do Carmo Gullaci Guimarães Caccia-Bava
Juan Stuardo Yazlle Rocha

19 A Política de Saúde no Brasil, *229*
Ligia Bahia

Índice Remissivo, *249*

1

Saúde e sociedade: a construção da proteção social como marco essencial das políticas de saúde

Ana Luiza d'Ávila Viana
Hudson Pacifico da Silva

Introdução: cidadania e direitos

O artigo 6º da Constituição Federal do Brasil estabelece que a saúde, juntamente com a educação, o trabalho, a moradia, o lazer, a segurança, a previdência social, a proteção à maternidade e à infância e a assistência aos desamparados, constitui um direito social. Mais à frente, o artigo 196 explicita que "a saúde é direito de todos e dever do Estado, garantido mediante políticas sociais e econômicas que visem à redução do risco de doença e de outros agravos e ao acesso universal e igualitário às ações e serviços para sua promoção, proteção e recuperação". O reconhecimento da saúde como direito social foi fruto de um longo processo histórico de avanços e retrocessos na conquista da cidadania. Processo esse que não se encerrou com a Constituição de 1988, sendo esta mais uma importante etapa dessa trajetória.

Se a saúde representa hoje um direito social, portanto vinculado à cidadania, é necessário apontar as características que definem um cidadão. Em uma das definições do dicionário Houaiss, cidadão é o "indivíduo que, como membro de um Estado, usufrui de direitos civis e políticos garantidos pelo mesmo Estado e desempenha os deveres que, nesta condição, lhe são atribuídos". Mais sintético, o dicionário Michaelis define cidadão apenas como o "indivíduo no gozo dos direitos civis e políticos de um Estado". Em ambas as definições, para que um indivíduo seja considerado cidadão é necessário que ele esteja de plena posse dos direitos civis e políticos. Entretanto, com o desenvolvimento das sociedades contemporâneas, a cidadania passou também a incluir os chamados direitos sociais.

Quais direitos estão incluídos em cada uma dessas categorias? De modo geral, os direitos civis incluem o direito à liberdade (de ir e vir, de se expressar, etc.), à propriedade (posse de bens e direitos) e à igualdade de tratamento perante a lei; os direitos políticos abrangem o direito de participar da vida política da sociedade, de modo direto e indireto, incluindo o direto de votar e ser votado em eleições; e os direitos sociais são aqueles que asseguram o acesso a bens e serviços considerados essenciais pela sociedade, como a educação, a saúde, o trabalho, a aposentadoria, a renda mínima, etc.

Marshall (1967) foi o autor que desenvolveu o conceito de cidadania levando em consideração a titularidade de direitos como eixo central de análise, conforme a existência ou não dos direitos anteriormente citados. Focando sua análise no caso inglês, Marshall apontou que a cidadania se desenvolveu lentamente na Inglaterra ao longo de 3 séculos, com a conquista dos direitos civis no século XVIII, os direitos políticos no século XIX e, por fim, os direitos sociais no século XX. Esta ordem, segundo o autor, não é apenas cronológica, mas sobretudo lógica, pois foi no exercício dos direitos civis que os ingleses reivindicaram o direito de votar e de participar do governo, e a participação política, por sua vez, permitiu a eleição de operários e a criação do Partido Trabalhista, que foram os responsáveis pela implementação dos direitos sociais naquele país.

Analisando a questão da cidadania no Brasil, Carvalho (2002) sugere que a trajetória da cidadania brasileira não seguiu a ordem lógica do caso inglês, pois aqui boa parte dos direitos sociais foi introduzida antes da expansão dos demais direitos. De fato, a implantação dos direitos sociais no Brasil ocorreu, sobretudo, a partir dos anos 1930, período marcado pela supressão dos direitos políticos e pela redução dos direitos civis. Dessa forma, a lógica da sequência descrita por Marshall teria sido invertida no Brasil, ou seja, a pirâmide dos direitos teria sido colocada de cabeça para baixo. O autor destaca que um dos resultados dessa inversão é que, diferentemente da Inglaterra, onde os direitos sociais foram resultado da conquista popular, aqui eles foram "doados" por um governo cooptador – e posteriormente autoritário – cujos líderes pertenciam às elites tradicionais. Logo, a implantação desses direitos foi percebida pela população brasileira como um "favor", criando uma situação de dependência dos indivíduos em relação aos líderes.

Dado que as características apontadas por Marshall para o caso inglês não se verificaram no Brasil, que tipo de cidadania poderia resultar em nossa sociedade? Segundo Carvalho (2002), trata-se de uma cidadania marcada pelo enaltecimento do Poder Executivo em detrimento do Legislativo e do Judiciário, daí o relativo "encantamento" de grande parte da população com o perfil autoritário de vários líderes do Executivo. Nesse sentido, uma característica fundamental da construção da cidadania no Brasil é que ela ocorreu "de cima para baixo", ou seja, o Estado brasileiro surgiu como o principal responsável pela iniciativa de mudança em diversos momentos da expansão dos direitos sociais. Dito de outra forma, os direitos sociais não foram resultados da luta política dos movimentos sociais organizados, mas fruto da ação benevolente do Estado.

Essa análise é compartilhada por outros estudiosos do assunto, como o cientista político Wanderley Guilherme dos Santos, para quem o conceito-chave que permite entender a política socioeconômica que foi implantada no Brasil a partir dos anos

1930, assim como a passagem da esfera da acumulação de capital para a esfera da equidade, é o conceito de cidadania, implícito na prática política do governo que assumiu o poder naquela década, e que tal conceito poderia ser descrito como o de "cidadania regulada" (Santos, 1987). Esse conceito expressa um tipo de cidadania cujas raízes são encontradas não em um código de valores políticos, mas em um sistema de estratificação ocupacional, e que, ademais, tal sistema de estratificação ocupacional é definido por norma legal (regulamentado pela legislação vigente). Vale dizer, a inserção/situação dos indivíduos no mercado trabalho é que determina sua condição de cidadão e, portanto, o acesso ao conjunto de direitos reconhecidos pela sociedade.

Essa associação entre cidadania e ocupação proporcionou as condições para que se formassem, depois, os conceitos de mercado de trabalho informal e marginalidade. Isso porque, no primeiro conceito, não estavam contemplados os desempregados ou os trabalhadores em situação de subemprego, mas todos aqueles que não tinham suas ocupações regulamentadas pelo Estado, por mais regulares e estáveis que estivessem. As posturas de política social eram concebidas então como privilégio, e não como direito de cidadania, já que um conjunto grande de trabalhadores ficava à margem dos benefícios concedidos pelo sistema previdenciário da época.

Sistemas de proteção social

A proteção social consiste na ação coletiva de proteger indivíduos contra os riscos inerentes à vida humana, mediante a adoção de iniciativas para assistir necessidades geradas em diferentes momentos históricos e que estão relacionadas com múltiplas situações de dependência (Viana & Levcovitz, 2005). Assim, os sistemas de proteção social têm origem na necessidade de neutralizar ou reduzir o impacto de determinados riscos (doença, velhice, invalidez, desemprego, exclusão social por renda, raça, gênero, etnia, etc.) que incidem sobre o indivíduo e a sociedade.

É importante destacar que todas as sociedades, em algum momento histórico, desenvolveram algum tipo de proteção social, pois sempre houve riscos. Esses sistemas tiveram grau variado de institucionalização, de acordo com cada sociedade e momento histórico. Por exemplo, famílias, igrejas e comunidades locais são instituições tradicionais que sempre desempenharam papel relevante na prestação de algum tipo de ação social. Com o tempo, especialmente durante o século XX, ocorreu o surgimento de instituições especificamente voltadas para essa finalidade, incrustando-se na estrutura do Estado moderno.

O primeiro sistema proposto e montado de proteção social ocorreu na Alemanha de Bismarck, em 1885, particularmente voltado ao trabalhador, tendo como objetivos principais a formação do estado nacional alemão e a intensificação do processo de industrialização da sociedade capitalista alemã. Nesse sentido, pode-se dizer que o sistema de proteção social proposto e montado na Alemanha, naquele período histórico, objetivava atenuar a luta de classes e promover o desenvolvimento capitalista. A partir da iniciativa alemã, os diversos sistemas de proteção social que foram montados passaram a contar com as seguintes características:

- sistemas regulados por normas nacionais;
- cobertura de necessidades/riscos padronizados;
- tendência a cobrir faixas cada vez mais amplas de pessoas/categorias ocupacionais;
- natureza obrigatória, implicando imposição para os grupos ou para o Estado;
- financiamento múltiplo (Estado + empresários + trabalhadores);
- reconhecimento da proteção social como direito, de modo a não discriminar os beneficiários da ação social, seja do ponto de vista político ou civil.

O desenvolvimento dos modernos sistemas de proteção social nos países centrais deu origem ao chamado Estado de Bem-Estar Social (ou *Welfare State*), cujo conceito diz respeito ao processo de transformação nas relações entre Estado e sociedade, que se manifesta em modificações na própria estrutura do Estado e na emergência de sistemas nacionais, públicos ou estatalmente regulados, de educação, saúde, integração de renda, assistência social e habitação popular (Aureliano & Draibe, 1989). Concretamente, esse processo se expressa na organização e produção de bens e serviços públicos, na montagem de esquemas de transferências sociais, na interferência pública sobre a estrutura de oportunidades de acesso a bens e serviços privados e, finalmente, na regulação/incentivo à produção de bens e serviços sociais privados.

É importante destacar que o Estado de Bem-Estar Social se refere a um padrão específico de atuação do Estado na área social, historicamente datado, com fundamentos políticos, econômicos e sociais específicos. Tem origem nos países europeus após a Segunda Guerra Mundial, sendo representativo das formas mais acabadas de proteção social já vivenciadas. Nesse sentido, deve ser entendido como uma dimensão do próprio Estado capitalista, na medida em que surge num certo momento histórico de desenvolvimento do capitalismo. Além disso, o Estado de Bem-Estar Social envolve a ideia de sistema e do próprio funcionamento do Estado, não devendo ser entendido apenas como a somatória do conjunto de políticas sociais. Em outras palavras, a existência de políticas sociais setoriais não implica a existência de um Estado de Bem-Estar Social, pois este tem a ver com a natureza da relação do Estado com a sociedade.[a]

A literatura registra a existência de diversas teorias explicativas a respeito da origem e do desenvolvimento dos sistemas de proteção social nos países centrais, podendo estas teorias ser classificadas, para fins de análise, em dois grandes grupos, conforme

---

[a] Atenção para o fato de que as terminologias e os conceitos são utilizados de forma diferenciada na literatura. Por exemplo, nos EUA o termo Welfare State é utilizado para designar basicamente as políticas de assistência aos pobres, enquanto na Europa o termo possui um significado muito mais amplo.

proposto por Arretche (2005): (1) teorias cujos condicionantes principais são de ordem econômica, envolvendo a questão da industrialização e da necessidade de acumulação de capital, e (2) teorias que enfatizam a predominância de condicionantes de ordem político-institucional, abrangendo a ideia de ampliação de direitos (civis, políticos e sociais), acordos envolvendo capital e trabalho, mobilizações da classe trabalhadora e configurações históricas particulares de estruturas estatais e instituições políticas.

Evidentemente, os sistemas de proteção social dos diferentes países apresentam semelhanças e diferenças. Titmuss e Marshall, pesquisadores ingleses, fizeram estudos comparativos das diferentes sociedades e seus sistemas de proteção social, focando os casos da Inglaterra, da Europa Continental e dos EUA. O resultado desses estudos, no início dos anos 1960, apontou a existência de três modelos de proteção social, baseados na questão da relação do Estado com a proteção social (Titmuss, 1963):

- *modelo residual*: caracterizado por intervenções seletivas, *ex post* e de caráter limitado no tempo, apenas com o intuito de suprir as carências emergenciais que não podem ser supridas pelos canais "naturais" (esforço individual, família, mercado e redes comunitárias);

- *modelo meritocrático-particularista*: parte da premissa de que a solução das necessidades dos indivíduos depende tão somente dos seus méritos e do seu trabalho, mas reconhece que existem distorções que podem ser geradas pelo próprio mercado ou por desigualdades de oportunidades; nesse caso, o sistema de proteção social deve tão somente complementar as instituições econômicas e sociais a fim de eliminar as diferenças e garantir oportunidades iguais para todos, corrigindo a ação do mercado; e

- *modelo institucional-redistributivista*: baseado no conceito de cidadania que abrange a todos, indistintamente; assim, o sistema é voltado para a produção e distribuição de bens e serviços sociais que são garantidos a todos os cidadãos, pois esse modelo tem como premissa a incapacidade do mercado de realizar, por si próprio, uma alocação de recursos que reduza a insegurança e elimine a pobreza.

Durante muito tempo a tipologia proposta por Titmuss foi aceita como modelo capaz de classificar os diferentes tipos existentes de sistema de proteção social. Em 1990, Esping-Andersen propôs um novo modelo de classificação a partir da análise de uma série de variáveis e aplicação da metodologia de *clusters*, dando maior ênfase à questão política (Esping-Andersen, 1990). De acordo com o modelo proposto por esse autor, a história política de cada nação vai determinar certo grau de desmercantilização (afastamento dos mecanismos tradicionais de mercado) no campo da proteção social. Ou seja, o grau de desmercantilização das políticas sociais é determinado pela natureza da ideologia dominante e pela história política das nações. O modelo proposto possui três categorias: (1) liberal, com menor grau de desmercantilização; (2) conservador, com grau intermediário de desmercantilização; e (3) social-democrata, com maior grau de desmercantilização.

Em 1993, Maurizio Ferrera realizou uma crítica à tipologia de Esping-Andersen, tanto no que diz respeito à questão ideológica, como em relação aos aspectos metodológicos utilizados na análise (Ferrera, 1993). Do ponto de vista ideológico, criticou a ideia de incorporar elementos ideológicos para determinar o grau de desmercantilização e, por consequência, o tipo de proteção social existente. Do ponto de vista metodológico, criticou o próprio conceito de desmercantilização e a forma com que o modelo foi feito, pois não considerou variáveis importantes na definição dos *clusters* (por exemplo, o sistema nacional de saúde inglês ficou de fora da análise). Além dessas críticas, destacou que o modelo proposto por Esping-Andersen segue, no fundo, a mesma tipologia proposta por Titmuss na década de 1960, com uma roupagem diferente.

Ferreira deslocou o eixo de análise para tentar responder duas questões importantes: (1) quem são os beneficiários da proteção social? e (2) de que forma se dá a proteção? A tentativa de responder essas duas questões, levou Ferrera e obter duas respostas possíveis, historicamente observadas: modelos de proteção social universalistas, onde prevalece uma distribuição mais homogênea dos riscos entre os diferentes grupos sociais, e modelos ocupacionais, com distribuição heterogêna dos riscos. Com base nesses dois modelos (e considerando os processos por meio dos quais foram constituídos os diferentes padrões de política social), o autor propôs uma nova tipologia, compreendendo quatro possibilidades: (1) ocupacional puro (França, Bélgica, Alemanha e Áustria); (2) ocupacional misto (Suíça, Itália, Holanda e Irlanda); (3) universalista misto (Nova Zelândia, Canadá, Inglaterra); e (4) universalista puro (Finlândia, Dinamarca, Noruega e Suécia).

Diante dessas tipologias para classificar os diferentes sistemas de proteção social, quais seriam as principais características do sistema de proteção social desenvolvido no Brasil ao longo do século XX? Fazendo uso da clássica tipologia de Titmuss, alguns autores (Aureliano & Draibe, 1989) destacam que o sistema de proteção social brasileiro poderia ser classificado como do tipo meritocrático-particularista, pois é o princípio do mérito, entendido basicamente como a posição ocupacional e de renda adquirida na estrutura produtiva, que constitui a base sobre a qual se ergue o sistema de proteção social. Num sistema como esse, o Estado é responsável por realizar um tipo de intervenção parcial, complementar às instituições econômicas, no sentido de corrigir a ação do mercado, onde os indivíduos e grupos sociais resolveriam seus problemas, primordialmente, através de seu trabalho, seu mérito, sua produtividade, enfim, seu desempenho. Nesse sentido, as ações tendem a reproduzir, na maioria das vezes, as desigualdades preexistentes na sociedade.

A Constituição Federal de 1988, ao reconhecer um conjunto amplo de direitos sociais e, ao mesmo tempo, instituir o conceito de seguridade social como conjunto integrado de ações destinadas a assegurar os direitos relativos à previdência, assistência social e saúde, com universalidade da cobertura e atendimento, representou um ponto de inflexão no sistema de proteção social brasileiro, pelo menos no que se refere à legislação vigente. No caso da saúde, o sistema evoluiu de uma situação de acesso restrito a determinados grupos da sociedade, vinculados ao sistema previdenciário, para um sistema de acesso universal.

Sistemas de saúde e proteção social

Um sistema de saúde engloba o conjunto de todas as atividades que objetivam promover, restabelecer e manter a saúde da população de determinada sociedade (WHO, 2000). Assim, os sistemas de saúde incluem a provisão de serviços de assistência à saúde, as intervenções coletivas destinadas à promoção da saúde e à prevenção de doenças, o uso de medicamentos e outros insumos, os serviços de atenção domiciliar e outras intervenções promotoras da saúde da população.

Apesar das inúmeras diferenças e particularidades entre os sistemas de saúde, é possível identificar características comuns entre eles, mediante uma tipologia útil que apresenta três categorias principais:

- *sistema nacional de saúde*: financiado com a arrecadação de impostos, trata-se do modelo dominante em muitos países da Europa (Reino Unido, Espanha, Itália, Grécia, Portugal, países escandinavos, etc.) e fornece acesso universal a um custo que vai de moderado a baixo. Entretanto, existem limitações para o acesso aos serviços (listas de espera) e pouca liberdade de escolha. Os provedores de serviços são pagos pelo Estado;

- *sistema de seguro social*: misto de sistema público/profissional, dominante em países como França e Alemanha, onde os usuários e os empregadores financiam o sistema via contribuições ao seguro social. Os custos tendem a ser elevados e os usuários podem consumir tantos cuidados médicos quanto desejarem, de modo que o excesso de utilização é comum;

- *modelo de livre mercado*: dominante no cenário da saúde dos EUA, onde a provisão e o pagamento dos serviços de saúde são privados e cada pessoa é obrigada a ter seguro/plano de saúde, cujo custo é suportado pelo usuário (e/ou por seu empregador), ou pagar diretamente pelos serviços (*out of pocket*). Os trabalhadores autônomos, os desempregados e as pessoas mais pobres são penalizados nesse sistema, seja pelos custos elevados, piores serviços ou uma combinação das duas coisas.

São comuns, entretanto, os sistemas de saúde que combinam elementos dos três tipos principais, dando origem a sistemas mistos, que apresentam um *mix* de sistemas de saúde públicos/privados. Nos EUA, por exemplo, onde predomina o modelo de livre mercado, quase 40% de todos os cuidados de saúde são cofinanciados através do programa *Medicare*, destinado a pessoas idosas. Na Austrália, o sistema nacional de saúde fornece um nível de abrangência básico a todas as pessoas. E no Brasil, cerca de 25% da população possuem algum tipo de seguro/plano de saúde que oferece acesso a serviços privados, a despeito da cobertura universal do Sistema Único de Saúde.

Como é possível verificar pela Tabela 1.1, todos os três tipos de sistemas de saúde apresentam pontos positivos e negativos, sendo difícil determinar a superioridade de um tipo em relação a outro. Folland e cols. (2008) destacam, por exemplo, que o NHS (Serviço Nacional de Saúde) do Reino Unido provê acesso relativamente fácil à assistência primária e de emergência, ao passo que os serviços eletivos são racionados, seja através de longas listas de espera ou limitando a disponibilidade de novas tecnologias. Entretanto, o NHS dedica recursos consideráveis a serviços que trazem alto retorno, como assistência pré-natal. Outro exemplo clássico é a comparação do desempenho do sistema americano (livre mercado) com o desempenho do sistema canadense (sistema nacional de saúde). Em comparação ao sistema dos EUA, o sistema canadense apresenta custos mais baixos, oferece mais serviços, acesso universal a assistência à saúde sem barreiras financeiras, e um estado de saúde superior. Assim, sistemas nacionais de saúde parecem ser mais bem-sucedidos na redução dos gastos com saúde. No entanto, os autores destacam que uma análise minuciosa entre sistemas alternativos tem que considerar os custos de tempo adicionais, assim como os diferenciais de qualidade da assistência, antes de se decidir conclusivamente sobre os custos integrais de cada um desses sistemas.

TABELA 1.1 – Características dos diferentes tipos de sistemas de saúde

Característica	Tipo de Sistema de Saúde		
	Sistema Nacional de Saúde	Seguro Social	Com base no mercado
Financiamento	Estado, via arrecadação de impostos	Empregador e empregado; Estado via arrecadação de impostos	Empregador e empregado; usuário via pagamento de prêmios de seguros/planos de saúde e desembolso direto
Acesso	Universal para a população elegível	Empregado e suas famílias	Inadequado para pessoas sem seguros, desempregados e pobres
Limitação de acesso aos serviços	Listas de espera; pouca liberdade de escolha do provedor, tipo ou local do serviço	Excesso de utilização é comum	Capacidade de pagamento
Administração	Pública (Estado)	Privada (fundos de enfermidades)	Privada (empresas de seguros/planos de saúde)
Exemplo	Reino Unido	França	EUA

Fonte: Adaptado de WBCSD (2008).

É importante destacar que os sistemas de saúde estão relacionados com a forma com que os diferentes países encaminharam a questão da proteção social de sua população, ou seja, com a criação de mecanismos, pela esfera estatal, de distribuição da riqueza gerada, garantindo o acesso a padrões mais elevados de renda e consumo, conforme destacado na seção anterior. De fato, o fenômeno mais marcante na área da saúde nos últimos 60 anos foi o processo que gerou, por um lado, a desmercantilização do acesso aos serviços de saúde e, por outro, a mercantilização da oferta/provisão dos serviços, ao mesmo tempo em que foi criado e desenvolvido um enorme parque industrial ligado à área (complexo industrial da saúde).

O processo de *desmercantilização do acesso* teve como resultado a saúde como direito e o movimento de formação dos modernos sistemas de proteção social e da saúde, que passam a responsabilizar-se pelo risco social de um indivíduo ficar doente. A saúde foi peça-chave na construção dos modernos sistemas de proteção social, pois o adoecimento e a velhice foram (e ainda são) os dois principais problemas das camadas mais pobres da população: como garantir assistência à saúde em todos os momentos do ciclo de vida (infância, idade adulta e velhice) e uma renda digna, quando o cidadão deixa de trabalhar? Esses dois problemas configuram um dos problemas centrais da proteção social. Nesse sentido, o processo de transformar a cobertura desse risco em uma responsabilidade da sociedade, do coletivo, e obrigação do Estado, constitui o longo movimento de desmercantilização do acesso aos serviços de saúde.

Outro processo, em sentido oposto, foi o da *mercantilização da oferta*, que teve início com o assalariamento dos profissionais, principalmente médicos, no início do século XX, passou pela conformação das empresas médicas e desembocou na formação das operadoras de planos e seguros de saúde, que realizam uma intermediação de natureza financeira no setor. Esse processo de mercantilização da oferta teve diferentes etapas, muitas vezes não sequenciais, sendo que o assalariamento dos profissionais é o fenômeno mais antigo, e a emergência das operadoras de planos e seguros, o mais novo.

O processo de constituição de um *campo próprio de acumulação de capital em saúde* pode ser visto pela formação das grandes indústrias do setor, conformando um complexo industrial da saúde constituído por um conjunto interligado de produção de bens e serviços em saúde, um conjunto selecionado de atividades produtivas que mantêm relações intersetoriais de compra e venda de bens e serviços e que se move no contexto da dinâmica capitalista (Gadelha, 2003). Três grupos se destacam: (i) as indústrias de base química e biotecnológica, que produzem fármacos e medicamentos, vacinas, hemoderivados e reagentes para diagnóstico; (ii) as indústrias de base mecânica, eletrônica e de materiais, que produzem equipamentos, próteses, órteses e materiais de consumo, com destaque para a indústria de equipamentos, tanto pelo seu potencial de inovação quanto pelo seu impacto nos serviços e nas mudanças de práticas assistenciais; e (iii) os setores prestadores de serviços (hospitais, ambulatórios e serviços de diagnose e terapia), que organizam a cadeia de suprimentos dos produtos industriais em saúde e articulam o consumo desses produtos tanto nos espaços públicos quanto privados.

O Quadro 1.1 resume esses três movimentos simultâneos, que não foram constituídos em um mesmo momento histórico e nem de forma combinada, mas que hoje convivem de forma complexa e contraditória em um mesmo sistema de saúde.

QUADRO 1.1 – Três processos/dimensões essenciais presentes hoje nos sistemas de saúde

1. A saúde como direito → desmercantilização do acesso aos serviços de saúde → sistemas de proteção social

2. A saúde como bem econômico → mercantilização da oferta/provisão de serviços → assalariamento dos profissionais, criação de empresas médicas e conformação do mercado de seguros e planos de saúde (intermediação financeira)

3. A saúde como esfera de acumulação de capital → desenvolvimento do complexo industrial da saúde → globalização e financeirização da riqueza

Fonte: Viana et al. (2007).

As relações entre essas dimensões não são simples nem lineares. Pode-se afirmar que a saúde como direito influenciou, em alguns casos, a rápida expansão da saúde como bem econômico, dado o aumento de demanda que propiciou e estimulou. Essa mesma expansão da demanda, ao lado do desenvolvimento científico e tecnológico, estimulou, por sua vez, a formação do complexo industrial da saúde (produção em larga escala de medicamentos, por exemplo). Entretanto, cabe destacar que esses processos foram e são diferentes de país a país, e mesmo hoje essas características/dimensões não estão igualmente desenvolvidas, isto é, plenamente maduras em todos os países. Há sistemas, por exemplo, onde a saúde como direito não se implantou, ao lado de um acelerado processo de constituição da saúde como bem econômico e campo de acumulação. Outros, onde os três processos foram intensificados, como o caso dos países europeus, onde é o complexo industrial da saúde e seus interesses que, paradoxalmente, garantem o direito à saúde, isto é, a permanência dos sistemas universais. Outros, ainda, onde é fraca a presença do complexo e de seus interesses, e assim por diante.

■ Novos desafios da proteção social

A partir de meados da década de 1980, os sistemas de proteção social e, por conseguinte, os sistemas de saúde de muitos países foram colocados em xeque pelo aumento dos custos associados aos diferentes tipos de intervenção estatal na área social e também pela crise financeira dos Estados nacionais. Destaca-se que essa crise foi acompanhada por uma renovação das doutrinas econômicas liberais, abalando a legitimidade das suas formas anteriores de desenvolvimento. Tratava-se de uma nova situação, caracterizada pela emergência de problemas globais e não setoriais, que exigiam novas soluções.

Se no período anterior a saúde foi marcada pela consolidação de sistemas nacionais abrangentes, agora o que se buscava era a reestruturação dos mecanismos de intervenção estatal, flexibilizando e estabelecendo relações contratuais entre os diferentes atores. O que impulsionou essa nova onda de reformas?

Em primeiro lugar, o crescimento do gasto setorial, pressionando o conjunto das despesas públicas, num processo que ficou conhecido como "medicalização das despesas públicas". Havia ainda a percepção de que não somente o padrão de gasto era alto, mas sobretudo ineficiente (gasta-se muito e gasta-se mal). Em segundo lugar, os Estados nacionais estavam empenhados em realizar ajustes fiscais para reduzir o gasto público, o que limitou o volume de recursos disponíveis para serem aplicados na saúde. Em terceiro lugar, a maior complexidade da relação entre oferta e demanda dos serviços, decorrente das transformações da estrutura demográfica da população e do perfil epidemiológico, além da introdução de novas tecnologias, implicando mudanças no próprio modelo assistencial. Por fim, a existência de problemas nas condições de acesso e utilização dos serviços, os quais estavam relacionados com outras questões – descentralização das ações para as esferas subnacionais, a relação desigual entre médicos e pacientes, etc.

Essas questões representam, na verdade, desafios internos e externos ao funcionamento dos próprios sistemas de proteção social. Do ponto de vista interno, é possível destacar as mudanças na estrutura familiar (predominância de domicílios monoparentais, participação da mulher no mercado de trabalho e padrões de equidade), mudanças na estrutura de ocupação (crescente diferenciação profissional, aumento da terceirização e flexibilização das relações de trabalho), mudanças no ciclo de vida (aumento do ciclo de vida, despadronização de comportamentos, surgimento de novos valores) e mudanças no padrão de gasto da proteção social (tendências de crescimento dos custos). Como consequência desses desafios endógenos, observa-se crescente diferenciação entre a estrutura de oferta e as necessidades de demanda.

Do ponto de vista externo, os desafios contemporâneos que se colocam ao funcionamento dos sistemas de proteção social incluem a nova realidade econômica (taxas de crescimento mais baixas, globalização financeira e produtiva, desindustrialização, etc.) e a nova realidade demográfica (queda da taxa de fecundidade, aumento da expectativa de vida, alterações nas taxas de dependência, etc.). Como consequências desses desafios, podem ser citados o aumento do desemprego, dos níveis de pobreza e da exclusão social, pressão de demanda associada a sérios problemas de financiamento e manutenção das estruturas dos sistemas de proteção social para as economias nacionais.

Além dos desafios citados acima, outras questões importantes passaram a fazer parte da agenda de discussão:

- relações entre o central e o local, o Estado e a sociedade, o público e o privado, incluindo: a questão federativa (quem deve fazer o quê); novas modalidades de espacialização, territorialização e descentralização dos programas sociais; e devolução social e fragmentação *versus* discriminação positiva no âmbito de programas universais e associados à cidadania;
- visibilidade e responsabilidade das ações públicas (*accountability*);
- necessidade de se criar formas de provisão de serviços com participação real da sociedade, implicando a capacidade de interferir na tomada de decisão (*governance*); e
- problemas ambientais e de manutenção da qualidade de vida (*health promotion*), com ênfase no aspecto comunitário, crítica aos avanços materiais, resistência à política institucional do Estado e foco na questão ambiental e sua relação com a qualidade de vida.

Apesar do discurso do suposto desmantelamento dos sistemas de proteção social, a constatação empírica mostra que as mudanças implementadas estiveram longe de significar sua destruição. De acordo com Pierson (1995), o alto grau de consolidação dos benefícios sociais nos países centrais – grau de enraizamento das políticas sociais nas diferentes sociedades – possibilitou a formação de uma ampla rede de interesses que foi capaz de minimizar ou mesmo neutralizar as tentativas de mudanças propostas pela agenda de reforma dos anos 1990, centrada na adoção de políticas sociais focalizadas, controle do gasto público e mercantilização das condições de acesso. Essa ampla coalizão, formada sobretudo pela burocracia estatal, pelos prestadores de serviços e pelos beneficiários das políticas sociais, mediante a constatação de que as alterações propostas implicariam perdas concentradas e benefícios difusos, teria conseguido vetar a implantação de muitas reformas, garantindo assim a sustentabilidade dos benefícios sociais.

■ O Brasil nesse contexto e os desafios do SUS

O Brasil, assim como a maioria dos países latino-americanos, conviveu com uma institucionalidade neoliberal de política social ao longo da década de 1990, caracterizada pela ênfase na formulação e implementação de programas de renda mínima (alocação direta de recursos em dinheiro) e a adoção de medidas objetivando descentralizar, privatizar e concentrar os programas sociais nos segmentos mais pobres da população. Em parte, essas iniciativas eram expressão de uma legítima preocupação com o volume e a efetividade do gasto social num contexto de crise (estagnação, desemprego, queda de renda dos trabalhadores e limitação de recursos). Entretanto, elas também expressavam uma concepção residual do papel do Estado na área social, conforme mencionado anteriormente.

O reconhecimento da incapacidade das políticas e reformas neoliberais em promover a estabilização macroeconômica e o desenvolvimento social abriu espaço para a formulação de políticas públicas integradoras do econômico com o social. Essas políticas emergiram tanto nos países do norte (países centrais) quanto no sul (países emergentes) e sua implementação deu origem a uma nova institucionalidade. São características desse período a busca por uma sinergia maior na relação Estado-mercado e políticas promotoras do desenvolvimento, privilegiando a adoção de modelos que sejam economicamente dinâmicos, politicamente democráticos e socialmente inclusivos. No Brasil, essa nova institucionalidade foi predominante no período 2007-2014.

A política social, no Brasil, teve como estratégia-chave no primeiro período (institucionalidade neoliberal), a descentralização, ao lado do incentivo às parcerias público-privadas, do estímulo ao controle social e da adoção de ações focalizadas para regiões e populações mais pobres. Já no período de institucionalidade neodesenvolvimentista, os recortes territoriais (políticas regionais, urbanas, metropolitanas etc.) tiveram maior protagonismo, ao lado de maiores investimentos públicos em saneamento, habitação e saúde, mantendo-se o estímulo às parcerias público-privadas e a seletividade de programas direcionados para o combate à pobreza.

A política de saúde também pode ser diferenciada segundo esses mesmos períodos. A descentralização, acompanhada pela ênfase na atenção primária (via expansão da estratégia de saúde da família), principalmente para as regiões e populações mais pobres, constituiu o aspecto forte/chave do primeiro período (institucionalidade neoliberal). No período seguinte, marcado pela institucionalidade neodesenvolvimentista, a regionalização, aliada à forte expansão do investimento público federal e estadual, voltado para construção de equipamentos de saúde (ambulatórios e hospitais), assim como o estímulo ao fortalecimento do complexo econômico-industrial da saúde e do componente científico-tecnológico da política de saúde, assume maior centralidade.

Apesar dos muitos avanços observados na implementação da política de saúde no período recente, os desafios para aperfeiçoamento e consolidação do Sistema Único de Saúde ainda são muitos – e de natureza diversa. Em primeiro lugar, incluem todos os desafios (endógenos e exógenos) já identificados na seção anterior. Em segundo lugar, há desafios que são próprios do caso brasileiro e que dizem respeito ao modelo de atenção historicamente vigente, à gestão e organização do sistema, às necessidades de financiamento, ao processo de descentralização e relação interfederativa, à capacitação e disponibilidade dos recursos humanos, à participação dos usuários e às múltiplas relações entre o público e o privado. Além disso, a superação desses desafios é dificultada pelo caráter tardio da universalização do sistema de saúde brasileiro (40 anos após a criação do sistema nacional de saúde inglês), num contexto de nova realidade econômica, epidemiológica e demográfica.

Considerando as tendências que se delineiam na atual conjuntura de crise econômica e adoção de políticas de ajuste fiscal, com recuo parcial do Estado nos investimentos públicos, quais cenários podem ser prospectados para a política social e a política de saúde no Brasil nas próximas décadas? Viana e Silva (2015) apontam a existência de três cenários com diferentes institucionalidades da política social, nos quais o papel atribuído ao Estado (e, por consequência, aos agentes privados) no processo de desenvolvimento nacional é distinto.

O primeiro cenário (social-desenvolvimentista) é caracterizado pelo resgate do Estado como agente indutor do desenvolvimento nacional, pela articulação positiva entre a política social e a política econômica (gerando um círculo virtuoso de desenvolvimento inclusivo), pela expansão das políticas ativas de mercado de trabalho e de valorização do salário mínimo, pela ampliação dos investimentos públicos em serviços sociais, pela ampliação da população coberta pelas políticas de garantia de renda, com aumento do valor dos benefícios e fortalecimento das políticas sociais universais (saúde, educação etc.). Trata-se de um cenário otimista, de reforço da universalização num modelo de social-desenvolvimentismo, pouco provável em decorrência da atual crise econômica (nacional e internacional) e das medidas de austeridade fiscal privilegiadas pelo governo brasileiro.

O segundo cenário (social-liberal) apoia-se numa concepção residual do Estado, com maior participação das forças de mercado no esforço de desenvolvimento nacional, desarticulação da política social e da política econômica (gerando crescimento econômico excludente), adoção de políticas passivas ou compensatórias para o mercado de trabalho, fim da política de valorização do salário mínimo, redução dos investimentos públicos em serviços sociais, redução da população coberta pelas políticas de garantia de renda, com estagnação/redução no valor dos benefícios e fortalecimento das políticas sociais focalizadas. Como se pode notar, este cenário, voltado para o mercado e para o autofinanciamento do acesso aos serviços (aumento da participação dos usuários no gasto social), é praticamente o oposto do primeiro cenário. Também é pouco provável que ele venha a prevalecer num horizonte de médio prazo, em razão de aspectos relacionados ao *path dependence* (trajetórias e decisões tomadas no passado) e às coalizações existentes em torno da manutenção de algumas políticas, como é o caso da saúde, que tendem a limitar a implementação de mudanças radicais.

O terceiro cenário, mais provável em função do regime de políticas públicas predominante no país, mistura elementos dos dois cenários anteriores. Este cenário misto é caracterizado por alguma atuação do Estado no esforço de desenvolvimento nacional (embora limitado pela busca da estabilidade macroeconômica), tensão entre a política social e a política econômica, combinação de políticas ativas e passivas de mercado de trabalho, com dificuldades para manter a política de valorização do salário mínimo, limites à ampliação dos investimentos públicos em serviços sociais, da população coberta pelas políticas de garantia de renda e do crescimento do valor dos benefícios, e predomínio de ações focalizadas no âmbito das políticas sociais universais.

SAÚDE E SOCIEDADE: A CONSTRUÇÃO DA PROTEÇÃO SOCIAL COMO MARCO ESSENCIAL DAS POLÍTICAS DE SAÚDE

TABELA 1.2 – Os três cenários para a política social e de saúde no Brasil no médio prazo

Cenário Social-Desenvolvimentista	Cenário Misto	Cenário Social-Liberal
Tendências gerais		
• Estado como agente indutor do desenvolvimento nacional • Articulação positiva entre a política social e a política econômica, gerando um círculo virtuoso de desenvolvimento inclusivo • Expansão das políticas ativas de mercado de trabalho e de valorização do salário mínimo • Ampliação dos investimentos públicos em serviços sociais • Ampliação da população coberta pelas políticas de garantia de renda e crescimento dos benefícios • Fortalecimento das políticas sociais universais (saúde, educação, etc.)	• Limites à atuação do Estado no esforço de desenvolvimento nacional • Tensão entre a política social e a política econômica • Combinação de políticas ativas e passivas de mercado de trabalho e dificuldades para manter a política de valorização do salário mínimo • Estagnação dos investimentos públicos em serviços sociais • Limites à ampliação da população coberta pelas políticas de garantia de renda e crescimento dos benefícios • Predomínio de ações focalizadas no âmbito das políticas sociais universais	• Recuo do Estado e maior participação das forças de mercado no esforço de desenvolvimento nacional • Política social e política econômica desarticuladas, gerando crescimento econômico excludente • Adoção de políticas passivas ou compensatórias para o mercado de trabalho • Fim da política de valorização do salário mínimo • Redução dos investimentos públicos em serviços sociais • Redução da população coberta pelas políticas de garantia de renda e estagnação/redução dos benefícios • Fortalecimento das políticas sociais focalizadas
Saúde		
• Consolidação do Sistema Único de Saúde (SUS), mediante expansão e integração de todas as ações e serviços de saúde pública, em todos os níveis de atenção • Redução da participação do setor privado na oferta de serviços, na gestão e na operacionalização de equipamentos públicos • Fortalecimento das ações de promoção e prevenção da saúde, com ênfase na estratégia de saúde da família	• Estagnação do SUS, em função dos limites financeiros para expansão das ações e serviços de saúde pública • Manutenção da participação do setor privado na oferta de serviços, na gestão e operacionalização de equipamentos públicos • Limites ao fortalecimento das ações de promoção e prevenção da saúde • Limites à expansão das estratégias de formação, qualificação e contratação de profissionais de saúde para trabalhar no SUS	• Desmantelamento do SUS, com redução de ações e serviços de saúde pública, em todos os níveis de atenção • Crescimento da participação do setor privado na oferta de serviços, na gestão e na operacionalização de equipamentos públicos • Reforço ao modelo de atenção curativo, centrado na figura do médico e em serviços hospitalares

(Continua na próxima página)

(Continuação)

TABELA 1.2 – Os três cenários para a política social e de saúde no Brasil no médio prazo

Cenário Social-Desenvolvimentista	Cenário Misto	Cenário Social-Liberal
Saúde		
• Ampliação das estratégias para formação, qualificação e contratação de profissionais de saúde para trabalhar no SUS • Fortalecimento das ações de regulação no âmbito da vigilância sanitária e da saúde suplementar, com predomínio do interesse público • Fortalecimento do esforço nacional em ciência, tecnologia e inovação em saúde • Ampliação do gasto público em saúde como proporção do PIB, de modo a convergir com o nível de países que possuem sistemas públicos e universais de saúde • Resultados esperados: universalidade no acesso às ações e aos serviços públicos de saúde; grande melhoria nos indicadores de saúde da população, com destaque para aqueles da Agenda 2030 para o Desenvolvimento Sustentável	• Tensionamento das ações de regulação no âmbito da vigilância sanitária e da saúde suplementar, com risco de captura das agências pelo mercado • Limites à expansão do esforço nacional em ciência, tecnologia e inovação em saúde • Limites à expansão do gasto público em saúde como proporção do PIB • Resultados esperados: manutenção das barreiras de acesso às ações e aos serviços públicos de saúde; melhoria limitada nos indicadores de saúde da população	• Redução das estratégias de formação, qualificação e contratação de profissionais de saúde para trabalhar no SUS • Fragilização das ações de regulação no âmbito da vigilância sanitária e da saúde suplementar, predomínio de interesses privados • Redução do esforço nacional em ciência, tecnologia e inovação em saúde • Estagnação ou redução do gasto público em saúde como proporção do PIB • Resultados esperados: focalização das ações e dos serviços públicos de saúde nos segmentos mais pobres da população; estagnação ou até mesmo piora em alguns indicadores de saúde

Fonte: Viana e Silva (2015).

■ Conclusões

Os sistemas de proteção social e os sistemas de saúde adquirem forma diferenciada no tempo e no espaço, admitindo múltiplas formas de organização, cobertura, financiamento e participação das instituições privadas. No caso da saúde, a forma como a sociedade se organiza para proteger seus indivíduos e grupos sociais contra os riscos de adoecer e morrer é que vai determinar a configuração do sistema de saúde, assim como a natureza das relações entre o central e o local, o Estado e a sociedade, o público e o privado na oferta dos serviços de saúde.

O aprendizado das reformas dos sistemas de saúde nos países centrais, longe de mostrar o esgotamento dos direitos sociais, aponta para um setor público adaptado às mudanças e novas realidades que tensionam o funcionamento dos sistemas de proteção social desses países. No caso da saúde, as mudanças envolveram aspectos diversos – investimentos maciços em sistemas de informação para o planejamento da oferta dos serviços; capacitação de recursos humanos, principalmente dos profissionais que atuam na porta de entrada do sistema; aumento do grau de responsabilidade e visibilidade da gestão; adoção de pacotes de incentivo salarial; profissionalização da gestão; etc.

Evidentemente, essas mudanças devem ser analisadas e avaliadas considerando a situação específica do sistema de saúde brasileiro. Entretanto, dado o conjunto de desafios que se colocam no novo milênio, pelo menos três itens aparecem como fundamentais para que o Estado cumpra seu papel como agente formulador e executor de "políticas sociais e econômicas que visem à redução do risco da doença e de outros agravos e ao acesso universal e igualitário às ações e serviços para sua promoção, proteção e recuperação": (1) sistema forte de prevenção de doenças e promoção da saúde; (2) estruturas fortes e viáveis de financiamento; e (3) preocupação e controle das autoridades sanitárias sobre os processos de inovação e incorporação tecnológica.

■ Bibliografia consultada

- Arretche MTS. Emergência e desenvolvimento do Welfare State: teorias explicativas. Boletim Informativo e Bibliográfico em Ciências Sociais. 1995;39:3-40.
- Aureliano L, Draibe S. A especificidade do Welfare State brasileiro. In: MPAS/CEPAL. Economia e Desenvolvimento. Vol. 3. Brasília: MPAS; 1989.
- Carvalho JM. Cidadania no Brasil: o longo caminho. Rio de Janeiro: Civilização Brasileira; 2002.
- Esping-Andersen G. The three worlds of welfare capitalism. New York: Polity Press; 1990.
- Ferrera M. Modelli di solidarietà. Bolonha: Il Mulino; 1993.
- Folland S, Goodman AC, Stano MA. Economia da Saúde. 5ª ed. Porto Alegre: Artmed Editora; 2008.
- Gadelha CAG. O complexo industrial da saúde e a necessidade de um enfoque dinâmico na economia da saúde. Ciência & Saúde Coletiva 2003;8(2):521-535.
- Marshall TH. Cidadania, classe Social e status. Rio de Janeiro: Zahar Editores; 1967.
- Pierson P. Dismanteling the Welfare State? Reagan, Thatcher and the Politics of Retrenchment. Cambridge: Cambridge University Press; 1995.
- Santos WG. Cidadania e justiça: a política social na ordem brasileira. 2. ed. Rio de Janeiro: Campus; 1987.
- Titmuss RM. Essays on 'the Welfare State'. Surrey: Unwin Brothers; 1963.
- Viana ALD, Levcovitz E. Proteção social: introduzindo o debate. In: Viana ALD, Elias PEM, Ibañez N. Proteção social: dilemas e desafios. São Paulo: Hucitec; 2005.
- Viana ALD, Silva HP. Políticas sociais brasileiras na próxima década. Rio de Janeiro: Fundação Oswaldo Cruz, 2015. (Textos para Discussão, nº 14).
- Viana ALD, Silva HP, Elias PEM. Economia política da saúde: introduzindo o debate. Divulgação em Saúde para Debate. 2007;37:7-120.
- WBCSD. Um Amanhã Saudável: Sistemas de Saúde - factos e tendências. 2008. Disponível em: <http://www.bcsdportugal.org/um-amanha-saudavel-sistemas-de-saude---factos-e-tendencias/711.htm> Acessado em: 29 jun. 2011.
- WHO. World Health Report 2000: Health Systems: improving performance. Geneve, 2000. Disponível em: < http://www.who.int/whr/2000/en/whr00_en.pdf> Acessado em: 30 jun. 2011.

Breve história da reforma sanitária brasileira

Nelson Ibañez
Guilherme Arantes Mello
Maria Cristina Marques

Resumo

O fato de a reforma sanitária ocorrer no contexto de democratização e possibilitar, ainda de maneira parcial, uma transformação mais ampla que uma reforma setorial, tem seus antecedentes históricos constituídos pela formação social brasileira e em específico na constituição de uma consciência sanitária. Sem pretender esgotar nem ser exaustivo sobre o tema, o presente capítulo tem por objetivo traçar, de forma didática e sob diferentes olhares, uma breve história dessa Reforma Sanitária. Para tanto, o tema será apresentado obedecendo à organização, numa linha do tempo, dos eventos que estabeleceram relação com a constituição das ideias centrais da reforma, atores e instituições, focando nas transformações ocorridas no plano do Estado brasileiro na constituição do sistema de seguridade social e seus fatores intervenientes.

■ Introdução

Não resta dúvida de que o Sistema Único de Saúde (SUS), criado pela Constituição Brasileira de 1988 no capítulo da seguridade social, é o grande marco do que ficou conhecido como Reforma Sanitária Brasileira.[a] Uma definição sintética é dada por Arouca (1988):

> Está em curso uma reforma democrática não anunciada ou alardeada na área da saúde. A reforma sanitária brasileira nasceu na luta contra a ditadura, com o tema Saúde e Democracia, estruturou-se nas universidades, no movimento sindical,

---

[a] O termo "Reforma Sanitária" foi usado pela primeira vez no País em função da reforma sanitária italiana. O CEBES publicou livros de Giovanni Berlinguer, que veio ao Brasil no final dos anos 1970.

em experiências regionais de organização de serviços. Esse movimento consolidou-se na 8ª Conferencia de Saúde, em 1986, na qual pela primeira vez mais de cinco mil pessoas de todos os seguimentos da sociedade civil discutiram um novo modelo de saúde para o Brasil. O resultado foi garantir na Constituição, por meio de uma emenda popular, que a saúde é um direito do cidadão e um dever do Estado (Arouca).

Vê-se que os ideais da "reforma" compunham um cenário eminentemente político, com íntima relação com o processo democrático, de cidadania; que setorialmente significava antes de tudo o acesso universal aos cuidados da saúde. Não sem razão, foram três os princípios básicos defendidos na 8ª Conferência Nacional de Saúde (CNS): saúde como direito de cidadania; reformulação do sistema nacional de saúde; e financiamento do setor.

Como ocorre com toda ruptura, esta também é precedida por um contexto social, político e setorial complexo, cuja compreensão é facilitada por um rápido exame histórico. Como recurso didático o texto se beneficiará de uma periodização em que reúne a política sanitária da primeira metade do século XX (Primeira República e Era Vargas); o nacional-desenvolvimentismo das décadas de 1950 e 1960, o período ditatorial nas décadas de 1970 e 1980 e a abertura democrática nos fins dos 1980 com a Constituinte.

■ O sanitarismo nos 50 primeiros anos da República brasileira

A rigor, o país atravessa sucessivas reformas sanitárias desde o início republicano. Em São Paulo, o contexto das reformas do Serviço Sanitário deste início está bem descrito por Maria Alice Ribeiro (1993) e Rodolfo Telarolli (1996). O conhecimento sanitário daquela época tinha grande influência do pensamento francês de Pasteur, o que lhe valeu a visão de uma era sanitária bacteriológica. As intervenções e políticas se voltavam para o saneamento das cidades e tiveram, nas ações de Emílio Ribas e Oswaldo Cruz, seu grande apogeu.

Até aquele momento as ações sanitárias tinham pouca relevância nas políticas sociais, e o setor sequer aparece na primeira Constituição republicana. Alguma assistência individual era realizada por dispensários públicos e serviços filantrópicos nos centros urbanos, mas praticamente ausente no meio rural, isto é, para a imensa maioria do país. Em um plano mais abrangente de construção de cidadania, a população escrava era especialmente afetada, pois não foi prevista qualquer inserção mais digna no sistema capitalista periférico brasileiro, nem mesmo pelos seus defensores republicanos[b] (Fernandes *apud* Brasil Jr., 2010).

Os anos 1920 viram uma completa reformulação da política sanitária, motivada por dois fortes contextos. Em primeiro lugar, despertada pela fascinante "viagem

---

[b] A tese "A integração do negro na sociedades de classes" (Fernandes *apud* Brasil Jr., 2010).

científica" de Belisário Penna e Arthur Neiva pelos sertões do país em 1912, no qual descrevem uma realidade sanitária crua no país, recheada de doenças, ignorância e abandono social. Somava-se ao retrato antiufanista desvelado em "Os Sertões" de Euclides da Cunha, da população mestiça interiorana abandonada pelas preocupações da recém-criada República. Imbuída do sentimento de construção nacional, entrava em curso uma verdadeira "era do saneamento" (Hochman, 1998). Em um campo mais específico, instalavam-se no país as bases do pensamento burocrático norte-americano dos Centros de Saúde distritais, e as atividades finalmente se voltavam para a higiene coletiva das pessoas e dos ambientes de trabalho, sempre de caráter preventivo e epidemiológico (Campos, 2007; Mello, Viana, prelo).

Talvez a manifestação mais importante nesta incisiva mobilização por uma ampla reforma sanitária tenha sido a fundação da "Liga Pró-Saneamento do Brasil" em 1918, no primeiro aniversário da morte de Oswaldo Cruz. Embebida do mesmo sentimento nacional que originou as grandes ligas nacionalistas daquele momento e teve impacto significativo na sociedade brasileira, alertando as elites políticas, intelectuais e econômicas para a precariedade das condições sanitárias do país e a necessidade de investimento público estatal. Cruzada que, na contramão do pensamento eugênico prevalente, bradava pela redenção dos "Jecas" (Lima; Hochman 1996):

> Não que ele [sertanejo] assim seja [miserável e doente] por influência da raça e do clima. Ele é, sobretudo, uma vítima indefesa da doença, da ignorância e da deficiência ou do vício de alimentação. Preserve-se das doenças, alimenta-se conveniente, dê-se-lhe instrução e a produção de seu trabalho (Penna, 1918: p.14).

Impunha-se a necessidade de uma coordenação federal dos serviços sanitários, dificultada pela descentralização promovida pela Constituição Republicana, de forma que a solução defendida por Penna estaria na seguinte equação reformista: "Consciência sanitária + mudanças políticas e constitucionais = política nacional de saúde pública" (Hochman, 1998: p. 80). Uma centralização política que antecipava na área da saúde pública aquilo que se tornaria a marca político-institucional do Estado Novo.

Mas, como bem mostra este autor, as conquistas políticas do movimento sanitário não foram frutos de demandas populares, assim como não se punham em questão o aumento dos direitos sociais pelo Estado. Tratava-se principalmente de um enfrentamento do "mal comum" representado pelas doenças infecciosas transmissíveis, isto é, da percepção social e política da interdependência sanitária (Hochman, 1998). Respondiam certamente também aos problemas derivados do desenvolvimento urbano de algumas regiões e às imposições econômicas provenientes da expansão da agricultura cafeeira.

A pressão de setores trabalhistas urbanos por elementos de proteção social leva ao marco das políticas previdenciárias representadas na Lei Eloi Chaves, de 1923. Era o começo de uma conformação organizacional das políticas sociais na saúde que se arrastaria até os dias atuais: assistência pública sob a ótica coletiva e preventiva; e assistência privada individual e curativa (geograficamente, litoral e urbana *versus* interior e rural).

Ainda em 1930, numa das primeiras definições da política varguista, viu-se justamente a reafirmação de instâncias diferenciadas para aqueles dois universos assistenciais. A previdência ficou a cargo do Ministério do Trabalho Indústria e Comércio e a assistência pública a cargo do Ministério da Educação e Saúde Pública (MESP). Sendo assim, o reconhecimento oficial da profissão passa a ser uma premissa para qualquer aspiração de inserção no domínio previdenciário. Esta característica foi denominada de "cidadania regulada" por Wanderley Guilherme dos Santos, em cujo cerne revela a ideia de que "tornam-se pré-cidadãos, assim, todos aqueles cuja ocupação a lei desconhece". Como corolário, a carteira de trabalho seria a própria representação de uma "certidão de nascimento cívico" (Santos, 1987, p. 68-9).

Principalmente sob a liderança de João de Barros Barreto, os anos Vargas também representaram um período vigoroso da construção de uma burocracia pública na saúde, o que significou uma vasta extensão da rede assistencial pública básica pelo país, da complexidade tecnológica e normativa. Portanto, de um lado o sanitarismo varguista favoreceu em larga medida a construção nacional e proporcionou algum grau de cidadania para centenas de milhares de desvalidos, num indício de universalização assistencial; mas de outro promoveu uma perceptível diferenciação social – algo como o cidadão de primeira e segunda classe – diretamente relacionada ao tipo de inserção na assistência à saúde. Além disto, a chancela de uma "cidadania assistencial" outorgada concorreu para que fosse usufruído mais como benefício do que como conquista e direito social (Fonseca, 2007, p. 55).

Depois de uma longa costura política com os estados, foi sancionada em janeiro de 1937 uma grande reestruturação no MESP, conhecida como "reforma Capanema". Três pontos devem ser realçados: a separação entre órgãos de direção e execução; a criação das conferências nacionais de saúde[c]; e a criação das delegacias federais de saúde (Fonseca, 2007, p. 137-8). Consolidava-se uma estrutura burocrática sólida que manteria sua influência sobre a própria criação do Ministério da Saúde criado em 1953. O princípio norteador de centralização política (normativa) com descentralização administrativa sedimenta-se numa cultura que se estende sobre as décadas.

Ainda como importante marco deste período, em 1942 é criado o Serviço Especial de Saúde Pública (SESP), numa dificultosa negociação em que o país entra como parceiro menor. No contexto do esforço de guerra, Capanema e Vargas, com seus próprios objetivos de construção nacional, conseguem ampliar a ideia norte-americana original de investimento sanitário localizado para produção e exportação da borracha para um saneamento extenso voltado para o desenvolvimento regional (Campos, 2006).

---

[c] Tinha como principal objetivo a integração política e normativa entre estados e União. A 1ª Conferência Nacional de Saúde ocorre em 1941. Ver Hochman e Fonseca (2000).

Concebido como serviço temporário, o SESP sobrevive à Guerra com a missão promover saneamento e desenvolvimento social nos mais distantes rincões. Por solicitação estadual, os trabalhos do SESP logo se estenderam para Minas Gerais e no final da década de 1950 se faziam presentes em todos os estados da federação (Ramos, 1972; Campos, 2006).

■ As décadas de 1950 e 1960

O contexto das políticas sociais deste período é particularmente complexo. No plano político internacional acirrava-se a disputa pelo espólio da II Guerra na agressiva polarização entre capitalismo e comunismo. No País, este período é marcado pelo processo de redemocratização e das políticas nacionais desenvolvimentistas. No plano setorial, era criada a Organização das Nações Unidas (ONU) e com ela a Organização Mundial da Saúde (OMS),[d] com o intuito de universalizar o conhecimento sanitário. No país, depois de longas altercações, em 1953 é finalmente criado o Ministério da Saúde, e a questão sanitária passa a pertencer em definitivo ao universo político-partidário, naquele momento já com abrangência nacional (Hamilton, Fonseca, 2003).

A saúde pública nacional foi especialmente influenciada por duas características iniciais desse período: a proposta do estado de bem-estar social com forte componente previdenciário do plano Beveridge inglês; e o desenvolvimento de novos inseticidas (DDT), vacinas e antibiótico, no que ficou conhecido como período de "otimismo sanitário".

Deste contexto resultaram três correntes na saúde pública brasileira. O otimismo sanitário ensejou o completo redirecionamento das políticas ministeriais para as campanhas de erradicação de doenças infectocontagiosas, sob a direção do renomado malariologista Mário Pinotti (Programa, 1955). Desta forma, a dimensão assistencial fica entregue à parceria dos estados com o SESP (depois Fundação SESP) e à progressiva participação previdenciária. A primeira se torna a maior responsável no país pela consolidação de uma cultura e prática da organização de redes de unidades sanitárias locais integradas; nitidamente voltada para o interior (Ramos, 1972; Campos, 2006).[e] Embora a previsão de uma assistência socializada (universal) através de políticas previdenciárias já se apontava desde os anos 1940 (Borges, 1943), é com o regime militar que a participação da assistência previdenciária – de caráter eminentemente urbano – cresce em um ritmo acelerado; o que faz as curvas do financiamento entre saúde pú-

---

[d] O requerimento para sua criação foi obra do brasileiro Geraldo de Paula Souza, em conjunto com a representação chinesa. Marcolino Candau, outro brasileiro, foi seu diretor nos primeiros 20 anos.

[e] Contudo, parte desta cultura o desenho assistencial integrado e regionalizado – "em cadeia radical" – previsto na construção de Brasília (Mello, 1960).

blica e previdência se inverterem em 1966 (Cohn, 1980; Possas, 1981; Braga e Paula, 1986; Oliveira, Teixeira, 1989).[f]

Outra corrente importante no período é a do "sanitarismo desenvolvimentista" sob a liderança de Mario Magalhães da Silveira, que teve forte influência na orientação do MS até o golpe militar de 1964 (Escorel e Teixeira, 2008).

Uma ideia central do autor encontrada em diversos de seus textos e discursos é:

> "a saúde do homem só melhora quando se substitui a energia muscular pelos combustíveis sólidos, líquidos ou gasosos. Isto é, para bom entendedor, o desenvolvimento tecnológico e econômico cria as precondições necessárias à melhoria da saúde" (Silveira, 2005).

A realização da 3ª Conferência Nacional de Saúde, na cidade do Rio de Janeiro, denominada "Conferência Municipalista" por discutir a necessidade da municipalização dos serviços de saúde e a organização de um plano nacional de saúde teve em sua base o discurso dos sanitaristas em torno das relações entre saúde e desenvolvimento. As propostas que pretendiam mudanças nos serviços de saúde pública para adequá-los à realidade nacional, apontadas pelos sanitaristas desenvolvimentistas, *"tiveram marcos importantes, como a formulação da Política Nacional de Saúde, em 1961, com o objetivo de redefinir a identidade do Ministério da Saúde e colocá-lo em sintonia com os avanços verificados na esfera econômico-social"* (CONASS, 2007, p. 28).

Pressionado pelas garantias sociais previstas no bloco comunista – mas também pelo incremento potencial do mercado consumidor –, e atemorizado pelo exemplo cubano os anos 1960 viram um grande dimensionamento do papel dos serviços de saúde pública nas políticas sociais. Sempre capitaneados pela Organização Pan-americana de Saúde (OPAS), de um lado foi intensificada a visão gerencial através da ideia de planejamento em saúde; e de outro o reforço dos ideais da medicina comunitária e participação comunitária em saúde (Cueto, 2007).

◼ A transição radical dos anos 1970

Depois de uma curta experiência democrática interrompida pelo golpe militar de 1964, os anos 1970 seguem como uma fase de intensiva repressão e supressão dos canais de comunicação entre Estado e a sociedade; com políticas que culminam na progressiva exclusão social de grandes parcelas da população e a despolitização de te-

---

[f] A participação social, em particular da pressão trabalhista, na conformação dessa política – e, portanto, da construção de cidadania – ainda é um tema explorado de forma insuficiente na literatura.

mas sociais.[g] No campo assistencial, o "Plano Nacional de Saúde" de 1968 escancara a opção política por um sistema de proteção social de filosofia meritocrática e expansão privada da assistência médica sob regulação do mercado, a despeito da visão sanitarista prevalente (Apreciação, 1968). Como consequência, em meados da década de 1970 o financiamento estatal contabilizaria mais de 90% dos recursos para a previdência em relação ao Ministério da Saúde, sendo que o orçamento geral da área só perdia para o da própria união (Escorel, 1999). Segundo Carvalheiro e cols. (2008), a prioridade dada à mercantilização da saúde na lógica de "compra de serviços" contribuiu para reforçar a desigualdade da cidadania em relação ao acesso assistencial: mais como consumidor do que usuário de direito.

O esgotamento das políticas populistas das décadas anteriores e a pressão social pelo usufruto das conquistas do desenvolvimento deste período desencadearam grandes reformas no setor de saúde (Sauveur, 1983).

Neste entorno, vê-se também uma tendência à universalização das ações previdenciárias com a incorporação dos acidentes de trabalho; Programa de Assistência ao Trabalhador Rural (Prorural) e o Fundo de Assistência ao Trabalhador Rural (Funrural); e extensão às empregadas domésticas e trabalhadores autônomos em 1972. Este aumento de participação significa por seu turno um incremento de demanda por serviços privados, que favorece o empresariamento da prática médica e a estruturação da chamada "medicina de grupo".

Nas práticas sanitárias, ganha volume uma mobilização radical de esquerda que permeava o ambiente acadêmico das humanidades nos anos 1950-60 (Fernandes, 1984); efervescência política estudantil – ainda de referenciais difusos – que se reúne nas Semanas de Estudo sobre Saúde Comunitária (SESAC) iniciadas na Universidade Federal de Minas Gerais (UFMG) em 1974 (Escorel, 1999).

Várias iniciativas de organização de serviços de medicina comunitária são implementadas no país. Em Minas Gerais o mais ambicioso deles, denominado de Projeto Montes Claros, inicia-se em 1975 (Teixeira, 1995); outros de menor envergadura se organizaram em Nova Iguaçu-RJ, Londrina-PR, Paulínia-SP, Vitória de Santo Antão-PE e Vale do Ribeira-SP (Brasil, 2007).

Também foi vista uma série de iniciativas importantes como a do início da residência em saúde comunitária da Faculdade de Medicina da Universidade Federal do Rio Grande do Sul, em parceria com a Secretaria de Saúde do Estado – Projeto Murialdo; o Programa de Integração Docente-Assistencial em Sobradinho e Planaltina

---

[g] Na saúde pública dois fatos ilustram bem a crueza da repressão político-social: a demissão de cientistas da Fundação Oswaldo Cruz, que ficou conhecida "massacre de Manguinhos" e teve sérias repercussões na capacidade de produção vacinal do país em resposta às epidemias (Azevedo, 2007); e a censura da epidemia de meningite em São Paulo (Barata, 1988).

(DF), desenvolvido pela Universidade de Brasília em parceria com a OPAS, Fundação Kellogg, INPS e Funrural; projetos desenvolvidos pela Faculdade de Ciências Médicas da Santa Casa de São Paulo e Secretaria Estadual de Saúde, com a implantação do Posto de Saúde Experimental da Barra Funda, etc.

Tempo em que também ocorrem legítimas reivindicações de base popular concentradas no Sudeste, e em muito inseridas na experiência das comunidades de base católica, que passam a pressionar pelo acesso à assistência à saúde. Com a presença variada de profissionais de saúde, estudantes, religiosos e populares, organizam-se como grupo no Primeiro Encontro de Experiências de Medicina Comunitária (ENEMEC), em 1979, mobilização que tomaria um caráter mais politizado na década seguinte, sob a denominação de Movimento Popular em Saúde – MOPS. Ao mesmo tempo as entidades médicas se viram inquietadas por uma mobilização político-sindical de "renovação médica" (Gerschman, 1995).

Com a finalidade de organizar e difundir a produção do novo pensamento sanitário, em 1976 é criado o Centro Brasileiro de Estudos de Saúde – CEBES; apoiado em sua revista Saúde em Debate.[h] Seu grande marco de atuação ocorre durante o "I Simpósio de Política Nacional de Saúde" realizado na Câmara dos Deputados em Brasília, em 1979, quando defende a criação de um "Sistema Único de Saúde" com base no artigo "A questão democrática na saúde", de autoria de Hésio Cordeiro, José Luiz Fiori e Reinaldo Guimarães. No texto final do simpósio são aprovados o direito universal e inalienável à saúde; a intersetorialidade dos determinantes da saúde; o papel da regulação do estado no sistema; descentralização, regionalização e hierarquização; participação popular e controle democrático (Cordeiro, 2004; Paim, 2008).

Em 1979 surge um segundo intelectual coletivo do novo sanitarismo: a Associação Brasileira de Pós-Graduação em Saúde Coletiva – ABRASCO. Concretizada no final de 1979, foi o fruto do debate envolvendo instituições formadoras em nível de pós-graduação, OPAS e ALESP (*Associación Latinoamericana de Escuelas de Salud Pública*), nas quais se alentava a necessidade de um fórum agregador "[...] num momento em que se sentia o esgotamento de uma determinada orientação, a da saúde pública clássica e a da medicina social" (Nunes, 1994).

Nesta transição ocorre um deslocamento intelectual dos espaços tradicionais da saúde pública para os departamentos de medicina preventiva. E, pouco lembrado, em 1977 finda o ciclo histórico dos influentes congressos nacionais da Sociedade Brasileira de Higiene (iniciado em 1926); que cede espaço para os congressos da Abrasco.

---

[h] Sua composição inicial tinha forte influência da militância do PCB, embora se postasse como espaço suprapartidário.

Os anos 1980 e a "Reforma Sanitária"
O campo conceitual

Espelhada na reforma sanitária italiana – por reconhecida influência do médico e político Giovanni Berlinguer em seu intercâmbio com o CEBES –, a expressão "reforma sanitária" foi apropriada em momentos e de formas diversas pelos diversos sujeitos envolvidos. Segundo Jairnilson Paim, o CEBES começa a utilizar esta expressão em 1977; e na Abrasco ela emerge em 1985 nos textos que antecedem a 8ª CNS, enquanto seu "Boletim" viria utilizá-la apenas nos editoriais do ano seguinte (Paim, 2008, p. 98,101). A ideia de "movimento" foi acrescida numa segunda etapa, com a intencionalidade de se construir a visão de mobilização ideológica.[i]

Para Sarah Escorel (1999), o movimento sanitário inclui aqueles que compartilham o referencial médico-social na abordagem dos problemas de saúde; e que por meio de determinadas práticas políticas, ideológicas e teóricas, buscam a transformação do setor em prol da melhoria das condições de saúde e de atenção à saúde da população, na consecução do direito de cidadania no país. Como ilustrado em seu título e de outros, como em Gerschman (1995), todo o contexto de reivindicação e radicalização dos anos 1970 foi de alguma forma associado à ideia de "reforma sanitária". Na busca de suas raízes foram ainda recuperadas a radicalidade de Samuel Pessoa, Carlos Gentile de Mello e Mário Magalhães.

Contudo, toda esta associação de nomes e ideias foi realizada *a posteriori* e não necessariamente representa uma identificação orgânica entre referências, ideias, conceitos e práticas.[j] Mas, como aponta, pelo menos duas identificações parecem permear o pensamento global das pessoas ligadas à saúde pública desse período: a garantia de acesso à assistência como componente de cidadania; e a resistência à ditadura (sem que isto signifique identidade de propostas e unidade de ação): "O movimento da Reforma Sanitária nasceu dentro da perspectiva da luta contra a ditadura, da frente democrática, de realizar trabalhos onde existiam espaços institucionais" (Arouca, 2002).

Outra característica bastante presente neste tema revela-se na problematização dos determinantes sociais do processo de adoecimento e sua íntima relação com a estrutura de desigualdade social brasileira; principiado pelo repúdio ao modelo de his-

---

[i] O termo "movimento" é claramente equivocado em relação à ideia de mobilização de massas que faz crer; mas compreensível em seu *telos* transformador de uma ideologia em outra através de um "movimento ideológico [ ] como um conjunto organizado de práticas ideológicas" (Arouca, 2003, p. 36). Ou, como previa em outra análise, embute uma construção prescritiva de um "que-fazer", de uma prática discursiva que precede o concreto (p. 211). A dissertação de Sarah Escorel parece ter desempenhado um papel na destinação de seu uso: "orientada por Sergio Arouca em 1986, Reviravolta na saúde: origem e articulação do movimento sanitário, a atuação desse grupo foi chamada pela primeira vez de movimento sanitário". [acessado em: 25 jul. 2011]. Disponível em: http://bvsarouca. icict.fiocruz.br/sanitarista05.html.

[j] Pode-se dizer que a expressão "reforma sanitária" tem uma representação mais ideológica do que conceitual – de forma que, a rigor, a inclusão de ideias e práticas sob este rótulo não deixa de ter certo cunho arbitrário.

tória natural da doença e da multicausalidade (Escorel, 1999; Teixeira, 2006). A saúde passa a ser vista como síntese de múltiplas determinações, um objeto concreto e complexo que, segundo Arouca (1982), compreende:

- um campo de necessidades geradas pelo fenômeno saúde-enfermidade;
- um espaço específico de circulação de mercadorias e de sua produção (empresas, equipamentos e um campo de necessidades geradas pelo fenômeno saúde/enfermidade);
- a produção dos serviços de saúde com sua base técnico-material, seus agentes e medicamentos;
- um espaço de densidade ideológica;
- um espaço de hegemonia de classe, através das políticas sociais que têm a ver com a produção social;
- possuir uma potência tecnológica específica que permite solucionar problemas tanto a nível individual como coletivo.

Na medida em que os processos políticos amadureceram, revelavam uma tensão entre as diferentes visões envolvidas, em particular entre o pragmatismo das conquistas setoriais e o desígnio de sua extensão para uma luta social mais ampla. Situação vista no interior do CEBES (Fleury, 1997) e uma das responsáveis pelo ocaso do MOPS (Gerschman, 1995).

Em sua vertente mais acadêmica, a produção intelectual neste campo circunscreveu seus limites em torno dos referenciais marxistas. O tempo notadamente direcionou esta leitura sobre as categorias analíticas de Gramsci, que encoraja ao potencial reformista-revolucionário a partir da reconformação ideológica e do controle dos espaços burocráticos (Teixeira, 2006). Paim (2008), na mais elaborada revisão sobre o tema, externa bem o conflito entre a reforma como "revolução do modo de vida" e a conquista setorial.

O campo de práticas

Em que pese toda a amplitude de ideais dispostos no contexto do que se convencionou denominar "reforma sanitária", sem dúvida a criação do SUS foi o seu objetivo geral. Dificilmente se poderia sustentar que seu triunfo constitucional não representou a consecução dos três eixos da 8ª CNS. Os alicerces desta conquista foram construídos em vários planos, que se encontram e externam suas tensões na "oitava".

Apesar da manutenção da dicotomia entre saúde pública e previdência, as diretrizes do II Plano Nacional de Desenvolvimento (PND), a criação do Ministério da Previdência e Assistência Social (1974) e a lei do Sistema Nacional de Saúde (1975) abriram possibilidades de propostas mesmo que marginais de reorientação de programas: "utilização da rede pública para a atenção integral; introdução de mecanismos de planejamento na administração de serviços, cogestão entre órgãos públicos; participação de profissionais e da população no controle da gestão de serviços" (Fleury,1989).

De outro lado, a importância das práticas empírico-experimentais – como diria Arouca – dos projetos de medicina comunitária dos anos 1970. Nestes, as ideias e os conceitos da socialização da assistência foram testados, amadurecidos e confrontados com a realidade. Experiências que contribuíram para a organização de políticas nacionais, como a do "Programa de Interiorização das Ações de Saúde e Saneamento" – PIASS[k].

Os anos 1980 se iniciam com 7ª CNS e o tema "Extensão das ações de saúde através dos serviços básicos", sob ampla influência do ideário de "Saúde para todos no ano 2000" (OMS), estabelecido na Conferência Internacional de Alma Ata, em 1978, e a experiência pregressa do PIASS. No contexto da crise financeira da previdência é apresentado o natimorto Plano Prev-Saúde, que procurava incorporar as teses de descentralização, hierarquização e regionalização, com ênfase aos serviços básicos. A criação do Conselho Nacional de Administração da Saúde Previdenciária (CONASP) desencadeia, em 1982, o plano de reorientação da assistência médica da previdência de corte antiprivatizante, que abriga no seu bojo o projeto das Ações Integradas e Saúde (AIS), implementado nos anos seguintes. Para Jairnilson Paim, as AIS funcionaram como "estratégia-ponte para a reorientação das políticas de saúde e para a reorganização dos serviços". Garantiam a continuidade assistencial ao mesmo tempo em que se aperfeiçoavam os dispositivos políticos em direção à Constituinte (2008, p. 97).

Sobre as experiências regionais do PIASS, secretários estaduais de saúde da região Nordeste articulam uma frente que se consolidaria na criação do Conselho Nacional de Secretários Estaduais em 1982 (CONASS, 2002). Vale lembrar que este ano foi marcado pela vitória da oposição em dez importantes estados brasileiros, com bandeiras de democratização e resgate social. O clima de uma transição democrática favorece o realinhamento das forças políticas e propicia a condução de lideranças do movimento sanitário, tanto no Ministério da Saúde quanto da Previdência Social.[l]

Mas, enfim, todos os caminhos progressistas se cruzam na 8ª CNS, em 1986. Um fato ocorrido neste encontro ilustra a importância das várias frentes de mobilização de forças pela saúde que se organizavam no país. A previsão original de oito vagas para os representantes das secretarias municipais de saúde teve que ser redimensionada para 80, reconhecida a amplitude e o amadurecimento daquela participação. Das notáveis reuniões nas escadarias do ginásio, aquele que foi chamado de "movimento municipa-

---

[k] Criado em 1975/76, focado em municípios com até 20 mil habitantes, sua característica básica foi unir a abordagem médico-social ao pensamento sanitarista desenvolvimentista, inclusive com a assessoria direta de Mario Magalhães e Carlos Gentile de Mello ao grupo do Ipea. Escorel (2008).

[l] Nos casos mais emblemáticos, Hésio Cordeiro é indicado para a presidência do INAMPS; Saraiva Felipe para Secretaria dos Serviços Médicos do Ministério da Previdência e Assistência Social; Sergio Arouca para a Presidência da FioCruz, e Eleutério Rodrigues para a Secretaria-geral do Ministério da Saúde (Paim, 2008, p. 97).

lista" gestava a organização do Conselho Nacional de Secretários Municipais de Saúde (CONASEMS) (Santos, 2006, 2008a).

Institucionalmente, desencadeia a criação da Comissão Nacional da Reforma Sanitária e a conformação da Plenária Nacional de Entidades.

Resistências incisivas foram vistas de todos os lados, inclusive de setores progressistas que percebiam a institucionalização da "reforma" como um reducionismo ante o anseio de uma transformação social mais extensa. Mas a realidade é que o objeto central do acesso à assistência como direito de cidadania, e mais ainda, a saúde como dever do Estado, apenas trilhava seus passos iniciais, sem sinais maiores de garantia.

Neste cenário, os esforços se traduzem no decreto de criação dos SUDS (Sistemas Unificados e Descentralizados de Saúde), em 1987. Com origem na presidência do INAMPS, aprofunda a experiência da descentralização que seria remetida para a proposta do SUS. O aprendizado, as conquistas e mobilização da oitava se mostraram um aquecimento essencial para a difícil organização e estratégias políticas que se fizeram vitoriosas na aprovação do SUS na Constituinte de 1988. Conjuntura que justificaria a "via do parlamento" (Rodriguez Neto, 1997, 2003). Seus corolários oficiais: Leis Orgânicas, PSF, NOBs, NOAS, etc. são bem conhecidos pelos atores contemporâneos.

O maior desafio, que continua atual, sempre esteve na implementação da parceria com setores trabalhistas e representação social na conformação das políticas de saúde; mas, sobretudo mecanismos de uma participação efetiva (Santos, 2008b).

■ Considerações finais

Como lembra Sonia Fleury (2007), a própria ideia de reforma sanitária tem uma configuração perene de possibilidades sempre inacabadas, isto é, "sem esperar o 'Grande Dia' em que seria declarada, finalmente, a implantação da Reforma Sanitária" (Fleury, 1997). Com a complexificação urbana, melhorias das condições econômicas do país e a revolução digital, os novos desafios se somam aos antigos, muitos sequer elaborados o suficiente. Mas, que de qualquer forma, terão que enfrentar os velhos males da desigualdade social; relações históricas entre o interesse público e privado; e no campo da saúde, a efetivação real da universalidade, equidade e integralidade para todos os cidadãos.

■ Bibliografia consultada

- Arouca AS. O eterno guru da Reforma Sanitária [entrevista com Sérgio Arouca]. Radis. Comunicação em Saúde. 2002;3:18-21. Disponível em: http://www4.ensp.fiocruz.br/radis/pdf/radis_03.pdf. Acessado em: 28 jul. 2011
- Arouca AS. Salud em la transición. In: Anais do II Seminário Latinamericano de Medicina Social. 1982; Mánágua. apud Teixeira SF. Reflexões teóricas sobre democracia e reforma sanitária. In: Teixeira SF (org.). Reforma Sanitária em busca de uma teoria. São Paulo: Cortez; Rio de Janeiro: Abrasco; 2006.
- Arouca AS. O dilema preventivista. São Paulo: UNESP; 2003. 268p.

- Arouca AS. Reforma Sanitária. Biblioteca virtual Sérgio Arouca. Disponível em: http://bvsarouca.icict.fio-cruz.br/sanitarista05.html. Acessado em: 25 jul. 2011.
- Azevedo N, Gadelha CAG, Ponte CF (org). Inovação em saúde: dilemas e desafios de uma instituição pública. Rio de Janeiro: Fiocruz; 2007.
- Barata RCB. Meningite: uma doença sob censura? São Paulo: Cortez Editora; 1988.
- Borges DR. Socialização da medicina. São Paulo: Civilização Brasileira; 1943. 135p.
- Braga JC, Paula SG. Saúde e previdência: estudos de política social. 2ª ed. São Paulo: Hucitec; 1986. 224p.
- Brasil Jr. A. O imigrante e seu irmãos: as pesquisas empíricas de Florestan Fernandes e Gino Germani. Lua Nova - Revista de cultura e política. CEDEC, São Paulo. 2010;81:175-213.
- Brasil. Conselho Nacional de Secretários Municipais de Saúde. Movimento sanitário brasileiro na década de 70: a participação das universidades e dos municípios - memórias. Brasília: Conasems; 2007.
- Campos ALV. Políticas internacionais de saúde na Era Vargas: o Serviço Especial de Saúde Publica, 1942-1960. Rio de Janeiro: Fiocruz; 2006. 320p.
- Campos CEA. As origens da rede de serviços de atenção básica no Brasil: o Sistema Distrital de Administração Sanitária. História, Ciências, Saúde-Manguinhos. 2007;14(3):877-906.
- Cohn A. Previdência social e processo político no Brasil. São Paulo: Editora Moderna; 1980. 245p.
- Cordeiro H. SUS - Sistema Único de Saúde. Rio de Janeiro: Rio; 2004. 96p.
- Cueto M. O valor da saúde: história da Organização Pan-Americana da Saúde. Rio de Janeiro: Fiocruz; 2007. 241p.
- Escorel S. Reviravolta na saúde: origem e articulação do movimento sanitário. Rio de Janeiro: Editora Fiocruz; 1999. 208p.
- Fernandes F. A integração do negro na sociedade de classes. 5ª ed. São Paulo: Globo; 2008.
- Fleury S. A questão democrática na saúde. In: Saúde e democracia: a luta do CEBES, 1997. p. 25-41.
- Fonseca CMO. Saúde no Governo Vargas (1930-45): dualidade institucional de um bem público. Rio de Janeiro: Fiocruz; 2007. 298p.
- Gerschman S. A Democracia inconclusa: um estudo da reforma sanitária brasileira. Rio de Janeiro: Fiocruz; 1995. 272p.
- Hamilton W, Fonseca C. Política, atores e interesses no processo de mudança institucional: a criação do Ministério da Saúde em 1953. História, Ciências, Saúde-Manguinhos. 2003;10(3):791-825.
- Hochman G. A era do saneamento: as bases da Política de Saúde Pública no Brasil. São Paulo: Editora Hucitec: ANPOCS; 1998. 261p.
- Hochman GFonseca CMO. A I Conferência Nacional de saúde: reformas, políticas e saúde pública em debate no Estado Novo. In: A Gomes (org.); Capanema: o ministro e seu ministério. Rio de Janeiro: FGV: Bragança Paulista: Universidade São Francisco; 2000. p. 173-92.
- Lima NT, Hochman G. Condenado pela raça, absolvido pela medicina: o Brasil descoberto pelo movimento sanitarista da Primeira República. In: Maio, M, Santos RV. (Org). Raça, ciência e sociedade, Rio de Janeiro: Fiocruz; 1996. p. 23-40.
- Luca TR. O sonho do futuro assegurado. O mutualismo em São Paulo. São Paulo: Contexto; 1990.
- Mello GA,Viana AL. Centro de Saúde: ciência e ideologia reordenando a saúde pública no século XX. História, Ciências, Saúde – Manguinhos; prelo.
- Mello H. Plano geral da rêde médico-hospitalar de Brasília. Revista do SESP. 1960;11(1):1-122.
- Neiva A, Penna B. Viajem cientifica pelo norte da Bahia, sudoeste de Pernambuco, sul do Piahuí e de norte a sul de Goiaz. 1916. Disponível em: http://memorias.ioc.fiocruz.br/pdf/Tomo08/tomo08(f3)_74-224.pdf. Acessado em: 25 jul. 2011.
- Nunes E. Saúde coletiva: história de uma idéia e de um conceito. Saúde e Sociedade. 1994;3(2):5-21.
- Oliveira JA, Teixeira SMF. (IM) Previdência social: 60 anos de história da previdência no Brasil. 2ª ed. Petrópolis: Vozes: Abrasco; 1989. 320p.
- Paim J. Reforma sanitária brasileira: contribuição para compreensão e crítica. Salvador: EDUFBA: Rio de Janeiro: Fiocruz; 2008. 356 p.
- Penna B. Saneamento do Brasil. Rio de Janeiro: Jacinto Ribeiro dos Santos Editor; 1918.
- Possas C. Saúde e trabalho: a crise da previdência social. Rio de Janeiro: Graal; 1981. 324p.
- Programa. Programa de saúde pública do candidato Juscelino Kubitschek. São Paulo: L. Nicollini; 1955.
- Ramos R. A integração Sanitária: doutrina e prática. Tese de livre-docência, São Paulo: Faculdade de Saúde Pública da USP, 1972.
- Ribeiro MAR. História sem fim... Inventário da saúde pública. São Paulo: UNESP; 1993. 272p.

- Rodriguez Neto E. A via do parlamento. Saúde e democracia: a luta do CEBES. In: Fleury S, organizadora. São Paulo: Lemos Editorial; 1997.
- Rodriguez Neto E. Saúde: promessas e limites da Constituição. Rio de Janeiro: Fiocruz; 2003. 264p.
- Santos NR. Entrevista com Nelson Rodrigues dos Santos. Revista CONASEMS. 2006;28(mai-jun):14-5.
- Santos NR. Os marcos históricos da municipalização na saúde. Revista CONASEMS. 2008a;28(Abr-mai):14-5.
- Santos NR. Política pública de saúde no Brasil: encruzilhada, buscas e escolhas de rumos. Ciência & Saúde Coletiva. 2008b;13(Supl. 2):2009-18.
- Santos WG. Cidadania e justiça: a política social na ordem brasileira Rio de Janeiro: Campus; 1979. 90p.
- Sauveur GBGA. A reforma administrativa federal dos anos 60 e seus desdobramentos em São Paulo. Cadernos Fundap. 1983;3(7):60-73.
- Teixeira SF (org.). Reforma Sanitária em busca de uma teoria. São Paulo: Cortez; Rio de Janeiro: Abrasco; 2006.
- Teixeira SF. Reflexões teóricas sobre democracia e reforma sanitária. In: Teixeira, Sonia Fleury (org.). Reforma Sanitária em busca de uma teoria. São Paulo: Cortez; Rio de Janeiro: Abrasco; 2006. p. 17-46.
- Telarolli Jr. R. Poder e Saúde: as epidemias e a formação dos serviços de saúde em São Paulo. São Paulo: Editora UNESP; 1996.

3

Os determinantes sociais da saúde

Juan Stuardo Yazlle Rocha
Milton Roberto Laprega

Resumo

O capítulo trata do desenvolvimento do conhecimento acerca das causas que levam ao adoecimento de pessoas e populações. O estudo das diferenças observadas nas doenças que acometem grupos sociais e populações levou ao conhecimento das causas que originam – e explicam – a determinação das enfermidades. Este conhecimento é muito importante porque fundamenta as estratégias para o combate às enfermidades que mais acometem as populações – e as políticas que podem melhorar o nível de saúde de todos. O objetivo deste capítulo é apresentar de forma bastante resumida a evolução do pensamento em relação a essas questões, com foco especial na discussão proposta recentemente pela OMS sobre os Determinantes Sociais da Saúde.

Por que as pessoas adoecem? Porque adoecem diferentemente umas das outras? Essa é uma preocupação que sempre esteve presente na história da humanidade. As explicações sofreram variações ao longo do tempo e é preciso distinguir entre a abordagem de um caso individual e a causalidade e distribuição das doenças nas populações. No primeiro caso, na abordagem clínica, com uma boa e cuidadosa anamnese, com avaliação da história do paciente e de sua família, conhecimento de seu local de moradia, suas condições de trabalho, seus sinais e sintomas, é possível fazer um diagnóstico e encontrar uma explicação bastante aproximada para o aparecimento do problema de saúde. Quando se analisa a distribuição e a determinação dos processos e estados de saúde e doença das populações, o paradigma clínico é insuficiente, sendo esse o papel da Epidemiologia.

■ Modelos explicativos da doença na sociedade

Na Antiguidade, as primeiras interpretações podem ser separadas em duas vertentes: a presente entre os assírios, caldeus, hebreus e egípcios, que considerava o corpo como receptáculo de alguma causa externa (natural ou sobrenatural) e a outra, mais totalizante, presente entre os gregos, chineses e hindus, que considerava a doença como consequência do desequilíbrio entre os elementos do corpo humano, provocado por alguma alteração do meio ambiente[1]. Essas duas maneiras de ver a questão da causalidade persistiram e ainda estão presentes nos dias de hoje. Aliás, em momento nenhum da história existiu apenas uma maneira de interpretar a origem das doenças. Sempre coexistiram diferentes concepções, frequentemente antagônicas, com predomínio de uma ou de outra.

A visão hipocrática, surgida na Antiguidade, que se baseava no equilíbrio entre os humores do corpo humano prevaleceu durante toda a Idade Média, período em que a discussão sobre a causalidade permaneceu praticamente estagnada, porém contaminada de conteúdo religioso, que atribuía responsabilidade aos pecadores, judeus, ciganos, feiticeiros, etc.

No final do período feudal a discussão da causalidade é retomada, com a medicina voltando a ser exercida por leigos. Existiriam, segundo pensadores da época, partículas invisíveis – chamadas de miasmas – que eram responsáveis pela produção das doenças e que provinham dos pântanos e outras regiões insalubres e atingiam os homens.

No final do século XVIII, após a Revolução Francesa, ligada aos movimentos revolucionários, multiplicam-se as observações e os experimentos, dando origem ao aparecimento da bacteriologia. Outra ideia partia da concepção de que a causa das doenças é (um fenômeno) social. Neumann, expoente dessa corrente, afirmava em 1847 que "a ciência médica é intrínseca e essencialmente uma ciência social e, enquanto isso não for reconhecido na prática, não poderemos usufruir seus benefícios". Para esse pensador "é dever da sociedade, isto é, do Estado, proteger e, quando em perigo, salvar as vidas e a saúde dos cidadãos". Essas duas correntes de pensamento coexistiram e se opuseram e inspiraram práticas diferentes de proteção à saúde. Vemos, pois, que há mais de 160 anos, logo depois da revolução francesa, é possível encontrar que "saúde é um direito do cidadão e dever do Estado", o que foi inserido na Constituição brasileira em 1988.

Com o desenvolvimento da bacteriologia, a teoria dos miasmas e a discussão da causalidade social das doenças foram deixadas de lado e deram lugar à busca de uma causa externa, passível de detecção por análise, a existência de um microrganismo, inaugurando assim um período de predominância de uma **concepção unicausal**, ou seja, para cada doença haveria um agente que deveria ser descoberto pela ciência, possibilitando seu combate através de agentes químicos ou vacinas.

Essa concepção, entretanto, mostrou-se insuficiente. A realidade mostrava que na maioria das vezes a causalidade era um fenômeno muito mais complexo e que a unicausalidade tinha um papel útil nas doenças infectocontagiosas, mas era absolutamente insuficiente, por exemplo, nas doenças crônico-degenerativas. Surgiram então teorias **multicausais,** cujos expoentes mais conhecidos são Brian MacMahon, e Leavell e Clark.

MacMahon considerava "toda a genealogia mais propriamente como uma rede, que em sua complexidade e origem fica além de nossa compreensão" e para ele, o papel da epidemiologia seria, por meio de estudos científicos, reconstruir na teoria a **rede de causalidade** encontrada no mundo real. Para esse autor não é necessário conhecer os mecanismos causais em sua integralidade, sendo suficiente encontrar alguma associação estatística entre fatores associados à doença que permita algum grau de intervenção por meio da saúde pública[1].

Leavell e Clark mantêm na essência a concepção de que a causalidade é um fenômeno multifatorial, mas em vez de disporem os fatores numa rede de causalidade, dispõem-nos em uma tríade ecológica constituída por fatores relacionados com o agente, com o hospedeiro e com o meio ambiente. Desenvolvem também o modelo da História Natural da Doença, segundo o qual toda doença tem uma história natural que deve ser desvendada de forma a permitir algum grau de intervenção. É desses autores a elaboração da proposta de níveis de prevenção, largamente utilizada nas discussões e na prática atual da saúde.

Até o início da década dos anos 1970, a área de saúde era tida como a fonte principal das melhorias no nível de vida e saúde das populações, tanto pelas explicações e recomendações acerca das origens e do controle das doenças como, especialmente, pelos cuidados de saúde oferecidos pelas equipes de profissionais. Assim, as prioridades dos investimentos para a saúde foram sempre direcionadas a financiar a assistência no setor. Em meados da década dos anos 1970, as autoridades de saúde do Canadá concluíram que as causas das doenças no país não poderiam ser combatidas pelos sistemas de saúde provinciais, pois elas ultrapassavam os limites de cidades e estados, alcançando o país como um todo. A partir daí um novo marco conceitual foi elaborado e apresentado na Conferência da Organização Pan-Americana da Saúde em Ottawa, em 1973, e viria a ser conhecido como o Documento Lalonde – em referência ao então Ministro Marc Lalonde.[2] As principais causas de morte no Canadá em 1971 foram os acidentes de veículos a motor, doenças isquêmicas do coração, outros acidentes, doenças respiratórias, câncer de pulmão e suicídio, e elas não poderiam ser controladas ou atenuadas pela ação tradicional do sistema de atenção à saúde, destacando como fatores envolvidos os riscos autoinfligidos – tabagismo, alcoolismo, obesidade, estresse, sedentarismo, alimentação gordurosa – e os problemas ambientais.

Dessa nova compreensão dos problemas de saúde, uma nova ordem de prioridades na saúde seria apresentada, sendo que os fatores por ordem de importância seriam: o estilo de vida, o ambiente e o sistema de saúde e os fatores biológicos. Dessa maneira, propuseram um novo conceito do **Campo da Saúde,** apresentado no esquema a seguir.

O Conceito do Campo da Saúde

(1) Estilo de Vida	(2) Ambiente
(4) Tecnologia/Pesquisas/Fatores Endógenos/Biologia Humana	(3) Organização da Atenção à Saúde

Nele, são hierarquizados os fatores que afetam o nível de saúde das populações, colocando em primeiro lugar o estilo de vida seguido do "ambiente" – conceito que inclui as características naturais e aquelas construídas pela vida em sociedade; em terceiro lugar a organização dos serviços de saúde – ou sistema de saúde e, por último, num quarto setor, os fatores biológicos, endógenos e as pesquisas e tecnologias. Este modelo explica por que *a grande injeção de recursos nos cuidados de saúde não melhorou significativamente o nível de saúde dos canadenses,* abrindo a oportunidade para o desenvolvimento de uma nova estratégia na saúde: *com base na ideia de que "riscos individualmente autoimpostos" constituem o "estilo de vida" – este é um conceito que permite ligar hábitos pessoais de saúde ao estado de saúde da população.*[a] A consequência mais importante é que o esforço para elevar o nível de saúde das populações deve contar com a participação das mesmas.

Outra visão é a defendida por alguns autores da chamada **Medicina Social** de origem europeia, originada na segunda metade do século XIX e vinculada em grande parte aos movimentos socialistas que denunciaram as desigualdades sociais na saúde e doença, associadas às precárias condições de vida e trabalho, mantidas pelas condições de exploração da mão de obra no início da industrialização. Nessa perspectiva não poderia haver saúde plena nas populações enquanto predominassem sem controle os interesses capitalistas de acumulação de riquezas e de dominação dos trabalhadores. Na América Latina esta corrente desenvolveu-se muito a partir das décadas dos anos 1960 e 1970 – período que coincide com ditaduras e governos militares em vários países do continente – que catalisaram pessoas e grupos na área da saúde na luta pela redemocratização e transformação das condições de vida e trabalho da população, com avanços significativos. Todavia, estes movimentos sofreram grande refluxo após a queda do muro de Berlim (1989) e dissolução do bloco de países socialistas, perdendo em grande parte o paradigma orientador das suas ações.[b]

---

[a] Tradução livre dos autores.

[b] Ver a respeito: Borgia F et al. – ALAMES a 25 años: balance, desafios y proyección. Saúde em Debate, Rio de Janeiro. 2009;33(83):484-495.

Doenças e riscos para a saúde no século XXI

No século XX, junto com grandes transformações econômicas e políticas, ocorreram também profundas mudanças nas condições de vida das populações. O Informe da Saúde no Mundo, da Organização Mundial de Saúde, de 1999, intitulado **Fazendo a Diferença**[6] dedica o capítulo 1 a ilustrar e caracterizar a revolução na saúde no mundo no século XX com declínio da mortalidade, a transição demográfica e o crescimento da esperança de vida decorrentes da maior disponibilidade de alimentos, saneamento e melhora do nível educacional (mudança cultural). O relatório da OMS Riscos Globais para a Saúde,[7] elaborado com dados de 2004, confirma a grande mudança no padrão de causas de morbidade e mortalidade. Na Figura 3.1, extraída daquela publicação, é apresentada a transição de riscos "tradicionais" – representados pela desnutrição e condições sanitárias não seguras, em franco declínio no mundo – e a passagem para os riscos "modernos", como tabagismo, obesidade, acidentes de trânsito, vida sedentária – em ascensão.

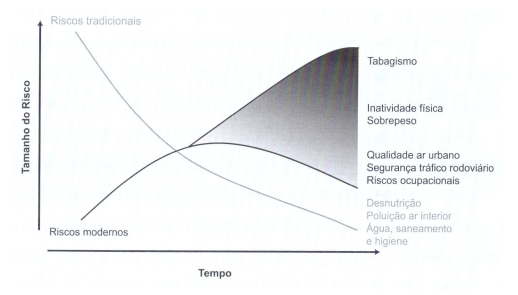

Figura 3.1 – A transição de riscos. Com o tempo os principais riscos mudam dos tradicionais (como nutrição inadequada ou água não potável e insalubridade) para os riscos modernos (como sobrepeso e obesidade). Os riscos modernos podem ter trajetórias diversas em países diferentes, em função do risco e do contexto.

Os fatores de risco não estão distribuídos igualmente entre países e regiões, apresentando diferenças significativas segundo o produto interno bruto dos países. Na Tabela 3.1 são apresentados os dez principais fatores de risco no mundo e sua distribuição em países de baixa, média e elevada renda *per capita*. Vemos que os principais fatores de risco em países de baixa renda são: desnutrição (baixo peso) na infância, hipertensão arterial, sexo não seguro, más condições sanitárias, hiperglicemia, poluição, tabagismo, sedentarismo, insuficiente amamentação e colesterol elevado.

TABELA 3.1 – Classificação dos fatores de risco selecionados: os dez fatores de risco de morte mais frequentes segundo grupos de renda, 2004

Fator de risco	Mortes (milhões)	Porcentagem do total		Fator de risco	Mortes (milhões)	Porcentagem do total
Mundo				**Países de renda baixaª**		
1 Pressão sanguínea elevada	7,5	12,8	1	Baixo peso na infância	2,0	7,8
2 Tabagismo	5,1	8,7	2	Pressão sanguínea elevada	2,0	7,5
3 Glicemia elevada	3,4	5,8	3	Sexo não seguro	1,7	6,6
4 Inatividade física	3,2	5,5	4	Higiene, saneamento e água	1,6	6,1
5 Obesidade e sobrepeso	2,8	4,8	5	Glicemia elevada	1,3	4,9
6 Colesterol elevado	2,6	4,5	6	Fumaça interior de combustíveis sólidos	1,3	4,8
7 Sexo não seguro	2,4	4,0	7	Tabagismo	1,0	3,9
8 Uso de álcool	2,3	3,8	8	Inatividade física	1,0	3,8
9 Baixo peso na infância	2,2	3,8	9	Amamentação deficiente	1,0	3,7
10 Fumaça interior combustíveis sólidos	2,0	3,3	10	Colesterol elevado	0,9	3,4
Países de renda média				**Países de renda alta**		
1 Pressão sanguínea elevada	4,2	17,2	1	Tabagismo	1,5	17,9
2 Tabagismo	2,6	10,8	2	Pressão sanguínea elevada	1,4	16,8
3 Obesidade e sobrepeso	1,6	6,7	3	Obesidade e sobrepeso	0,7	8,4

(Continua na próxima página)

(Continuação)

TABELA 3.1 – Classificação dos fatores de risco selecionados: os dez fatores de risco de morte mais frequentes segundo grupos de renda, 2004

	Fator de risco	Mortes (milhões)	Porcentagem do total		Fator de risco	Mortes (milhões)	Porcentagem do total
Países de renda média				**Países de renda alta**			
4	Inatividade física	1,6	6,6	4	Inatividade física	0,6	7,7
5	Alcoolismo	1,6	6,4	5	Glicemia elevada	0,6	7,0
6	Glicemia elevada	1,5	6,3	6	Colesterol elevado	0,5	5,8
7	Colesterol elevado	1,3	5,2	7	Baixa ingestão de frutas e verduras	0,2	2,5
8	Baixa ingestão de frutas e verduras	0,9	3,9	8	Poluição do ar urbano	0,2	2,5
9	Fumaça interior de combustíveis sólidos	0,7	2,8	9	Alcoolismo	0,1	1,6
10	Poluição do ar urbano	0,7	2,8	10	Riscos ocupacionais	0,1	1,1

Countries grouped by gross national income per capita – low income (US$ 825 or less), high income (US$ 10 066 or more).

Em países de nível de renda média, os principais fatores de risco são: hipertensão arterial, tabagismo, obesidade, sedentarismo, uso do álcool, hiperglicemia, hipercolesterolemia, baixa ingestão de frutas e verduras, ambiente poluído, poluição urbana.

Estes fatores não agem de forma direta, mas por meio de uma cadeia causal; a cadeia causal para a doença isquêmica do coração é apresentada na Figura 3.2 – onde vemos que as causas imediatas da doença isquêmica (diabetes, hipertensão e colesterol elevados) decorrem (ou estão associados) de sedentarismo, ingestão de gorduras, obesidade, tabagismo e alcoolismo; por sua vez estes fatores apresentam distribuição desigual associada a grupos etários, níveis educacionais e de renda. As setas da Figura 3.2 representam a "determinação" da sucessão de eventos e, portanto, a possibilidade de intervenção no sentido de diminuir a morbidade e mortalidade pelas ações de promoção da saúde e prevenção de fatores de doença.

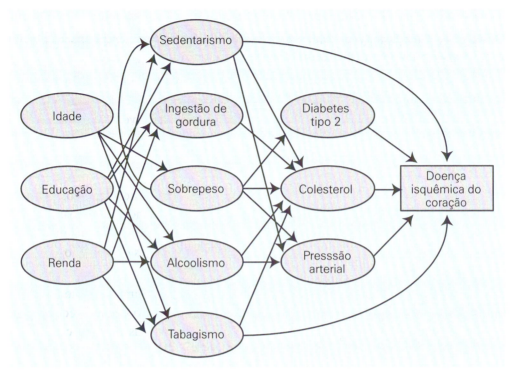

Figura 3.2 – A cadeia causal. São apresentadas as principais causas da cardiopatia isquêmica. As setas indicam algumas (não todas) das vias pelas quais essas causas interagem.

■ A determinação social das doenças

Em março de 2005, a OMS criou a Comissão sobre os Determinantes Sociais da Saúde, composta por pesquisadores e membros da sociedade civil com o objetivo de estudar e apresentar recomendações sobre como combater as desigualdades em saúde. No documento preliminar "Rumo a um Modelo Conceitual para Análise e Ação sobre os Determinantes Sociais de Saúde" de maio de 2005, "os determinantes sociais de saúde (SDH. da sigla em inglês) são definidos como as condições sociais em que as pessoas vivem e trabalham – merecendo especial atenção aquelas que podem ser modificadas". A Comissão propôs o conceito de equidade, que pode ser definida como ausência de diferenças injustas, evitáveis ou remediáveis – segundo o documento, iniquidades na saúde envolvem mais que meras desigualdades, já que algumas desigualdades na saúde – como, por exemplo, a disparidade entre a expectativa de vida de homens e mulheres – não podem ser descritas razoavelmente como injustas, e algumas não são nem evitáveis, nem remediáveis. Uma vez definido esse valor como pressuposto, a Comissão pôs-se a examinar modelos de determinantes de saúde dos quais selecionamos o primeiro que foi adotado pela Comissão Nacional de Determinantes Sociais em Saúde no Brasil.

O modelo de Dahlgren e Whitehead

A Figura 3.3 representa o modelo proposto por esses autores: os indivíduos ocupam o centro com suas características de gênero, idade e fatores genéticos. A camada seguinte representa o comportamento, hábitos e os estilos de vida. A influência da sociedade e da comunidade é demonstrada na próxima camada. "Para os grupos mais próximos do fim da escala social, compostos por pessoas que vivem em condições de extrema privação, os indicadores de organização comunitária registram uma disponibilidade menor de redes e sistemas de apoio, além de menos serviços sociais e lazer em atividades comunitárias e modelos de segurança mais frágeis. No próximo nível encontramos fatores relacionados a condições de vida e de trabalho, disponibilidade de alimentos e acesso a ambientes e serviços essenciais. Nessa camada, as pessoas em desvantagem social correm um risco diferenciado criado por condições habitacionais mais humildes, exposição a condições mais perigosas ou estressantes de trabalho, e acesso menor aos serviços".

"O último dos níveis inclui as condições econômicas, culturais e ambientais prevalentes na sociedade como um todo. Essas condições, como o estado econômico e as condições do mercado de trabalho do país, influenciam todas as outras camadas".

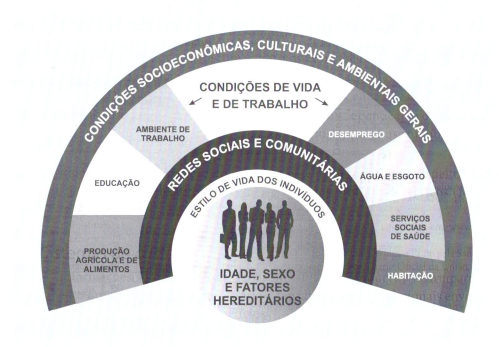

Figura 3.3 – Modelo de Dahlgren e Whitehead de determinação social das doenças.

Diferentes modelos explicativos dos DSS conduzem a diferentes *modelos de intervenção* que no geral propõem medidas para redução das desigualdades, como promover a distribuição de renda e melhorias na educação, condições de trabalho e do sistema de saúde, além do combate ao tabagismo (Stronks); fortalecimento dos indivíduos, das comunidades, melhorias do acesso a locais e serviços essenciais e mudanças culturais (Whitehead e Dahlgren); diminuição de desigualdades sociais, da exposição a fatores nocivos, da vulnerabilidade (por meio da educação) e reduzir as consequências das doenças (Diderichsen).

As recomendações podem ser sintetizadas em três princípios gerais:

1. melhorar as condições da vida quotidiana: as circunstâncias nas quais as pessoas nascem, crescem, vivem, trabalham e envelhecem;

2. combater a distribuição desigual do poder, dinheiro e recursos – os responsáveis estruturais dessas condições da vida quotidiana – global, nacional e localmente;

3. medir o problema, avaliar a ação, expandir a base de conhecimento, desenvolver uma força de trabalho treinada nos determinantes sociais da saúde, e sensibilizar a opinião pública sobre os determinantes da saúde.

As Causas Sociais das Iniquidades em Saúde no Brasil

No Brasil, a Comissão Nacional sobre Determinantes Sociais da Saúde (CNDSS)[c] foi criada por Decreto Presidencial em março de 2006 – reunindo personalidades da sociedade civil e técnicos da área da saúde – e apresentou o seu Relatório Final[d] em abril de 2008. Ao elaborar seu Relatório, a Comissão Nacional se propôs a traçar um panorama geral da saúde no Brasil e a sugerir políticas, programas e intervenções relacionados aos DSS.

A Comissão desenvolveu um diagnóstico abrangente, baseado em dados de fontes oficiais, principalmente no período de 1940 a 2000, agrupando seus resultados em sete seções, para as quais propõe o estabelecimento de políticas públicas intersetoriais que combatam os principais fatores de risco apontados e que atuem em posições diferentes na determinação da distribuição dos problemas de saúde da população brasileira.

1. Situação e tendências da evolução demográfica, social e econômica

No período de 1940 a 2000, o país sofreu forte **urbanização**, com a população urbana passando de 31% a 81%, com queda da população trabalhando no setor primário,

---

[c] http://www.determinantes.fiocruz.br/
[d] http://www.cndss.fiocruz.br/pdf/home/relatorio.pdf

crescimento do setor secundário e forte crescimento do setor terciário, que passou de 20% em 1940 para 60% em 2000.

A queda da fecundidade aliada à diminuição das taxas de mortalidade tem levado a mudanças na estrutura populacional da população, com acumulação de pessoas mais idosas e crescimento da razão de dependência. Esse fenômeno, conhecido como **transição demográfica,** tem profunda repercussão no perfil epidemiológico da população e na organização dos serviços de saúde.

Com relação ao **crescimento econômico e à distribuição de renda,** destaca que o país permanece como um dos campeões mundiais em concentração de renda, apesar de melhorias recentes associadas à estabilidade macroeconômica, valorização do salário mínimo e aos programas de transferência de renda intensificados nos últimos anos.

Ainda nessa seção, o relatório discute aspectos do desenvolvimento social como educação e saúde: o analfabetismo caiu de 56% em 1940 para 13,6 no ano 2000; a mortalidade infantil que era de 124 por mil nascidos vivos caiu para 25,1 em 2006 e a esperança de vida ao nascer, que era de 51,6 anos, aumentou para 72,4. No mesmo período a mortalidade por doenças cardiovasculares superou aquela devida às doenças infecciosas, embora com grandes diferenças regionais.

2. A estratificação socioeconômica e a saúde

A segunda seção cuida de discutir a relação entre as condições de vida e trabalho de indivíduos e grupos e o nível de saúde apresentado. Como referencial teórico, a Comissão utilizou o esquema de Diderichsen e Hallqvist (1998), apresentado abaixo.

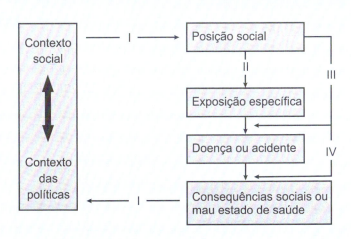

Figura 3.4 – Esquema de Diderichsen e Hallqvist.

Segundo os autores desse esquema, as condições socioeconômicas, culturais e ambientais em uma dada sociedade geram uma estratificação econômico-social dos indivíduos e grupos da população, conferindo-lhes posições sociais distintas, as quais por sua vez provocam diferenciais de saúde.

3. Condições de vida, ambiente e trabalho

"As condições materiais de vida e trabalho dos indivíduos e grupos, assim como sua vulnerabilidade aos impactos ambientais estão fortemente influenciadas pela posição social que ocupam e que pode ser definida por meio de uma série de variáveis como renda, escolaridade, gênero e outras. Estas condições de vida e trabalho e seus efeitos psicossociais constituem um dos principais mediadores através dos quais a estratificação socioeconômica influencia a situação de saúde de indivíduos ou grupos, bem como os diferenciais observados entre eles. Analisando as condições materiais de vida e trabalho dos diversos grupos sociais, pode-se, em grande parte, responder a questões fundamentais, como: Onde se originam as iniquidades em saúde entre grupos sociais? E quais são os caminhos pelos quais os determinantes sociais produzem as iniquidades em saúde?"

Para responder a essas questões os autores desenvolvem considerações acerca dos seguintes aspectos:

- alimentação e nutrição;
- saneamento básico e habitação;
- condições de emprego e trabalho;
- ambiente e saúde;
- acesso a serviços de saúde;
- acesso à informação.

4. Redes sociais, comunitárias e saúde

"As redes sociais e comunitárias, incluídas no modelo de Dahlgren e Whitehead entre os determinantes sociais da saúde, são constituintes do chamado capital social, entendido este como o conjunto das relações de solidariedade e confiança entre pessoas e grupos. Além do contato com amigos e parentes, diferentes formas de participação social, como pertencer a grupos religiosos, associações sindicais, associações de moradores e clubes de recreação também representam formas pelas quais grupos de pessoas se mantêm em contato e estabelecem vínculos sociais."

5. Comportamentos, estilos de vida e saúde

"Esta seção trata dos comportamentos e estilos de vida relacionados à saúde, que apesar de fortemente influenciados por fatores econômicos, culturais e outros, são entendidos como determinantes sociais proximais, por estarem mais próximos e passíveis de controle e modificação por parte dos indivíduos. De acordo com o Instituto Nacional do Câncer (INCA, 2006), os fatores relacionados a comportamentos e estilos de vida como tabagismo, baixo consumo de frutas, legumes e verduras e consumo de álcool são os principais fatores de risco para morte por câncer em países de baixa e média renda..."

Dieta. A dieta é considerada como um dos fatores modificáveis mais importantes para o risco de doenças e agravos não transmissíveis (DANT). De acordo com a Organização Mundial da Saúde (OMS), 80% dos casos de doenças coronarianas, 90% dos casos de diabetes tipo 2 e 30% dos casos de câncer poderiam ser evitados com mudanças factíveis nos hábitos alimentares, níveis de atividade física e uso de produtos derivados do tabaco.

Atividade física. A prática de atividade física regular reduz o risco de mortes prematuras, doenças do coração, acidente vascular cerebral, câncer de cólon e mama e diabetes tipo II. Atua na prevenção ou redução da hipertensão arterial, diminui o risco de obesidade, auxilia na prevenção ou redução da osteoporose, promove bem-estar, reduz o estresse, a ansiedade e a depressão.

Tabagismo e alcoolismo. O tabagismo é o mais importante fator de risco isolado de doenças graves e fatais, atribuindo-se ao consumo de tabaco 45% das mortes por doença coronariana, 85% das mortes por doença pulmonar obstrutiva crônica, 25% das mortes por doença cerebrovascular e 30% das mortes por câncer.

Segundo o INCA (2006), a mortalidade e a limitação da condição funcional associada ao consumo de bebidas alcoólicas superam aquelas associadas ao tabagismo. Calcula-se que, mundialmente, o álcool esteja relacionado a 3,2% de todas as mortes e a 6,2 % dos anos de vida ajustados perdidos por incapacidade (*Disabilities Adjusted Life Year* – DALY) nos países em desenvolvimento.

6. Saúde Materno-infantil

A mortalidade na infância a partir de 1990. Para os autores do Relatório, apesar dos avanços ocorridos nos últimos anos, a reprodução de estruturas sociais onde a pobreza é predominante continua tendo fortes impactos nas condições de vida e de saúde das crianças, refletindo-se nos indicadores de mortalidade infantil e na infância, que permanecem elevados apesar da tendência de declínio observada nos anos mais recentes.

As desigualdades educacionais e de renda na mortalidade na infância. Com relação à saúde materno-infantil, o estudo considera importante a educação da mãe na determinação da redução dos índices de mortalidade infantil. Além desse, outros temas são levantados pelo Relatório, como: o baixo peso ao nascer e nascimentos pré-termo; amamentação; estado nutricional; deficiências de micronutrientes; morbidade; desenvolvimento cognitivo; acesso, utilização e cobertura de serviços e programas de saúde; mortalidade; avaliação de programas e intervenções para superação de iniquidades em saúde infantil; bolsa-família; programa de saúde da família; pastoral da criança e outros.

7. Saúde indígena

O quadro de saúde dos povos indígenas é bastante complexo e dinâmico e vem sofrendo novos desafios que dizem respeito ao avanço das doenças crônico-degenerativas, da contaminação ambiental, da crescente urbanização e das dificuldades na sustentabilidade alimentar, entre outros.

■ A crítica ao enfoque dos Determinantes Sociais da Saúde

A publicação do Relatório da Comissão Nacional sobre os Determinantes Sociais da Saúde (2008) e do Relatório Final da Comissão para os Determinantes Sociais da Saúde da OMS – Redução das Desigualdades no Período de uma Geração[e] (2010) desencadeou uma série de críticas, principalmente sobre aspectos conceituais e metodológicos, como os de Oliva; Escudero e Carmona (2008) citados por Nogueira:

A postura de reunir evidências sobre os fatores sociais que criam as desigualdades em saúde tem as limitações do paradigma dominante na epidemiologia e saúde pública, na medida em que fragmenta a realidade em fatores, presumindo que mantêm sua capacidade explicativa e que estão sempre sujeitos a mudanças.

Os determinantes sociais, ao serem convertidos em fatores, perdem sua dimensão de processos sócio-históricos, expressão de formas específicas de relações entre as pessoas e destas com a natureza, e facilita sua simplificação ao serem entendidos e expressos como fatores de risco, escolhas inadequadas de estilos de vida, etc.

Ao criticar a perspectiva reducionista dos determinantes sociais, Nogueira[f] lembra que em todo(s) o(s) documento(s) não se explicita o que exatamente significa "determinantes sociais da saúde" e lembra Raphael.[g]

Determinantes sociais da saúde são condições sociais e econômicas que influenciam a saúde dos indivíduos, das comunidades e jurisdições como um todo. Determinantes sociais da saúde determinam também se os indivíduos se mantêm sãos ou se tornam enfermos (uma definição estreita de saúde). Determinantes sociais da saúde também determinam a extensão em relação à qual uma pessoa possui os recursos físicos, sociais e pessoais para identificar e alcançar aspirações, satisfazer necessidades e lidar com o ambiente (uma definição mais ampla de saúde). Determinantes sociais da

---

[e] http://whqlibdoc.who.int/publications/2010/9789248563706_por.pdf

[f] Nogueira RP. Determinantes, determinação e determinismo sociais – Saúde em Debate, Rio de Janeiro. 2009;33(83):397-406.

[g] Raphael D. Social determinants of health – Canadian Perspectives. Toronto: Canadian Scholars Press Inc.; 2004.

saúde relacionam-se com a quantidade e qualidade de uma variedade de recursos que uma sociedade torna disponível aos seus membros (Raphael, 2004).

No livro citado, refere trabalho realizado na Conferência de 2002 da York University sobre os Determinantes Sociais da Saúde, onde se estabeleceram os critérios para a seleção dos determinantes sociais – consistência com a literatura de saúde, com o entendimento acerca dos fatores que afetam a saúde; atualidade e relevância; e alinhamento com gestores e valores de cidadania. Com esses critérios, selecionaram 11 determinantes sociais da saúde no Canadá: a vida na infância, educação, condições de emprego e trabalho, segurança alimentar, serviços de saúde, habitação, a renda e a sua distribuição, redes sociais de apoio, exclusão social, desemprego e seguridade no trabalho. Nogueira conclui dizendo que "a abordagem (de Raphael) contrasta com o enfoque tradicional de risco, pelo qual se dá ênfase a fatores biomédicos e comportamentais tais como colesterol, obesidade, exercícios físicos, dieta e tabagismo".

■ Bibliografia consultada

- García JC. Medicina e Sociedade: as Correntes de Pensamento no Campo da Saúde. In: Nunes ED. Medicina Social – aspectos históricos e teóricos. São Paulo: Global editora; 1983.
- Lalonde M. A New Perspective on the Health of Canadians. A working document, - Ottawa, Canada: Government of Canada;1981.
- Laprega MR. Processo Saúde-Doença e Níveis de Prevenção in Fundamentos de Epidemiologia. 2ª ed. Barueri, SP: Manole; 2011.
- Laurell AC. A Saúde-Doença como Processo Social. In: Nunes ED. Medicina Social – aspectos históricos e teóricos. São Paulo: Global editora; 1983.
- McKeown T, Lowe CR. Efecto de La disminución de la tasa de mortalidad en los problemas médicos. In: Introducción a la Medicina Social. México: Siglo Veintiuno Editores; 1981 (tradução primeira edição inglês 1966).
- Oliva LA, Escudero JC, Carmona LD. Los determinants socials de la salud. Una perspectiva desde el Taller Latinoamericano de Determinantes Sociales de la Salud, ALAMES. Medicina Social. Nov. 2008;3(4). In: Nogueira RP. Determinantes, determinação e determinismo sociais. Saúde em Debate, Rio de Janeiro. 2009;33(83):397-406.
- World Health Organization. Global Health Risks – Mortality and burden of disease attributable to major selected risks. Geneva, Switzerland:WHO Press; 2009. Disponível em: http://www.who.int/healthinfo/global_burden_disease/global_health_risks/en/index.html. Acessado em: 29/08/2011.
- World Health Organization. Health and Development in the 20th century. In: World Health Report; 1999.

4

População e serviços de saúde – as necessidades, a demanda e a utilização de serviços

Juan Stuardo Yazlle Rocha

Maria do Carmo Gullacci Guimarães Caccia-Bava

Resumo

O capítulo trata do processo social de percepção das necessidades de saúde, sua conversão em demanda de atenção ou cuidados e a utilização de serviços de assistência à saúde. Neste processo participam profissionais da área da saúde, órgãos públicos ou privados voltados à assistência à população e as regras ou diretrizes que regem a organização e o desenvolvimento das ações de saúde. Vários aspectos da relação entre a população e os serviços de saúde no Brasil encontram-se ilustrados nas pesquisas nacionais por amostragem de domicílios (PNAD) periodicamente realizadas pelo IBGE.

Profissionais da saúde realizam muitas atividades: consultam, operam, prescrevem, fazem exames e procedimentos, etc., em pessoas doentes, sadias, ex-doentes e, por vezes, em pessoas que já morreram ou ainda não nasceram. Estas atividades se desenvolvem na maioria das vezes em instituições de caráter público ou privado e com elas interage um amplo conjunto de outros setores "associados" à saúde: a indústria farmacêutica, de equipamentos e instrumentos, etc. e, naturalmente, as escolas formadoras da mão de obra que opera na área. A complexidade do setor é fruto do desenvolvimento científico e tecnológico, sem dúvida, mas também do reconhecimento da relevância social das ações da saúde, reconhecimento que impulsiona, inclusive, as pesquisas e os investimentos no setor.

Nesse conjunto complexo, podemos reconhecer uma estrutura e organização das instituições e serviços, isto é, a saúde se dispõe de forma a cumprir determinadas metas e objetivos socialmente definidos que se estendem além da área da saúde como é tradicionalmente conhecida. Assim, Freeman & Moran (2000) apontam para três dimensões da saúde: a saúde como proteção social (*welfare dimension*), que é sua missão social tradicional; a saúde como poder político – consequência da transformação da saúde em questão social, e a saúde como mercado econômico (*industrial dimension*), derivada do desenvolvimento científico tecnológico.

No Brasil, a Constituição Federal de 1988 prescreveu, no Art. 196: *A saúde é direito de todos e dever do Estado, garantida mediante políticas sociais e econômicas que visem à redução do risco de doença e de outros agravos e do acesso universal e igualitário às ações e serviços para sua promoção, proteção e recuperação.*

A Constituição incorporou o conceito do direito à saúde e o acesso amplo às **ações de saúde** como direito dos cidadãos brasileiros; as ações citadas vão muito além do cuidado aos doentes – isto é, o *diagnóstico* precoce e o *tratamento* – para que eles recuperem a saúde, mas procura atender às necessidades da saúde, no sentido de aumentá-la – *promoção* da saúde – como ocorre no caso da assistência à gestante; ou de *prevenir* doenças – proteção específica – como os esquemas de vacinação no primeiro ano de vida; ou de recuperar a capacidade daqueles que sofreram traumas ou doenças no passado – *reabilitação* – como os programas para hansenianos.

Além disto, há ações de saúde que não se dirigem a pessoas, mas ao ambiente (saneamento) ou a condições de vida ou inspeção de produtos (vigilância sanitária) e que por isso não são incluídas no conceito de atenção à saúde, embora sejam de muita importância para ela. Esse conjunto amplo de ações, simultaneamente oferecidas à comunidade, corresponde ao conceito de **saúde integral**, ou seja, um modelo que cuida da saúde em todos os seus aspectos.

Embora este conceito tenha sido desenvolvido em meados do século XX, somente com a Reforma Sanitária inserida na Constituição Federal de 1988 se criaram as condições necessárias para sua implantação, ao unificar o Ministério da Saúde – que cuidava da promoção da saúde e proteção específica, além das ações de saneamento e vigilância epidemiológica – com o Instituto Nacional de Assistência Médica da Previdência Social – INAMPS – que cuidava da assistência curativa, individual – resultando no **Sistema Único de Saúde (SUS)**.

O conceito da saúde integral considera as necessidades de saúde de pessoas ou de cidades, ainda que estas não estejam conscientes desse fato. Neste texto, discutiremos principalmente o processo da atenção à saúde a pessoas e seus familiares.

O processo de assistência começa quando uma pessoa, ou seu responsável, sente ou suspeita que esteja acometido por um "problema" de saúde. Geralmente a dúvida é dirimida conversando com pessoas mais experientes, familiares e/ou vizinhos, que já viveram situações semelhantes, com os quais se toma a decisão a seguir: contemporizar, tentar tratamento caseiro, automedicação, etc. Entre nós, é costume que as pessoas só procurem (demandem) os serviços de saúde quando a doença lhes impede de continuar com suas atividades rotineiras de vida; assim, diz-se que doença é aquilo que atrapalha o modo de viver.

É nesse momento que as pessoas se conscientizam da própria necessidade de procurar assistência. O problema é que nesse momento, geralmente, a doença já progrediu muito, pode ter-se complicado, será mais difícil de controlar e reverter e, sobretudo, resultará mais custosa. Por isso sistemas de saúde modernos procuram antecipar-se ao desenvolvimento da doença criando "necessidades induzidas" que abrem oportunidades de agir no controle da saúde, na sua promoção ou proteção diante de riscos e no diagnóstico precoce e tratamento adequado, quando a enfermidade ainda está se iniciando. Esta é a necessidade de fazer pré-natal, puericultura, exames de saúde de ingresso à escola, ao trabalho, etc., que tecnicamente caracterizaríamos como demanda induzida. Em outros casos a saúde conseguiu incorporar à cultura da população certas práticas que se provaram eficazes, como a vacinação de crianças, antes rejeitada, e que hoje é necessidade de saúde valorizada pela população e espontaneamente reclamada se ausente.

Até agora consideramos as necessidades de assistência do ponto de vista técnico-científico dos profissionais da saúde. Entretanto, devemos lembrar que a população e os pacientes, possuem outra percepção da necessidade – é a forma subjetiva de sentir a própria vida que o profissional de saúde deve respeitar, tentar compreender e trabalhar.

Devemos lembrar que os indivíduos e os familiares que comparecem a um serviço de saúde não são apenas usuários do mesmo. São os financiadores da saúde, são agentes sociais que podem participar da avaliação e decisões no setor; são cidadãos com direito a dignidade, privacidade, a participar do próprio processo de tratamento, a assistência oportuna em ambiente adequado e escolher entre prestadores de serviços.

Embora as autoridades de saúde procurem desenvolver uma adequada cultura de saúde na população, para o benefício de todos é frequente o profissional se deparar com demandas que podem parecer exageradas ou descabidas; muitas vezes elas são induzidas a partir de setores ou prestadores que possuem interesses econômicos na venda ou no consumo dos seus produtos ou serviços e, desta forma "mercantilizam" a saúde. Ao divulgar as vantagens dos seus produtos ou serviços em meios de comunicação de massas, "criam necessidades" de consumo em benefício próprio (e prejuízo de quem tiver de custear tais "novidades"). Outras vezes é o próprio cidadão que, por razões subjetivas, como temores, indisposição ou mal-estar, quem "sente" a necessidade de certificar-se não ser portador de patologia maligna, afecção grave, etc.

Copiar costumes ou procedimentos adotados em outros países também pode provocar demandas locais específicas: há algum tempo a imprensa leiga divulgou que em certas cidades da costa oeste norte-americana, mulheres com certo risco para neoplasias (casos com antecedentes de parentes com câncer) estavam solicitando cirurgias "profiláticas" como mastectomias, ooforectomias, etc. Esse tipo de demanda, sem necessidade ou ilegítima do ponto de vista técnico, pode ser perfeitamente justificável do ponto de vista da população, já que é diferente a perspectiva do comportamento de ambos no processo assistencial. Cabe ao profissional esclarecer o paciente acerca dos perigos de exames invasivos, desnecessários, ou "tratamentos" que não são totalmente inócuos.

Nem todas as pessoas que se sentem doentes ou têm necessidade de assistência chegam a ser atendidas – isto é, **utilizam ou consomem assistência** – em serviços de saúde; muitas vezes as pessoas desistem diante da falta de vagas, longa espera ou pelo custo que terão que pagar pelo serviço desejado; é sabido que a existência de serviços – **oferta** – leva ao aumento da procura por assistência, assim como a escassez inibe a demanda. Assim, o desejável seria ter recursos adequados para atender à demanda, mas sem estimulá-la demasiada ou desnecessariamente.

Se pessoas de renda elevada não têm demanda reprimida na medida em que podem pagar pelos serviços que desejam, não se pode dizer o mesmo das pessoas de baixa renda; se estas têm acesso a serviços básicos, como consultas em unidades básicas de saúde, todavia sofrem grande frustração nas suas demandas por assistência especializada ou de nível terciário. Assim, a assistência à saúde no Brasil não oferece igualmente oportunidades de acesso aos serviços de saúde segundo as necessidades da população, ou seja, na saúde não existe a *equidade* que a Constituição prescreve.

A iniquidade na atenção à saúde é entendida como as diferenças injustas e/ou evitáveis no acesso aos serviços ou ao tratamento adequado (Whitehead, 1992). Temos então que pessoas de faixa de renda mais elevada apresentam maior nível de consumo de serviços, quando medido em número de consultas, exames, hospitalizações, etc., embora tenham índices menores de morbidade. Ao contrário, pessoas de baixa renda apresentam baixo consumo de serviços de saúde embora tenham maior incidência de doenças.

Esse modelo perverso, que persiste ainda em países desenvolvidos, depende muito do tipo de relação entre o público e o privado na saúde, sendo mais grave quando há espaço para a produção e distribuição mercantilizada de serviços, situação que as políticas públicas não conseguem compensar. Como descrito por Donabedian (1990), o processo assistencial não se dá num vazio, mas dentro de um duplo contexto: sociocultural e dentro das estruturas e organização dos sistemas de serviços de saúde. O esquema da página seguinte, extraído de Donabedian (1990), representa um modelo do processo de atenção à saúde.

Ao analisar a assistência à saúde a uma população, devemos considerar que: as necessidades de assistência à saúde não se definem tecnicamente apenas; há necessidades de saúde que não chegam a ser reconhecidas como tais; muitas necessidades de assistência (reconhecidas) procuram ser atendidas em grupos sociais de apoio, como a família, vizinhos mais experientes, farmacêuticos e até curandeiros e benzedores – não chegando num primeiro momento a demandar cuidados nos serviços de saúde; muitos dos que demandam serviços não conseguem assistência imediata – devem enfrentar triagem social e, se não têm direito ao plano de saúde, são encaminhados a outro lugar ou devem retornar em data futura – muitas vezes ocasionando a desistência do atendimento pelo paciente ou da sua família; nem todos que utilizam ou consomem os serviços têm a real necessidade dos mesmos.

Uma vez dentro do processo de assistência, a pessoa assume o papel de **paciente**, o que significa reconhecer a sua carência e seguir as prescrições, em troca do que, espera, terá restituída a sua saúde. O serviço de saúde pode detectar que o problema de uma pessoa requer de maiores recursos (humanos ou tecnológicos), caso este em que o paciente será encaminhado ao nível assistencial correspondente à sua necessidade: serviço especializado, hospital, hospital regional, etc. (Figura 4.1). Terminado o processo, como avaliar o resultado? No caso dos doentes, especialmente de casos agudos, espera-se a cura do paciente, isto é, a volta ao estado de saúde; no caso de não doentes, a superação da necessidade: a gestante que deu à luz seu filho, etc. Entretanto, em grande número de casos ocorre que a pessoa continuará a ser portadora de uma necessidade, como uma doença em fase subclínica, a qual deverá ser mantida sob controle para evitar agravos maiores: pressão arterial acima do limite considerado normal, por exemplo.

Em todos os casos, *espera-se que a assistência modifique ou controle para melhor a necessidade que motivou a procura da assistência*. Em outras palavras: a doença ou o problema teria um tipo de evolução (história natural) que se espera cortar ou modificar com o processo assistencial. Ou seja, a cura não é a única medida do resultado da assistência, mesmo porque muitos problemas de saúde se resolvem espontaneamente: gripes e resfriados, por exemplo; nestes casos, a assistência visa evitar complicações e aliviar as consequências do estado viral, mas a cura virá espontaneamente com o esgotamento do quadro infeccioso.

No caso da assistência pré-natal ou de puericultura, embora se trate de pessoas sadias, o objetivo do trabalho assistencial é manter e elevar o nível de saúde e procurar afastar os riscos de doenças; por isso, às vezes é difícil convencer a população do quanto ela ganha com esse tipo de assistência. Para sorte da população e da medicina, a grande maioria dos "problemas" de saúde são afecções menores e/ou estados que se resolvem espontaneamente e/ou carecem de cuidados simples. Embora simples, estes cuidados são muito importantes porque a ausência deles leva a problemas e complicações muito maiores: exemplo disto são os esquemas de alimentação infantil. Naturalmente as necessidades de assistência estão associadas às condições de vida e trabalho e, indiretamente, ao sexo, ao grupo etário, à cor e ao grau de instrução, apresentando ainda grandes variações entre Regiões e Estados no País.

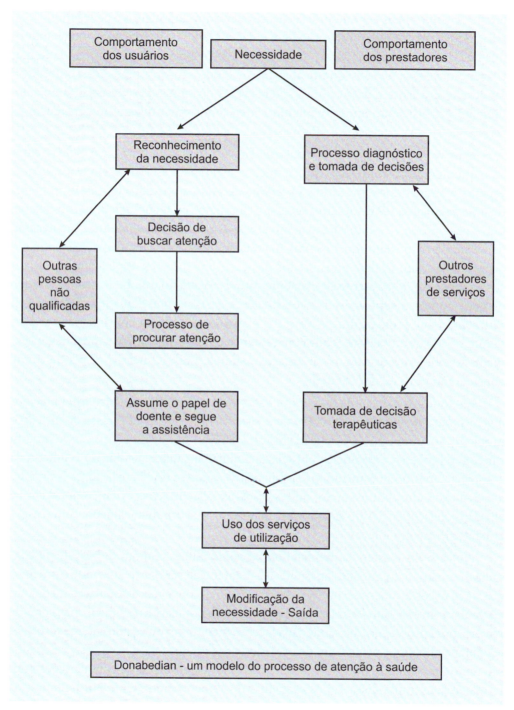

Figura 4.1 – Modelo de processo de atenção à saúde.

POPULAÇÃO E SERVIÇOS DE SAÚDE – AS NECESSIDADES, A DEMANDA E A UTILIZAÇÃO DE SERVIÇOS

■ A população, os serviços

A Pesquisa Nacional de Saúde, realizada com a Pesquisa Nacional por Amostra por Domicílios, PNAD, de 2013 (IBGE), publicou seus resultados em 2015 – e encontra-se disponível na *web*. Foram estudados 81.254 domicílios, levantando a proporção de pessoas que procuraram atendimento de saúde, os que consultaram médico, os que não conseguiram atendimento, os que possuíam plano de saúde, os que estavam cadastrados em unidades de saúde da família, os que possuíam agua canalizada, rede de esgoto, as condições de saúde – pessoas com diabetes, hipertensão, depressão e os que tinham utilizado serviços de saúde no ano anterior, incluindo internações e consultas nas 2 últimas semanas. Os dados eram registrados em computadores de mão – PDA – pela primeira vez no país. Alguns indicadores gerais são apresentados na Tabela 4.1.

Tabela 4.1 – Alguns indicadores gerais da Pesquisa Nacional por Amostra de Domicílios

Condição	Brasil	Variação
Domicílios com água canalizada	93,7	83,1–99,1
Esgoto sanitário ou pluvial	60,9	15,5–86,3
Com cadastro em USF	53,4	46,0–64,7
% pessoas com plano de saúde	27,9	13,3–36,9
% procuraram atendimento saúde	15,3	10,1–12,9
% consultaram médico (12 meses)	71,2	61,4–76,8

Fonte: Pesquisa Nacional de Saúde 2013 - IBGE

Enquanto os domicílios com serviço de água atendem à grande maioria das residências, o mesmo não acontece com a rede de esgotos; pouco mais da metade dos domicílios possuíam cadastro em Unidade de Saúde da Família em 2013 e apenas 1/4 das pessoas possuíam plano de saúde. Em torno de 15% procuraram atendimento de saúde nas 2 semanas anteriores à entrevista e 71% consultaram médico nos 12 meses anteriores – e 95,3% conseguiram atendimento na primeira vez que procuraram assistência. Seis por cento das pessoas incluídas na amostra (12,1 milhões) foram internadas nos últimos 12 meses, sendo que 65,7% das vezes ocorreram pelo SUS.

Como pode ser visto na Figura 4.2, a proporção de pessoas que possuíam plano de saúde médico ou odontológico varia pouco com o avanço da idade, mas apresenta diferenças maiores segundo o nível de instrução do cidadão – destacando a desigualdade social revelada pela educação – variando de 16,4 % entre aqueles sem instrução até 68,8% entre os que possuíam instrução completa de nível superior.

55

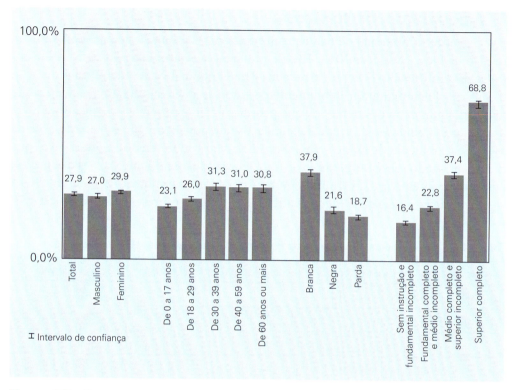

Figura 4.2 – Proporção de pessoas que tinham algum plano de saúde, médico ou odontológico, na população residente, com indicação do intervalo de confiança de 95% segundo o sexo, os grupos de idade, a cor ou a raça e o nível de instrução – Brasil – 2013.

Na Figura 4.3, é apresentada a proporção de pessoas estudadas que deixaram de realizar atividades habituais por motivo de saúde durante as 2 semanas anteriores à entrevista da pesquisa; como já é conhecido, mulheres são acometidas por problemas de saúde com maior frequência do que homens, a proporção de acometidos aumenta com a idade e é mais frequente em pessoas sem instrução – certamente pelas condições associadas ao nível de vida e trabalho.

Esse conjunto de etapas, processos e serviços é que ilustra o modelo assistencial do país; ele deveria ser suficiente, racionalizado e adequado para poder garantir o direito à saúde. Entendido o processo assistencial desse modo, ainda que introdutória, podemos pensar na organização da assistência à saúde para uma população qualquer, utilizando coeficientes e índices de eventos vitais. Investigações epidemiológicas e de atenção à saúde permitem que façamos projeções como: número esperado de nascimentos, número de consultas, número e tipo de exames, total de óbitos esperados segundo causas, total de acidentes/ano, número de internações de urgência, número de

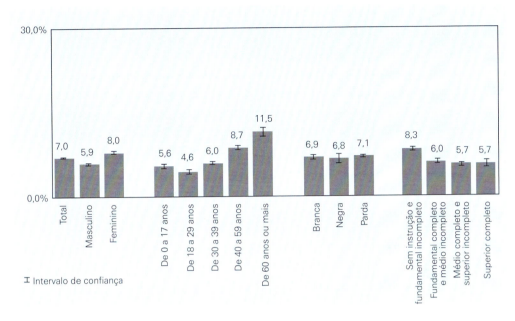

Figura 4.3 – Proporção de pessoas que deixaram de realizar atividades habituais por motivo de saúde no período de referência das duas últimas semanas com indicação do intervalo de confiança de 95% segundo o sexo, os grupos de idade, a cor ou a raça e o nível de instrução – Brasil – 2013.

Fonte: IBGE, Diretoria de Pesquisas, Coordenação de Trabalho e Rendimento. Pesquisa Nacional de Saúde 2013.

cirurgias, etc., e criar modelos de ocorrências e custos na atenção à saúde de uma dada população – como será visto em capítulo especial.

Todas as sociedades enfrentam a questão de oferecer assistência ou proteção aos seus cidadãos diante das suas necessidades e problemas de saúde, com os recursos de que dispõem. Em outras palavras, a mesma sociedade que produz a riqueza (recursos) produz também os problemas – uma serie de situações que impedem o desenvolvimento do nível de saúde ou criam agravos à saúde das pessoas. Os profissionais da saúde vivenciam esta questão desde ambos os lados: devem dar conta das doenças e dos problemas de saúde – muito mais frequentes do que o desejável – com os recursos para a assistência disponíveis que nunca são suficientes para, ao mesmo tempo, atender à toda a população e remunerar dignamente os trabalhadores do setor.

A ex-Diretora Geral da OMS, Dra Gro Harlem Brundtland, no Relatório da Saúde no Mundo, de 1999, expressou isso ao propor um novo universalismo: nenhum país do mundo tem condições de pagar toda a assistência a toda a população por todo o tempo. Esta é uma situação nova para os países desenvolvidos que nos anos 1960 e 1970 construíram sistemas de saúde que atendiam com tudo a todos; hoje eles percebem que, por causa da grande elevação dos custos e o prolongamento da esperança de vida das populações, isso não é mais possível.

O volume dos serviços assistenciais necessários guarda relação com a composição etária e o sexo, bem como com o nível de saúde existente numa comunidade. Guarda relação também com a cultura e o padrão das práticas assistenciais prevalentes nessa sociedade hipotética. De outro lado, a determinação da remuneração à assistência depende dos recursos disponíveis (riqueza) e da carga social das doenças e dos agravos; elevar a remuneração a um nível desejável implica muitas vezes em aumentar o custeio – restringindo os grupos de população que podem suportar esse nível de despesas. O financiamento da saúde e os custos são discutidos mais detalhadamente em outros capítulos.

Na Figura 4.4, é apresentado um instrumento, utilizado pelas equipes de Saúde da Família, destinado a classificar as famílias segundo o nível de risco e de necessidades de assistência por profissionais e/ou serviços. As famílias classificadas na faixa superior (fundo escuro/vermelho) e médio (fundo semiescuro/amarelo) apresentam condições e problemas que requerem nível mais elevado de assistência, com visitas mais frequentes; as famílias classificadas na faixa de fundo claro/verde, por não apresentarem maiores problemas, recebem na rotina uma visita mensal de supervisão da saúde.

INSTRUMENTO DE CLASSIFICAÇÃO
DE RISCO/VULNERABILIDADE FAMILIAR

Vieira EM et al. Classification of Families According to their needs; strategy for managing health inequalities. Anais 16° Word Congress of Family Doctors 13-17/ maio/ 2001 Durban – África do Sul. Modificado por equipe Núcleo de Saúde da Família 6- FMRP-USP, a partir das escalas de Coelho e da UFES, Ribeirão Preto.
CLASSIFICAÇÃO DE RISCO E VULNERABILIDADE DE FAMÍLIAS NO ÂMBITO DA ATENÇÃO PRIMÁRIA À SAÚDE. Publicado nos Anais do II Congresso Íbero-Americano de Epidemiologia e Saúde Pública. Santiago de Compostela, 2015.

- Hepatite B ou C sem acompanhamento
- Idoso solitário
- Idoso acamado
- Infarto agudo do miocárdio < 2 anos
- Obesidade (IMC > 40)
- Pessoas com câncer
- Pobreza extrema (PC < $70 IBGE)
- Problemas mentais graves
- Violência doméstica, abuso sexual (incluindo suspeita)
- Problemas cardíacos (próteses, cirurgias)
- Etilista grave (uso diário)
- Tabagista grave (> 1 maço/dia)
- Usuário de drogas ilícitas (ativo ou abstêmio < 2 anos)
- Tabagismo + problemas respiratórios (DPOC – enfisema, asma ou uso de O2 domiciliar)
- Uso de polifarmácia (> 5 medicamentos)
- Adolescente sem acompanhamento
- Ocorrência de óbito na família nuclear < 6 meses

- Acidente vascular cerebral < 2 anos ou com sequela
- Baixas condições econômicas (IBGE)
- Bebês < 1 ano sem acompanhamento
- Esclerose múltipla
- Pessoas em idade escolar sem escola
- Grande cirurgia < 6 meses
- Diabetes c/ complicação (amputação, retinopatia, hemodiálise)
- Doenças graves descontroladasou descompensadas
- Gestação de alto risco
- Gestação com acompanhamento irregular
- ou sem acompanhamento
- Hipertensão com lesão de órgão-alvo
- HIV sem acompanhamento
- Abortamento < 6 meses
- Baixa escolaridade materna (fundamental incompleto)

- Deficiente físico sem comprometimento AVD
- Condições graves controladas ou leves descontroladas:
  - Diabetes controlada = rotina em dia + hemoglobina glicada < 7
  - Depressão leve = diagnóstico + mantém as AVD
  - Epilepsia
  - Gastrite
  - Gestante em acompanhamento
  - Hipertensão controlada
  - HIV com acompanhamento
  - Problemas circulatórios
  - Problemas na coluna
  - Problemas respiratórios
  - Problemas neurológicos
  - Problemas ginecológicos
  - Problemas hematológicos

  - Problemas endócrinos
  - Osteoporose
  - Alergias medicamentosas ou por picadas de animais
  - Etilista (AUDIT > 8)
  - Tabagista (até 1 maço/dia)
  - Problemas articulares
  - Patologia prostática
  - Doença reumatoide
  - Menores de 2 anos ou adolescentes c/ acompanhamento
- Desempregados (1 ou + membros da família)
- Rupturas nas relações familiares a esclarecer
- Vínculos familiares a esclarecer
- Aposentadoria na família nuclear < 6 meses
- Saída prolongada de elementos que coabitavam o núcleo familiar

Família mantendo acompanhamento de rotina na unidade para ações de prevenção de doença e promoção da saúde

Figura 4.4 – Instrumento de classificação das famílias segundo o nível de risco e de necessidades de assistência por profissionais e/ou serviços.

Bibliografia consultada

- Brasil. IBGE – PNAD 2013, Pesquisa Nacional de Saúde, 2015.
- Donabedian A. Cándido en el país de la investigación en servicios de salud, in: Frenk J (Org.) Salud: de la investigación a la acción. México: Edit. Fondo de Cultura Económica; 1990.
- Freeman R & Moran M. A Saúde na Europa. In: Negri B & Viana ALD. O Sistema Único de Saúde em dez anos de desafio. São Paulo: Sobravime. Cealag; 2002.
- Whitehead M. The Concepts and principles of equity and health. Int J Health Serv. 1992;22(3):429-45.
- Whitehead M. The health divide. In: Townsend P, Whitehead M, Davidson N, eds. Inequalities in Health: The Black Report and the Health Divide. London: Penguin; 1992.

DISCUTA

- Temos no Brasil um modelo integral de assistência à saúde?
- Você considera exageradas as necessidades de saúde da população?
- Você conhece pessoas com risco à saúde alto e médio?
- Você conhece famílias com duas ou mais pessoas portadoras de risco à saúde?
- Como descobrir se há demanda assistencial reprimida?
- Como balancear a oferta de recursos e a demanda?
- Onde há maior e menor equidade na assistência no Brasil?
- Como equacionar a assistência às necessidades com a conhecida escassez de recursos?

5

Regionalização e redes de atenção à saúde

Janise Braga Barros Ferreira
Lucieli Dias Pedreschi Chaves
Fernanda Bergamini Vicentine

■ Introdução

A discussão sobre a regionalização da saúde no contexto da política de saúde pública brasileira tem relevância, pois esta é uma das principais estratégias adotadas para a consolidação da descentralização da saúde e para se atingir os princípios basilares da integralidade e da equidade, assinalados na atual Constituição Federal do Brasil, no que se refere à saúde.

Este capítulo tem como objetivo abordar aspectos da regionalização da saúde no Sistema Único de Saúde (SUS), recuperando algumas características históricas, organizativas e de gestão, colocando em evidência a proposta de construção da rede regionalizada de atenção à saúde.

Para tanto, inicialmente, o capítulo retoma, de forma breve, conceitos clássicos de regionalização da saúde, recupera historicamente a regionalização nas normativas do SUS que direcionaram este processo até a atual orientação traduzida pelo Decreto 7.508/2011. Destaca-se a proposta da regionalização solidária e cooperativa, a formação da rede regionalizada de atenção à saúde, seus mecanismos de regulação e, por fim, o seu modelo de gestão.

■ O conceito de regionalização da saúde

A palavra região vem do latim *regione* e significa "considerável extensão de território com características evidentes que o distinguem de outros territórios próximos" (Dicionário Michaelis). Do ponto de vista da geografia, refere-se a uma porção de território que possui características dominantes, naturais, históricas, sociais, econômicas e culturais, homogêneas e diferentes das áreas situadas ao seu redor, o que lhe confere particular identidade e permite seu estudo em separado (Tamdjian & Mendes, 2008).

O campo da saúde incorporou as noções advindas da geografia aliadas aos seus conteúdos próprios, adotando a regionalização como uma estratégia da descentralização em saúde, na perspectiva de se atender integralmente e equitativamente às necessidades de saúde de uma população.

Dawson, em 1920, propôs um dos principais conceitos de regionalização da saúde, que foi retomado por Gil (1995), reconhecido como a forma de coordenar os aspectos preventivos e terapêuticos em uma zona específica.

Somers & Somers (1977 *apud* Artmann e Rivera, 2005) conceituaram regionalização da saúde como:

> um sistema formal de alocação de recursos com uma apropriada distribuição geográfica das instalações de saúde, dos recursos humanos e programas, de forma que as diferentes atividades profissionais cubram todo o espectro da atenção primária, secundária, terciária e de longa permanência, com todos os acordos, conexões e mecanismos de referência necessários, estabelecidos para integrar vários níveis e instituições em um conjunto coerente e capaz de servir a todas as necessidades dos pacientes, dentro de uma base populacional definida.

Para Ferreira e cols. (2011), a regionalização pode ser "compreendida como uma ferramenta de gestão na organização do sistema de saúde e também como medida de racionalização na assistência ou prestação dos cuidados de saúde".

Nota-se que os conceitos de regionalização apresentados consideram aspectos da dinâmica do espaço geográfico, uma base populacional, diferentes articulações de recursos, ações de saúde e instituições, definição de pontos de atenção (primário, secundário e terciário), busca da racionalização e de efetividade da gestão, no atendimento às necessidades de saúde, ou seja, complementarmente os conceitos evidenciam a amplitude do conceito de regionalização da saúde para algo além da proximidade territorial.

Nesse contexto, Novaes e Nir (1987) apontam alguns itens importantes para a implantação da regionalização da saúde: informação demográfica e epidemiológica da população; levantamento atualizado dos serviços existentes; informação sobre a utilização dos recursos; consenso comunitário sobre prioridades; pleno conhecimento das informações sobre acessibilidade aos prestadores de serviços para sanar as deficiências; discussão sobre a relação entre os profissionais da saúde e as oportunidades de emprego e o estabelecimento de novos mecanismos de cooperação intersetorial para o planejamento conjunto, o controle da qualidade e monitoramento dos serviços.

A regionalização da saúde nas normativas do SUS: breve histórico

O reordenamento dos serviços e ações de saúde foi estabelecido por diretrizes políticas da Constituição de 1988, na qual se garantiu a saúde como um direito e ampliou a cobertura do sistema para toda a população brasileira, sendo que essa expansão levou à necessidade reorganização do sistema. Posteriormente, pela Lei 8.080 – Lei Orgânica da Saúde (LOS), em conjunto com as Normas Operacionais – que se direcionou a implantação do SUS, definindo competências e condições necessárias para que as três esferas de governo assumissem suas respectivas atribuições no processo de estruturação do sistema.

As medidas propostas pelas Normas Operacionais Básicas (NOB) 1991, 1993 e 1996 desencadearam um processo de descentralização intenso, transferindo responsabilidades e recursos especialmente para os municípios, com vistas à operacionalização do SUS, ficando a regionalização relegada a um plano secundário. Entretanto, a municipalização, estratégia adotada para descentralização da gestão do sistema, fez emergir situações problemáticas, tais como a complexa estrutura político-administrativa nos diferentes níveis de governo; a multiplicidade de condições estruturais, organizacionais e administrativas em estados e municípios; as dificuldades de gestão local, indicando que para aprofundar o processo de descentralização seria necessário enfatizar e ampliar a regionalização, buscando organizar sistemas de saúde funcionais em todos os níveis de atenção, não necessariamente em nível municipal. A somatória destes aspectos levou à edição das Normas Operacionais de Assistência à Saúde (NOAS) (Spedo, Pinto, Tanaka, 2010; São Paulo, 2001).

A descentralização, no entanto, fortaleceu os municípios, mas gerou sistemas municipais isolados e fragmentados, com notória desigualdade na capacidade gestora, cuja organização das redes de serviços de saúde ocorreu de forma parcial, o que dificultou o estabelecimento de referências pactuadas, com repercussão na capacidade resolutiva, refletindo em nítidas barreiras ao acesso da população às ações e serviços de saúde. A própria característica do federalismo brasileiro, que garante a cada ente federado autonomia e grande carga de responsabilidades na implementação de políticas públicas, pode ter contribuído para uma atomização ou fragmentação, neste caso, do sistema de serviços de saúde (Lavras, 2011). A autora ainda comenta que a diversidade dos municípios brasileiros, tão distintos quanto as suas dimensões, seu desenvolvimento político, econômico e social, capacidade de arrecadação tributária e capacidade institucional, devem ser consideradas quando se analisa aspectos da descentralização da saúde no país.

Por sua vez, Mendes (2002) destaca importantes características da descentralização, enfatizando que ela é um

> [...] processo social cujo ritmo e conteúdo são estabelecidos pelas determinações das realidades nacionais. Enquanto processo político não é compatível com tempos políticos curtos e nem pode ser implementada de maneira uniforme. Não é um conceito unívoco, articulado como oposto à centralização. Ao contrário apresenta-se na realidade política como uma unidade dialética que se exprime pela convivência de tendências de centralização e descentralização, ainda que o vetor descentralizatório seja o mais evidente.

Esta realidade de construção do SUS apontou a necessidade de se estabelecer alternativas que minimizassem a fragmentação da gestão e da atenção. Assim, foi aprovada em 2001, a Norma Operacional da Assistência à Saúde – NOAS 01/2001 e posteriormente a NOAS 01/2002, com a justificativa de se aprofundar o processo de descentralização e fortalecer a regionalização através do Plano Diretor de Regionalização (PDR). O PDR estabeleceu a qualificação das microrregiões na assistência à saúde (definindo um conjunto mínimo de procedimentos de média complexidade como referência intermunicipal); as condições de financiamento pactuadas na Programação Pactuada e Integrada (PPI); as responsabilidades de cada nível de governo segundo as condições de habilitação e de critérios da gestão.

A regionalização proposta pela NOAS 01/02, integrava sistemas locais por meio de cooperação e pactos, com o compromisso de que os polos regionais de serviços de saúde atenderiam usuários referenciados por municípios de uma determinada região, garantindo o acesso do cidadão em diferentes níveis de atenção, independentemente de sua vinculação jurisdicional, acompanhado da respectiva alocação de recursos financeiros necessários para o atendimento previsto, configurando uma rede assistencial hierarquizada. Cabe destacar que, face à estrutura administrativa das esferas federadas, a operacionalização desta proposta, com o estabelecimento de pactos intermunicipais, embora tenha avançado, enfrentou significativas dificuldades de negociação e execução (Machado, 2009).

Após um processo de demorada articulação entre o Ministério da Saúde (MS) e diferentes atores e representações nacionais de gestores estaduais e municipais, o Ministério publicou a Portaria 399/2006, que estabeleceu o Pacto pela Saúde – Consolidação do SUS, bem como aprovou as Diretrizes Operacionais do Pacto com seus três componentes: Pactos Pela Vida, em Defesa do SUS e de Gestão (Brasil, 2006a).

O Pacto pela Saúde 2006, particularmente o Pacto de Gestão, retomou a territorialização da saúde, a estruturação de regiões de saúde, instituiu os colegiados de gestão regional (CGR), reforçou os mecanismos de transferência fundo a fundo entre gestores, integrou em grandes blocos o financiamento federal e estabeleceu relações contratuais entre os entes federativos. Para a operacionalização de suas propostas, o Pacto de Gestão ainda se utilizou de instrumentos já previstos anteriormente, tais como o PDR, a PPI e o Plano Diretor de Investimento (PDI), além de enfatizar a função de regulação assistencial (Brasil, 2006a).

Esse Pacto apresentou mudanças significativas para a execução do SUS, como a regionalização solidária e cooperativa, apresentada como eixo estruturante do processo de descentralização, indicando não apenas a perspectiva de que municípios assumissem e cumprissem compromissos com a coletividade de entes federados, mas também um grande desafio a ser superado, face às especificidades geográficas, demográficas, políticas e estruturais dos estados e municípios, a heterogeneidade de condições técnicas e operacionais dos sistemas estaduais e locais de saúde, as diversidades da rede de serviços de saúde, a pouca experiência de articulação de políticas intergestoras, as disputas pelo poder decisório em detrimento do estabelecimento de acordos e parcerias. Estes são alguns fatores a serem equacionados para o alcance da regionalização solidária e cooperativa.

Em 2011, o Decreto nº 7.508, que regulamentou a Lei 8.080/90, reafirmou a importância da organização do SUS, do planejamento e da articulação intergestores e trouxe em seu escopo novas estratégias de pactuação entre os entes federativos, documentos e dinâmicas de gestão compartilhada (Brasil, 2011). Dentre esses novos elementos destacam-se o Mapa da Saúde, o Planejamento Integrado das Ações, o Contrato Organizativo de Ação Pública de Saúde (COAP) e as Regiões de Saúde. Essas Regiões devem conter, no mínimo, ações e serviços da atenção primária, ambulatorial especializada e hospitalar, atenção psicossocial, urgência e emergência e vigilância em saúde, sendo usadas como referência para a transferência de recursos entre os entes federativos (Brasil, 2011).

É certo que as Normas Operacionais foram pertinentes e úteis a seu tempo, com enfoque mais organizativo e menos sistêmico, tratando das formas de implantar o SUS, incluindo a descentralização, a partir da centralização nas diretrizes propostas pelo MS. O Pacto, construído coletivamente ao longo de três anos, representou uma alteração deste paradigma de centralização no MS. Não se pode dizer que ele tenha terminalidade em si mesmo, mas que é o disparador de mudanças que estão em processo, por meio de um conjunto de propostas descritas no Pacto de Gestão, no Pacto pela Vida e no de Defesa do SUS. A evolução da regulamentação, com o Decreto 7.508/2011, no âmbito da saúde pública, o reconhecimento e o aproveitamento dessas normas são fundamentais, a fim de fortalecer as realidades, desenvolver potencialidades, buscar a melhor combinação de tecnologias e recursos sintonizada com o atendimento das necessidades de saúde da população e, assim, colaborar efetivamente para o bom desempenho do SUS.

A regionalização solidária e cooperativa e o desenho da rede regionalizada de atenção à saúde

O referido Pacto de Gestão indicou formatos de organização do território para configurar as **Regiões de Saúde (RS)** entendidas como espaços geográficos dinâmicos, que comportam realidades com proximidade física e de acesso, de condições de saúde, sociais, culturais e de disponibilidade de recursos (Brasil, 2006). Por meio da articulação entre gestores, usuários, trabalhadores da saúde e prestadores de serviços, a regionalização pretende organizar a rede de serviços e ações de saúde locorregional em uma região de saúde delimitada, favorecendo a integralidade, a equidade, a otimização do uso de recursos e a racionalização de gastos, com vistas a garantir o direito à saúde.

Primeiramente, as soluções para os problemas de saúde de uma determinada população devem ser buscadas dentro de cada município e depois na **Região de Saúde**, no sentido de se facilitar o acesso geográfico às ações e aos serviços de saúde e otimizar a capacidade instalada existente. No território municipal devem ser desenvolvidas as ações e os serviços de atenção básica, incluídas as ações de vigilância em saúde, enquanto nos territórios das Regiões de Saúde e intrarregiões, as ações que exijam maior densidade tecnológica, ou seja, mais equipamentos e serviços de apoio diagnóstico e terapêutico (Brasil, 2009a)

A pactuação para a construção da rede intrarregião deve ocorrer dentro da perspectiva da cooperação e da responsabilização entre os gestores. Tanto quem encaminha quanto quem recebe o paciente tem um compromisso com a totalidade do atendimento. Portanto, o referenciamento e o contrarreferenciamento deste paciente precisam estar claramente definidos e pactuados entre os gestores municipais e estaduais, envolvendo tanto a utilização dos recursos assistenciais quanto financeiros, que devem ser monitorados desde o início até o desfecho do atendimento. Esta lógica de organização deve permanecer quando surge a necessidade de se desenhar a rede que prevê deslocamentos dos pacientes para outras regiões de saúde.

Esse processo de pactuação foi aprimorado, ampliando-se a regionalização de saúde para a construção de redes temáticas, entre elas a Rede de Urgência e Emergência, a Rede Materno-infantil (Brasil, 2011), que compõem uma determinada Região de Saúde, e devem levar em consideração a existência de municípios-polos, que dispõem de maiores recursos e densidades tecnológicas mais avançadas.

Assim, temos configurado o conceito de **Redes Regionais de Atenção à Saúde** como os

> " arranjos organizativos de ações e serviços de saúde, de diferentes densidades tecnológicas, que integradas por meio de sistemas de apoio técnico, logístico e de gestão, buscam garantir a integralidade do cuidado num determinado território" (Brasil, 2010).

Mendes (2008) reforça a característica poliárquica na formação da rede de atenção à saúde que enseja serviços de saúde cooperativos e interdependentes.

Cabe notar que a responsabilidade de coordenação desta rede pertence à atenção básica resgatando a significativa capacidade resolutiva deste ponto de atenção sobre os problemas de saúde mais prevalentes e indicando sua competência para coordenar a atenção em todos os demais pontos da rede (Serra & Rodrigues, 2010; Giovanella, 2008; Mendes, 2008). Com a definição da coordenação da rede pela atenção básica pretende-se desenvolver seus principais atributos caracterizados pela centralidade da atenção em necessidades da população, pelo compromisso com a continuidade e integralidade da atenção e a sua responsabilidade sanitária, envolvendo a análise dos resultados sanitários e econômicos das ações do sistema de serviços de saúde sobre a condição de saúde da população, ou seja, o seu desempenho.

Mas o que são pontos de atenção? Os pontos de atenção são os espaços que conformam a rede e que têm capacidades e complexidades distintas em relação a sua oferta de ações e serviços de saúde (Brasil, 2010). Tomando a dimensão dos espaços onde se produzem as ações de saúde, são exemplos de pontos de atenção à saúde da rede: os domicílios, as unidades básicas de saúde, as unidades de saúde da família, os ambulatórios de especialidades médicas e não médicas, os hemocentros, os serviços de reabilitação, as residências terapêuticas, etc. No caso do hospital, tem-se a compreensão que este estabelecimento de saúde comporta vários pontos de atenção: o centro cirúrgico, o setor de urgência e emergência, o ambulatório de especialidades, o centro de terapia intensiva, a unidade laboratorial, etc. (Brasil, 2010).

Nesta proposta de arranjo organizacional da rede procura-se uma relação de horizontalidade entre os pontos de atenção, e não de hierarquização, pois como dito anteriormente, cada ponto tem suas especificidades e atribuições e são igualmente importantes para a manutenção do tônus da rede (Mendes, 2008). O usuário constantemente se desloca nesta rede, acessando, muitas vezes, vários pontos de atenção para resolver os seus problemas de saúde e, de preferência, deve retornar ao ponto de atenção que desenvolve as ações básicas, o qual deve coordenar toda a atenção a ele prestada. A estrutura e dinamicidade da rede de saúde com seus diversos pontos de atenção (atenção básica à saúde – ABS; atenção secundária – AS; atenção terciária (AT); atenção às urgências – AU) e coordenada pela atenção básica pode ser observada na Figura 5.1.

Do ponto de vista de acúmulo de tecnologia (aporte de equipamentos, recursos de apoio diagnóstico e terapêutico), a atenção básica corresponde ao nível de menor

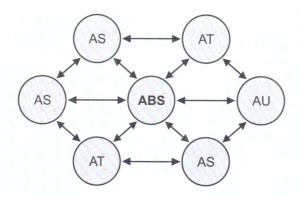

Figura 5.1 – Rede de saúde, coordenada pela ABS, com seus pontos de atenção não hierarquizados, interdependentes e cooperativos.
Fonte: Adaptado de Mendes, 2002.

densidade tecnológica; a atenção secundária ao de densidade tecnológica intermediária e a atenção terciária ao de maior densidade tecnológica. Por sua vez, cada ponto de atenção da rede possui sua complexidade própria, em função das especificidades das ações de saúde que são neles desenvolvidas.

■ A rede regionalizada de atenção à saúde e os mecanismos de regulação

Uma função importante da gestão, diretamente ligada ao deslocamento do usuário na rede regionalizada, é a regulação em saúde, neste caso, a regulação do acesso à saúde, definida como:

> uma organização de estruturas, tecnologias e ações dirigidas aos prestadores (públicos ou privados), gerentes e profissionais, de modo a viabilizar o acesso do usuário aos serviços de saúde e de forma a adequar à complexidade de seu problema os níveis tecnológicos exigidos para uma resposta humana, oportuna, ordenada, eficiente e eficaz (Brasil, 2006).

A regulação do acesso, uma das vertentes da política nacional de regulação em saúde, pode ser viabilizada, no âmbito local ou regional, por meio da implantação de um complexo regulador, órgão formado por unidades de trabalho ou centrais de regulação constituídas em função da ação de saúde a elas vinculadas: consultas especializadas, internações eletivas e de urgências, procedimentos de apoio diagnóstico e terapêutico, obstetrícia, entre outras (Brasil, 2010; Ferreira et al., 2010).

Para que o complexo regulador possa desenvolver efetivamente suas funções regulatórias, são necessários: planejamento das ações de saúde de acordo com as necessidades, mapas assistenciais que caracterizem a oferta de ações de saúde e o perfil dos estabelecimentos de saúde pertencentes à rede de saúde, protocolos clínicos e de regulação, instrumentos de referência e contrarreferência, vias de comunicação entre os pontos da rede, avaliação e monitoramento dos processos e dos resultados, etc. (Ferreira et al., 2010; Serra & Rodrigues, 2010).

No caso específico da regulação do acesso, a constituição da rede de atenção torna-se indispensável para que as ações regulatórias sejam programadas e se processem em função dos problemas de saúde identificados no território, preferencialmente, pela atenção básica (Ferreira et al., 2010).

Neste cenário, a construção do **PDR**, do **PDI e da Programação Pactuada e Integrada (PPI)**, regionalmente, e do **Plano de Saúde (PS)**, localmente, deve ser norteada pela direcionalidade dada ao processo de regionalização.

O PDR deve explicitar o desenho das redes regionalizadas de atenção à saúde, apontando as diferentes competências dos pontos da rede, bem como o estabelecimento dos fluxos de referência e contrarreferência organizados dentro dos territórios das regiões e macrorregiões de saúde, em articulação com o processo da PPI. Compreende-se a **PPI** como o dispositivo "onde, em consonância com o processo de planejamento, são definidas e quantificadas as ações de saúde para a população residente em cada território, bem como efetuados os pactos intergestores para garantia de acesso da população aos serviços de saúde" (Brasil, 2006b). Ela tem por objetivos "organizar a rede de serviços, dando transparência aos fluxos estabelecidos, e definir, a partir de critérios e parâmetros pactuados, os limites financeiros destinados à assistência da população própria e das referências recebidas de outros municípios" (Brasil, 2006b).

A PPI, caracterizada como instrumento regulatório, deve estender seu alcance para que as pactuações façam sentido em um contexto de produção e gestão do cuidado em saúde e não somente de atendimento às doenças. A negociação do quantitativo das ações de saúde e de seus valores deve estar em sintonia com um projeto mais abrangente de produção de saúde, formação de sujeitos, articulação e emprego eficiente de recursos, no interior da rede de saúde. Assim, este processo de pactuação integrada tem íntima relação com a construção e a viabilização das linhas de cuidado[1a] e com a conformação da rede de atenção. Para tanto, é preciso que formas organizativas diferenciadas sejam tecidas para inovar no atendimento das necessidades/problemas das pessoas, na incorporação de tecnologias, na produção de subjetividade e de autonomia na rede de atenção à saúde.

A pactuação da PPI foi substituída pela assinatura do COAP, ferramenta para a celebração de contratos de serviços entre os municípios. Este ajuste é um instrumento, resultante da gestão compartilhada, que define entre os entes federativos as suas responsabilidades no SUS, permitindo uma organização direcionada às necessidades da Região de Saúde, com diretrizes, metas e indicadores, todos explicitados e com prazos definidos para serem cumpridos. O contrato garante o compartilhamento da gestão dotado de segurança jurídica, transparência e solidariedade entre os entes federativos (Brasil, 2011). Ele ainda deve ter como base, para a identificação das necessidades de saúde, o Mapa de Saúde, "descrição geográfica da distribuição de recursos humanos e de ações e serviços de saúde ofertados pelo SUS e pela iniciativa privada, considerando-se a capacidade instalada existente, os investimentos e o desempenho" (Brasil, 2011, p. 01).

Certamente, as pactuações terão mais chances de serem consoantes às necessidades de saúde se os instrumentos reguladores forem desenvolvidos de forma coerente às realidades das dinâmicas territoriais onde vive a população. Para melhor compreensão, pode-se refletir sobre a abordagem a um problema de saúde, como por exemplo, a hipertensão arterial. No Brasil, sabe-se que a hipertensão arterial tem uma alta prevalência na população, e que dentre os pacientes portadores da doença, menos de 25%

---

[a] Linhas de Cuidado: [..] necessária programação e articulação entre os diversos serviços do sistema microrregional, regional e estadual de saúde, com o objetivo de promover um itinerário assistencial que garanta a integralidade do cuidado a um usuário.

realizam um controle adequado (Sesso e Gordan, 2007). Considerando que uma das principais causas da insuficiência renal crônica encontrada em pacientes submetidos à hemodiálise é a hipertensão arterial, o diagnóstico precoce e o adequado tratamento são essenciais para que o paciente não evolua para uma doença renal crônica, a qual tem um grande impacto social e financeiro para o sistema de saúde.

Assim, a depender do olhar pode-se optar, no momento das pactuações, por uma abordagem desta que envolva apenas uma articulação de recursos, tais como consultas especializadas, exames de apoio diagnóstico, sessões de terapia renal substitutiva, medicamentos, etc., para tratar os doentes. Em uma dimensão mais ampliada pode-se articular além dos recursos terapêuticos, para aqueles que já desenvolveram a doença, outros recursos que destaquem a prevenção a este agravo e a promoção da saúde, com muitas ações passíveis de serem desenvolvidas na atenção básica, com alta resolubilidade. As pactuações assistenciais, além de se centrarem no diagnóstico precoce, no controle adequado da doença e na continuidade e integralidade do tratamento, devem propor estratégias de prevenção da doença e de promoção à saúde que podem ser desenvolvidas por meio de várias ações no próprio setor saúde, com a participação efetiva do paciente, como também em outros setores da sociedade.

O estímulo à prática de exercícios físicos, por meio da criação de áreas de lazer, como praças e centros esportivos e a uma alimentação mais saudável por meio da implantação de hortas comunitárias e grupos de orientação nutricional nas escolas, são exemplos de ações que interferem na abordagem da doença citada, integrando o setor de saúde a outros setores da administração pública, tais como educação, esportes, cidadania, meio ambiente, em prol de políticas públicas mais saudáveis. Tais iniciativas, ainda, ao envolverem lideranças da própria comunidade, tendem a ser mais efetivas, pois estimulam a autonomia das pessoas, valorizando sua parcela de responsabilidade em relação a sua saúde e sua condição de cidadão.

Deste modo, confirma-se a necessidade de uma nova visitação aos instrumentos que permeiam a assistência e a gestão e que, por vezes, são elaborados sem uma conectividade às singularidades dos territórios e de suas capacidades organizativas, operacionais e de resolução e às de seus sujeitos com suas necessidades/problemas. Esta análise também colabora para que não haja duplicação de ações nos pontos da rede, otimizando e empregando de forma eficiente os recursos (Brasil, 2006a).

Assumindo-se esta lógica, os mecanismos regulatórios devem reproduzir o sentido dado à regionalização, ou seja, eles necessitam incorporar e promover o exercício da cooperação e da cogestão na organização da rede de saúde considerando, minimamente, os problemas prioritários de saúde, as capacidades operacionais e de disponibilidade de recursos em função de uma escala[b], as características do processo de trabalho em

---

[b] Escala: economia de escala é a redução no custo médio gerada pelo aumento da escala de produção (Araujo JB, Pinho MS, 2004).

saúde e a participação social como componentes essenciais deste arranjo. Caso contrário, estes instrumentos poderão apenas reproduzir a lógica de consumo por procedimentos e, ainda que organizem os fluxos, estarão distantes dos reais objetivos de uma rede de atenção à saúde: centralidade no usuário, integralidade com qualidade, responsabilidade, equidade, eficácia clínica e sanitária e eficiência econômica (Brasil, 2010).

Outro ponto fulcral para a qualificação do cuidado e conformação da rede de atenção refere-se à gestão da informação em saúde. O sistema de informação em saúde deve dispor de mecanismos que favoreçam a coordenação do cuidado, pela equipe da atenção básica, facilitando o acesso ao conjunto informacional referente ao paciente (p. ex., prontuário individual ou da família, sistemas de informação de abrangência local, estadual ou nacional) neste ou em qualquer que seja o ponto do sistema em que se encontrar o usuário. O acesso às informações sobre a atenção prestada na rede e a efetiva comunicação entre os diferentes pontos de atenção podem favorecer o bom desempenho da rede, com consequentes benefícios não só para o usuário, como também para o sistema de serviços de saúde, fato que justifica o investimento nas denominadas tecnologias de informação e comunicação em saúde (TIC).

A outra faceta do manejo das informações em saúde diz respeito ao direito do usuário às informações sobre seu atendimento e sobre as ações e serviços de saúde que compõem a rede, com seus respectivos mecanismos de regulação (Serra & Rodrigues, 2010). A garantia deste direito, segundo Thiede & McIntyre (2008), tem relação estreita com a acessibilidade e a equidade evocadas pelos sistemas de saúde. O sistema de informação ainda pode servir de fonte de dados para a identificação, formulação e priorização de problemas em saúde. Sendo assim, essa fonte é importante para embasar, de maneira consistente, a análise da situação de saúde de determinada região, no sentido de que a orientação das medidas a serem adotadas seja adequada e resolutiva (Brasil, 2009b).

O modo de gestão da rede de atenção à saúde

As Regiões de Saúde e suas redes devem ser conduzidas, de acordo com o Decreto 7.508/2011, por órgãos colegiados denominados **Colegiados Intergestores Regionais (CIR)**, uma instância de permanente de pactuação, cogestão e decisão entre os gestores do SUS. Historicamente, esse espaço foi normatizado pelo Pacto de Saúde e recebeu o nome de Colegiado Gestor Regional (CGR), sendo reconhecido como um grande avanço na gestão do sistema de saúde. Antes da instituição dos CGR havia apenas duas instâncias para pactuar e articular ações entre as três esferas de governo, as Comissões Intergestoras Bipartites (CIB) e as Comissões Intergestores Tripartites (CIT). O espaço mais próximo dos municípios, até então, era a CIB, formada de maneira paritária entre representantes dos municípios e do estado. Contrapondo-se à proposta da CIB, o CGR, atual CIR, é composto pelos municípios de uma determinada Região de Saúde e por representantes do estado, sendo a paridade abolida (Brasil, 2009c).

A criação dos CIR foi um grande avanço no que diz respeito à descentralização e à regionalização, uma vez que esses espaços são mais próximos dos gestores municipais e têm como objetivos identificar e definir prioridades da RS, pactuar soluções, organizar a RAS, qualificar o processo de regionalização e tentar garantir a cooperação entre os gestores (Brasil, 2006e). Todos os gestores dos municípios da respectiva RS têm assento e voz garantidos dentro do CIR, sendo considerada fundamental a presença dos secretários de Saúde municipais, possibilitando dessa maneira a expressão das diferentes demandas e dos interesses regionais (Brasil, 2011). Destaca-se ainda que a conformação desses espaços contribuiu para que os técnicos e secretários de Saúde dos municípios menores se comportassem de maneira mais autônoma para falar durante as discussões, passando da postura de ouvintes para participantes (Vicentine, 2016).

Logo, a gestão das redes deve acontecer nesta instância coletiva formada por gestores municipais e estaduais que, apoiados por câmaras técnicas, têm entre outras atribuições a de construir de forma compartilhada o caminho do usuário na rede regionalizada de saúde, para a satisfação de suas necessidades/problemas de saúde.

Para atingir este objetivo os gestores devem se esforçar na elaboração das análises situacionais de seus territórios (locais e regionais), identificando as condições de vida da população, os determinantes e condicionantes de saúde e os aspectos relevantes da gestão. A partir deste diagnóstico surgem as delimitações das abrangências das ações e dos serviços de saúde em cada território e, consequentemente, a responsabilidade dos gestores em garantir a acessibilidade, a resolubilidade e a qualidade, por meio de pactuações, nas situações em que a escala[2] local para serviços ou contingente populacional esteja ultrapassada.

Essas atitudes ampliam a capacidade de percepção das necessidades ou dos problemas de saúde prioritários de suas regiões de saúde, as possibilidades de articulação intra e intersetorial em seus próprios territórios e, posteriormente, o estabelecimento destas relações entre os territórios intermunicipais, em suas respectivas regiões de saúde, avançando para as relações inter-regionais, construindo a trama da rede regional de atenção à saúde. A gestão da rede deve ainda ser compartilhada entre gestores, trabalhadores da saúde e com o usuário, nas instâncias que exercitam a participação social, ação que visa considerar o protagonismo deste agente na busca pela solução de seus problemas de saúde.

A cogestão desenvolvida nos colegiados transforma-os em espaços de permanente negociação e pactuação entre gestores, que têm o compromisso de garantir o deslocamento orientado do usuário na rede de saúde, ao mesmo tempo em que se caracteriza em um modo de gestão mais democrática dentro do sistema de serviços de saúde.

Considerações finais

O SUS vive o momento singular de incorporação de "novos modos de fazer" na atenção e na gestão, tendo como perspectiva a sua sustentabilidade e o seu desempenho satisfatório. Nesse contexto, a regionalização da saúde e a construção de redes de atenção à saúde ganham destaque, pois contribuem para o alcance da integralidade, continuidade do atendimento, equidade, eficácia clínica e sanitária e eficiência do sistema de serviços de saúde. No entanto, no processo de regionalização é importante que sejam consideradas as diversas realidades dos territórios que têm, por conseguinte, desenhos bastante diferenciados do ponto de vista de necessidades e de disponibilidade de recursos, resultando, muitas vezes, em acessos difíceis e iníquos, com comprometimento da integralidade e da humanização do atendimento.

O desafio posto reside em mapear as singularidades, as potencialidades e as fragilidades destas realidades, e de um modo cooperativo e integrador de fazer a gestão, propor soluções locorregionais que contemplem as necessidades dos usuários, viabilizando e qualificando a regionalização. No tocante aos mecanismos regulatórios, estes devem ter sintonia com a proposta de regionalização solidária e cooperativa, pois de outro modo se reservarão à produção de dispositivos burocráticos que buscam simplesmente a racionalização de recursos a partir da regulação do acesso, com pouca potência de interferência na reversão do modelo atual de atenção fragmentado, fortemente especializado, dispendioso e pouco efetivo para a saúde das pessoas e para a consolidação da regionalização da saúde.

Concluindo, para que a regionalização possa ser uma estratégia favorável ao avanço e à efetividade do SUS, há que se considerar a diversidade das condições geográficas, gerenciais, técnicas, operacionais, políticas e de comunicação na estruturação dos diferentes pontos da rede de atenção, que devem se articular entre si para conformar um sistema integrado de serviços de saúde.

Bibliografia consultada

- Araujo JB, Pinho MS. Economias de escala em duas tecnologias alternativas: um estudo do setor siderúrgico. XXIV Encontro Nac. de Eng. de Produção. Florianópolis, SC, Brasil, 2004. Disponível em: www.abepro.org.br/biblioteca/ENEGEP2004_Enegep0703_0708.pdf. Acessado em: mai. 2011.
- Artmann E, Rivera FJU. Regionalização em saúde e mix público-privado. 2003. Disponível em: www.ans.gov.br. Acessado em: 01 mai. 2010.
- Brasil. Ministério da Saúde. Portaria nº 399/GM, de 22 de fevereiro de 2006a. Divulga o Pacto pela Saúde 2006 – consolidação do SUS e aprova as diretrizes operacionais do referido Pacto. Diário Oficial da União, Brasília, DF, fev. 2006, Seção 1. Disponível em: <http://dtr2001.saude.gov.br/sas/PORTARIAS/Port2006/GM/GM-399. htm>. Acessado em: 05 mai. 2011.
- Brasil. Ministério da Saúde. Secretaria de Atenção à Saúde. Departamento de Regulação, Avaliação e Controle de Sistemas. Diretrizes para a programação pactuada e integrada da assistência à saúde / Ministério da Saúde, Secretaria de Atenção à Saúde, Departamento de Regulação, Avaliação e Controle de Sistemas. Brasília: Ministério da Saúde, 2006b.148 p.
- Brasil. Ministério da Saúde. Portaria nº 1097/GM, de 22 de maio de 2006c. Define o processo da Programação Pactuada e Integrada da Assistência em Saúde seja um processo instituído no âmbito do Sistema Único de Saú-

de. Diário Oficial da União, Brasília, DF, fev. 2006b, Seção 1. Disponível em: <http://dtr2001.saude.gov.br/sas/PORTARIAS/Port2006/GM/GM-399.htm>. Acessado em: 10 mar. 2011.

- Brasil. Ministério da Saúde. Secretaria-Executiva. Departamento de Apoio à Gestão Descentralizada. Colegiado de gestão regional na região de saúde intraestadual: orientações para organização e funcionamento / Ministério da Saúde, Secretaria-Executiva, Departamento de Apoio à Gestão Descentralizada. Brasília: Ministério da Saúde, 2009a.
- Brasil. Ministério da Saúde. Sistema de Planejamento do SUS (PlanejaSUS): uma construção coletiva – trajetória e orientações de operacionalização. Brasília, Ministério da Saúde, 2009b.
- Brasil Ministério da Saúde. Colegiado de gestão regional na região de saúde intraestadual: orientações para organização e funcionamento. Brasília, Ministério da Saúde, 2009c.
- Brasil. Ministério da Saúde. Secretaria-Executiva. Departamento de Apoio à Gestão Descentralizada. Portaria Nº 4.279, de 30 de dezembro de 2010. Estabelece diretrizes para a organização da Rede de Atenção à Saúde no âmbito do Sistema Único de Saúde (SUS). Disponível em: http://bvsms.saude.gov.br/bvs/saudelegis/gm/2010/prt4279_30_12_2010.html. Acessado em: 12 abr. 2011.
- Brasil. Ministério da Saúde. Decreto nº 7.508 de 28 de junho de 2011. Regulamenta a Lei nº 8.080/1990. Brasília, 2011.
- Ferreira JBB, Mishima SM, Santos JS, Forster AC. O complexo regulador da assistência à saúde na Perspectiva de seus sujeitos operadores. Interface – Comunic, Saúde, Educ. abr./jun. 2010;14(33):345-58. Disponível em: http://www.scielo.br/pdf/icse/v14n33/a09v14n33.pdf, Acessado em: 02 abr. 2011.
- Ferreira JBB, Bombarda FP, Forster AC, Chaves LDP, Vallim S, Almeida TL. O processo de descentralização e regionalização da saúde no estado de São Paulo. In: Política e Gestão Pública em Saúde. Ibañez N,; Elias PEM, D`Ângelo Seixas PH. (org.). São Paulo: Hucitec; 2011. p. 731-761.
- Gil CRR. Aspectos evolutivos do conceito de regionalização em saúde. Semina/Ci/Biol./Saúde, Londrina. jun.1995;16(2:204-207.
- Giovanella, L. Atenção Primária à Saúde seletiva ou abrangente? Cad. Saúde Pública, 2008, vol.24, suppl.1, p.s21-s23.
- Lavras CCC. Descentralização, regionalização e estruturação de redes regionais de atenção à saúde no SUS. In: Política e Gestão Pública em Saúde. Ibañez N, Elias PEM, D`Ângelo Seixas PH. (org.). São Paulo: Hucitec; 2011. p. 317-331.
- Mendes EV. A atenção primária à saúde no SUS. Fortaleza: Escola de Saúde Pública do Ceará; 2002.
- Mendes EV. As redes de atenção à saúde. Rev Med Minas Gerais. 2008;18(4 Supl 4): S3-S11.
- Machado JA. pacto de gestão na saúde: até onde esperar uma "regionalização solidária e cooperativa"? Rev bras Ci Soc [online]. 2009;24:105-19.
- Novaes H, Nir RC. Sistemas locales de servicios como politica de regionalizacion de la salud. 1987. Disponível em: hist.library.paho.org/english/GOV/SPP/spp9_MISC5_spa.pdf. Acessado em: 25 mar. 2011.
- Pinto HA. Linhas de cuidado na Bahia: um conceito em viva produção. Revista Baiana. 2009;33:1.
- São Paulo (Estado). Secretaria de Estado da Saúde. Coordenadoria de Planejamento de Saúde. Diretrizes e estratégias estaduais para a implantação da Norma operacional da Assistência: NOAS/2001. São Paulo: SES--SP; 2001.
- Serra CG, Rodrigues PHA. Avaliação da referência e contrarreferência no Programa Saúde da Família na Região Metropolitana do Rio de Janeiro (RJ, Brasil). Ciência & Saúde Coletiva. 2010;15(Supl. 3):3579-3586.
- Sesso R, Gordan P. Dados Disponíveis Sobre a Doença Renal Crônica no Brasil. J Bras Nefrol. mar. 2007;29(1 Supl. 1).
- Spedo SM, Pinto NRS, Tanaka OY. A regionalização intramunicipal do Sistema Único de Saúde (SUS): um estudo de caso do município de São Paulo-SP, Brasil. Sau Soc. 2010;19(3):533-546.
- Tamdjian JO, Mendes IL. Estudos de Geografia: o espaço geográfico do Brasil. São Paulo: Ed: FTD; 2008.
- Thiede M, Mcintyre D. Information, communication and equitable access to health care: a conceptual note. Cad Saúde Pública. 2008;24(5):1168-73.
- Vicentine FB. Instrumentos de planejamento: ferramentas para a qualificação da gestão pública em saúde. 2016. 116 f. Dissertação (Mestrado em Saúde na Comunidade). Faculdade de Medicina de Ribeirão Preto. Ribeirão Preto: Universidade de São Paulo; 2016.

Atenção básica e a estratégia de saúde da família

Maria do Carmo Guimarães Caccia-Bava
Augustus Tadeu Relo de Mattos
Juan Stuardo Yazlle Rocha

■ Introdução

A Atenção Básica e a Estratégia de Saúde da Família (ESF) tornam-se a cada dia um tema mais frequente na formação de profissionais na área da saúde, incorporando conteúdos teóricos e práticos e não raro demandando a reestruturação das grades curriculares. Em que pese a importância da efervescência gerada pela aproximação com as práticas multiprofissionais e intersetoriais, e com os saberes interdisciplinares imprescindíveis à ESF, muitas das questões de caráter conceitual - envolvendo dimensões técnicas, políticas, ideológicas e operacionais - estão ainda em processo de amadurecimento.

Enquanto os outros níveis de assistência, tanto na esfera privada quanto na pública, resguardam espaços de saberes e práticas exclusivos para seus especialistas, a Atenção Básica recebe tanto elogios quanto críticas generalizadamente, mesmo sem uma inserção mais próxima a ela, o que é inadequado em ambas as situações. As críticas procedentes e criteriosas permitiriam seu aprimoramento, mas os questionamentos de cunho corporativista e por interesses político-partidários dificultam o avanço da proposta e a construção de um instrumental teórico-metodológico mais adequado.

Encarar sistematicamente e de peito aberto o sofrimento humano bruto, sem lapidação ou anteparos, identificar a violência intra e extradomiciliar contra segmentos mais vulneráveis como idosos, deficientes, crianças e mulheres; conviver com questões sociais complexas como o subemprego e o desemprego, a drogadição, a acomodação e dependência das famílias a programas públicos, a falta de perspectiva de vida dos jovens são alguns dos elementos que fazem parte de um cotidiano desafiador que é enfrentado sistematicamente pelos membros das equipes da ESF. Essa realidade tem trazido novas exigências para o trabalho, como por exemplo a necessidade de supervisão externa para as equipes.

Nosso intuito com este documento é o de oferecer aos alunos de graduação dos cursos na área da saúde uma contribuição para compreenderem de maneira mais crítica os desafios e potências presentes no trabalho dessas equipes de Atenção Básica no Brasil.

O contexto histórico da atenção primária

Eleger uma nova lógica para a assistência à saúde, valorizando a Atenção Básica com o foco voltado para a família e seu território de existência, exigiu que o pensamento sanitário percorresse uma longa trajetória dentro das políticas de saúde deste País, marcada por conflitos e disputas sociais, nacionais e internacionais.

Essa construção histórica levou à adoção da ESF como uma opção privilegiada para a reestruturação do modelo assistencial dentro dos pressupostos do SUS, com seus princípios éticos – universalidade, equidade, integralidade – e princípios operacionais – descentralização, hierarquização, regionalização e participação social para o controle da sociedade sobre o Estado.

Alguns destes princípios já vinham sendo inscritos na história da organização dos sistemas de saúde, internacionalmente. Por exemplo, em 1920, oito anos após a instituição do seguro nacional de saúde na Grã-Bretanha, era divulgado o Relatório Dawson (Lord Dawson of Penn, 1920) que distinguia três níveis principais de serviços de saúde: centros de saúde primários, centros de saúde secundários e hospitais-escola. Propunha articulações formais entre eles e descrevia as funções de cada um de forma a responder às distintas necessidades da população (STARFIELD, 2002).

A Figura 6.1 ilustra os três principais níveis de serviços de saúde descritos pelo Lord Dawson, em 1920.

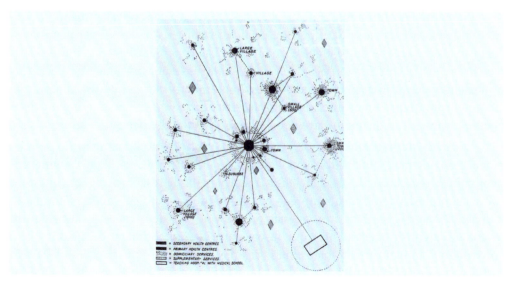

Figura 6.1 – Níveis de serviços de saúde. Inglaterra, 1920.

Nesse mesmo período, no Brasil, o denominado "campanhismo" presidia as ações de saúde pública. Sendo organizado para dar viabilidade ao modelo econômico agro-exportador cafeeiro, voltava-se para a higiene das cidades portuárias, cuja pestilência impedia o atracamento dos navios cargueiros estrangeiros.

Com o início do processo de industrialização, entretanto, este arranjo deixou de responder às novas questões sociais presentes no país. As Caixas de Aposentadorias e Pensões da década de 1920 e os Institutos de Aposentadorias e Pensões na de 1930 buscavam aplacar as exigências das categorias profissionais mais combativas e importantes para o sistema econômico e político (ferroviários, portuários e marítimos, comerciários, etc.). Instalou-se, assim, uma medicina curativa voltada para os previdenciários e seus dependentes. Esses Institutos foram crescendo, diversificando-se, sendo unificados no INPS – Instituto Nacional de Previdência Social – no ano de 1966, mantendo ainda a marca de uma medicina excludente, exclusiva para os segurados, curativa e centrada nos hospitais e procedimentos isolados. Os não beneficiários eram assistidos pela filantropia, pelos hospitais universitários ou pelo desembolso particular, no caso dos mais abastados.

No cenário internacional, em 1977 a Assembléia Mundial de Saúde decidiu que a principal meta social dos governos ali participantes deveria ser "a obtenção por parte de todos os cidadãos do mundo, de um nível de saúde no ano 2000 que lhes permitirá levar vida social e economicamente produtiva". A declaração "Saúde para Todos no Ano 2000" desencadeou uma série de atividades de grande impacto no pensamento da atenção primária. Os princípios foram enunciados em uma conferência realizada em Alma-Ata, em setembro de 1978, e trataram do tópico da "Atenção Primária à Saúde". A *atenção primária à saúde* foi definida como:

> "Atenção essencial à saúde baseada em tecnologia e métodos práticos, cientificamente comprovados e socialmente aceitáveis, tornados universalmente acessíveis a indivíduos e famílias na comunidade por meios aceitáveis para eles e a um custo que tanto a comunidade como o país possa arcar em cada estágio de seu desenvolvimento, um espírito de autoconfiança e autodeterminação. É parte integral do sistema de saúde do país, do qual é função central, sendo o enfoque principal do desenvolvimento social e econômico global da comunidade. É o primeiro nível de contato dos indivíduos, da família e da comunidade com o sistema nacional de saúde, levando a atenção à saúde o mais próximo possível do local onde as pessoas vivem e trabalham, constituindo o primeiro elemento de um processo de atenção continuada à saúde." Organização Mundial da Saúde (1978).

Em Alma-Ata, no Cazaquistão, especificou-se também os componentes fundamentais da atenção primária à saúde, como:

- educação em saúde;
- saneamento ambiental, especialmente de águas e alimentos;

- programas de saúde materno-infantis, inclusive imunizações e planejamento familiar;
- prevenção de doenças endêmicas locais;
- tratamento adequado de doenças e lesões comuns;
- fornecimento de medicamentos essenciais;
- promoção de boa nutrição e
- medicina tradicional.

As mudanças necessárias para converter a atenção médica primária convencional nas nações industrializadas em uma atenção primária à saúde mais ampla, conforme a definição elaborada em Alma-Ata, estão descritas na Tabela 6.1 (Starfield, 2002).

TABELA 6.1 – Da Atenção Médica Primária à Atenção Primária à Saúde

Convencional	Atenção Primária
Enfoque	
• Doença	• Saúde
• Cura	• Prevenção, atenção e cura
Conteúdo	
• Tratamento	• Promoção da saúde
• Atenção por episódio	• Atenção continuada
• Problemas específicos	• Atenção abrangente
Organização	
• Especialistas	• Clínicos gerais
• Médicos	• Grupos de outros profissionais
• Consultório individual	• Equipe
Responsabilidade	
• Apenas setor de saúde	• Colaboração intersocial
• Domínio pelo profissional	• Participação da comunidade
• Recepção passiva	• Autorresponsabilidade

Fonte: Starfield, 2002.

A Oficina Europeia da Organização Mundial da Saúde propôs que a saúde fosse definida como "a medida em que um indivíduo ou grupo é capaz, por um lado, de realizar aspirações e satisfazer necessidades e, por outro, de lidar com o meio ambiente". Essa visão a coloca como um recurso para a vida diária e não como seu objetivo.

A atenção primária lida com o contexto no qual a doença existe e influencia a resposta das pessoas a seus problemas de saúde. Tem a possibilidade de organizar e racionalizar o uso de todos os recursos, tanto básicos quanto especializados, direcionados para a promoção, manutenção e melhora da saúde, além das medidas de prevenção de doenças. Compartilha, também, características com outros níveis dos sistemas de saúde: responsabilidade pelo acesso, qualidade e custos; atenção para a prevenção, tratamento e reabilitação, valendo-se de forma imprescindível do trabalho em equipe. A atenção primária não é um conjunto de tarefas ou atividades clínicas exclusivas, pois as ações clínicas de diagnóstico, prevenção, exames e várias estratégias para o monitoramento clínico são características de todos os níveis de atenção.

Considerando-se a complexidade dos processos de construção de um sistema de saúde, a Atenção Primária tem reconhecida potência para a coordenação do cuidado dentro da rede de assistência à saúde. Essa coordenação requer constante articulação e troca entre os diversos pontos de atenção.

A concepção de Sistema de Saúde organizado em Redes de Atenção não é nova, como no já apresentado Relatório Dawson, que trazia essa concepção. Ela nos convida a refletir sobre a necessidade de superação da fragmentação do cuidado dispensado no sistema de saúde, por meio de uma lógica assistencial mais articulada, voltada para o enfrentamento das condições crônicas, e que tenha a Atenção Primária à Saúde como base e centro organizador dessas redes de atenção integral à saúde. Para tanto é necessário priorizar a qualificação da APS e fortalecê-la para que desempenhe o seu papel. A solução de 85% das necessidades pode ser resolvida nessa esfera assistencial, conforme tem sido mostrado pelos Sistemas de Saúde com forte orientação pela APS, como Inglaterra, Canadá, Espanha, Suécia, Dinamarca, entres outros, com trajetória consolidada nesse modelo (Mendes, 2011).

■ A atenção básica à saúde no Brasil

No Brasil, a atenção primária associou-se, inicialmente, a uma assistência de baixo custo, prestada através de serviços simples e quase sempre com poucos equipamentos, contendo uma prática de medicina simplificada. Essa imagem tem raízes na sua própria origem, por ter sido criada com o objetivo de ampliar a cobertura de serviços para a população mais carente e excluída de assistência, estendendo-a de forma simplificada e barata (Schraiber et al., 1996).

A Atenção Básica como orientadora da organização assistencial do SUS rompe com a ideia de assistência de baixo custo, de uma atenção simplificada e com baixa complexidade. As ações assistenciais, em sua maioria, são voltadas a casos "complexos" do ponto de vista epidemiológico, mesmo que clinicamente seja uma patologia simples.

Com a crise no modelo assistencial vigente pelos altos custos e pouco retorno social, a "Saúde da Família", concebida na década de 1990 como Programa Saúde da

Família, foi a estratégia implementada a partir de 1994 para a reversão do modelo através da mudança do objeto da atenção, da forma de atuação e da organização geral dos serviços, reorganizando a prática assistencial em novas bases e critérios.

Elege, assim, como pontos centrais o estabelecimento de vínculos e a criação de laços de compromisso e de corresponsabilidade entre os profissionais de saúde e a população adscrita. Essa perspectiva faz com que o núcleo familiar como um todo – e não apenas como a somatória de indivíduos – passe a ser o objeto da atenção, ao mesmo tempo em que também é compreendido como sujeito de sua história, visto a partir do seu ambiente sociocultural e o seu território.

Assim, o território ganha uma dimensão que transcende uma simples definição geográfica, sendo hoje reconhecido como um importante espaço onde se constroem as relações intra e extrafamiliares e onde se desenvolve a luta cotidiana pela vida, estando a sua responsabilidade sanitária vinculada à equipe de saúde que atua nesse espaço. Permite, assim, uma compreensão ampliada do processo saúde-doença e, portanto, da necessidade de intervenções de maior impacto e significação social.

As ações sobre esse espaço instigam a um olhar técnico e político mais ousado, desafiando que se rompam os muros da relativa segurança presente dentro das unidades de saúde, espaço de domínio dos técnicos, e enraíze-se para o meio social que permite novos atores-papéis, onde as pessoas vivem, trabalham e se relacionam, acumulando ou perdendo saúde nesse processo de interações sociais. Trata-se de uma estratégia que possibilita a integração e a organização das atividades em um território definido, com o propósito de identificar as maiores necessidades e propiciar o enfrentamento e a resolução dos problemas identificados.

Sendo uma especialidade de inclusão que se propõe a trabalhar com o princípio da vigilância à saúde através da atuação inter e multidisciplinar e responsabilidade integral sobre a população que reside na sua área adscrita, a ESF não visa à atenção exclusiva a certos grupos constituídos por fases do ciclo vital (crianças, idosos), gêneros (mulheres) ou tipos de patologia (diabéticos, hipertensos). Trata-se, assim, de uma prática que requer alta complexidade tecnológica nos campos do conhecimento e do desenvolvimento de habilidades relacionais.

A humanização da assistência e o vínculo de compromisso e de corresponsabilidade estabelecido entre as equipes de saúde e a população tornam a ESF um projeto de grande potencialidade transformadora, permitindo, ainda, que se imprimam perfis diferenciados e "sotaques" regionais e locais na operacionalização da Atenção Básica organizada sob a lógica desta estratégia.

No nosso país, embora a Atenção Primária à saúde "ainda não se constitua como a porta de entrada principal aos serviços de saúde, perdendo este papel para os ambulatórios especializados e de Média Complexidade (MC) e para os serviços de urgência (Pronto-Socorros)," em muitos municípios essa realidade vem se transformando.

Segundo dados do Ministério da Saúde, em junho de 2016 o país apresentava o seguinte perfil:

- número total de brasileiros cobertos pela ESF: 128.880.157 pessoas;
- número de municípios cobertos pela ESF: 5.481 municípios;
- os Agentes Comunitários de Saúde (ACS) passam de 332.289 e cobrem 66,44% da população em 5.507 municípios;
- são 48.454 mil Equipes de Saúde da Família (ESF) cobrindo 64,28% da população em 5.481 municípios;

Apontamos, a seguir, alguns dos conceitos essenciais ligados à atenção básica e à implantação da Estratégia Saúde da Família:

1. **Acessibilidade**: diz respeito ao conjunto de circunstâncias, de diferentes naturezas, que viabilizam a entrada do paciente dentro do sistema de saúde, nos seus diferentes pontos de assistência. A Atenção Básica deve se constituir como a porta de entrada preferencial para o sistema público de saúde. Para isso ela deve estar aberta, de forma a garantir a plena utilização do sistema como um todo, pelos cidadãos;

2. **Atenção integral, integrada, contínua** e de boa **qualidade**: a ênfase da ESF é na atenção integral e não apenas nas ações preventivas, o que envolve, ainda:
   - proteção específica a segmentos populacionais expostos a situações de risco, como idosos, trabalhadores, gestantes e mulheres de modo geral, crianças, jovens, desempregados (Ministério da Saúde, 2002);
   - diagnóstico e tratamento precoces dos problemas já instalados; atendimento a urgências de baixa complexidade; cuidados a doentes crônicos, egressos de internações e portadores de deficiências (Ministério da Saúde, 2002);
   - reabilitação;
   - promoção da saúde, articulando, para isso, os recursos intersetoriais e da própria comunidade.

   Assim, ela tem a capacidade de inter-relacionar os elementos de prevenção, promoção, tratamento e reabilitação, e reinserção social, integrando-se às demais estruturas e pontos de atenção da rede assistencial. Essa atenção deverá ser dispensada ao longo da vida das pessoas nos domicílios, trabalho, escolas, unidades de saúde, etc. em qualquer circunstância (Zurro AM, Pérez JFC, 2010);

3. **Adscrição** dos usuários a um território definido: a construção coletiva do diagnóstico local permite o conhecimento dos recursos, capacidades, dificuldades, vulnerabilidade e processos sociais dos grupos presentes, essenciais para a estruturação do cuidado sistemático, abrangente e a contextualizado das famílias moradoras do território;

4. **Suficiência tecnológica** e **resolubilidade**: muito além do papel de uma equipe de triadores, os profissionais da Saúde da Família devem resolver cerca de 85% dos

problemas neste nível de atenção. A tecnologia, entendida como o conhecimento consolidado em um instrumento de intervenção, não diz respeito apenas a equipamentos (tecnologias duras). Os problemas enfrentados pelas equipes da Atenção Básica são complexos por envolverem questões de muitas interfaces, enraizadas na cultura e nas relações, como por exemplo, a violência doméstica;

5. **Clínica ampliada**: requer a compreensão sociocultural do paciente, de sua família e da comunidade onde se inserem e se relacionam. Exige a contextualização do cuidado e superação da lógica da somatória/justaposição de especialidades médicas. Apreender o papel que a pessoa portadora da doença tem em sua estrutura familiar, identificar o significado daquela doença para ela e para os diversos integrantes do grupo aumenta a capacidade de intervenção da equipe e pode aumentar também a qualidade, a adequação e a resolutividade da intervenção proposta;

6. **Coordenação do cuidado**: a equipe de saúde da família pode identificar a necessidade de contar com os recursos de uma assistência de maior densidade tecnológica. Esse "encaminhamento" é mais do que escrever sucintamente as informações julgadas essenciais. Tem se mostrado imprescindível explicar claramente as razões pelas quais se está encaminhando a pessoa ou o grupo, e o que se espera com este encaminhamento. Fazer contato pessoal com o profissional ou com a instituição na qual o paciente passará a ser assistido melhora a receptividade para com o paciente no novo serviço. Se um dos membros da equipe, de preferência com o qual o paciente tenha mais vínculo, puder acompanhá-lo nas primeiras vezes, poderá oferecer elementos para aclarar a situação vivenciada pela família, permitindo que se sinta valorizado e seguro (há todo um grupo apoiando-o). Além disso, mantém a equipe a par do que está sendo feito pelos outros profissionais e instituições, facilitando a coordenação do cuidado realizado nos vários pontos da rede assistencial. Entretanto, a responsabilidade da coordenação é competência da Equipe de Atenção Básica, que deverá ter a responsabilidade e o controle da trajetória desse usuário na rede de serviços de saúde, comprometendo-se com a solução das possíveis dificuldades desse caminho pelos outros níveis de atenção;

7. **Responsabilização:** muitos são os pacientes fora de suas unidades de referência, sem orientação, necessitando de cuidados. Se a Unidade de Saúde que ele buscou não é, por qualquer razão, a mais indicada para assisti-lo, ele deve sair de lá orientado para conseguir restabelecer seu acesso ao sistema. Compreendê-lo como paciente do sistema delega a todos os profissionais da rede a atribuição de ajudá-lo a resolver sua dificuldade. Da mesma forma, o paciente que necessite e não esteja conseguindo ter acesso aos demais níveis, ou a órteses e próteses, medicação de alto custo, exames especializados, etc. deve contar com o apoio da equipe de Saúde da Família. A responsabilização estende o compromisso com este paciente para além de oferecer-lhe ações pontuais, como realizar consultas e procedimentos, aplicar vacinas, fazer curativos. Requer que se entenda sua necessidade e a lógica

que a determina, para ajudá-lo a construir um novo projeto de vida. Esta lógica é muitas vezes extensiva a outros membros do mesmo grupo social, que podem ser apoiados e beneficiados neste processo;

8. **Habilidades relacionais:**

- **capacidade de escuta do paciente e sua família:** ouvir é o primeiro passo na atenção básica, é onde começa a possibilidade de conhecer o que pensam o paciente e seu grupo familiar, de onde provém grande parte de sua influência. Compreender a lógica do paciente e de seu grupo permite compreender porque muitas vezes ele não segue as orientações, não comparece aos retornos e porque se esvaziam os grupos de pacientes montados pelos técnicos. A significação do paciente e sua família quanto ao processo de adoecer influi diretamente na obtenção de resultados do trabalho da equipe de Atenção Básica/PSF;

- **acolhimento:** termo que corre o risco de ser banalizado pelo mau uso, tem sido usado como sinônimo de "triagem" e como uma maneira gentil de dispensar o paciente quando o técnico não tem como atender o que ele foi buscar. Acolher faz parte do processo de trabalho de toda a equipe. Mais do que atender às demandas inicialmente trazidas pelo paciente, culturalmente muitas vezes associadas à consulta médica, é escutar e elaborar com ele as questões que estão subjacentes às suas demandas iniciais, buscando alternativas para dar respostas às suas necessidades;

- **horizontalização das relações de poder:** abre a perspectiva de se superar a coisificação do paciente, que não raro desconhece o diagnóstico ou ignora os procedimentos que estão sendo ou que serão feitos com ele ou com membros de sua família. Implica na democratização do conhecimento do processo saúde/doença, da organização interna dos serviços e da própria produção de saúde;

- **corresponsabilidade:** a equipe de saúde a família tem seu saber e seu poder para conduzir os processos terapêuticos, e a família também tem o dela. A maior parte das orientações dadas pelas equipes de saúde para uma vida mais saudável (alimentação, exercícios físicos, controle do tabagismo e alcoolismo, amamentação, uso de cinto de segurança, adesão ao tratamento medicamentoso, necessidade de comparecimento aos retornos, etc.), embora não adotada, é de conhecimento público, mostrando que conhecer não basta para que se incorporem esses ensinamentos na vida prática. Mudar o modo de viver das pessoas está intimamente ligado ao seu sistema de vida, aos seus valores, às suas relações. Se as mudanças não fizerem sentido para as pessoas, dificilmente serão incorporadas. Os técnicos da AB devem colocar o seu saber em interação com o saber e com os valores das pessoas para, nessa relação, criar a possibilidade de um novo projeto de vida com mais qualidade;

9. **Organização social:** "O Estado não se reforma. Nós não podemos esperar do Estado que ele resolva abrir mão de uma parcela de seu poder. Não existe refe-

rência na história universal de que isto tenha acontecido. O Estado só se modifica por pressão da sociedade" (CACCIA-BAVA, 2000). Os grupos sociais organizados vêm procurando ocupar cada vez mais espaços nas instâncias participativas da área da Saúde. Nas equipes de Saúde da Família, em especial, os agentes comunitários têm potência para desempenhar um papel de especial importância, pois não só compreendem as origens e potencialidades de sua comunidade, como vivenciam as condições, como moradores que são daquele espaço físico e social. Têm, assim, legitimidade para propor a reorganização da sociedade a partir das questões mais imediatas da área da saúde, apoiados pelas equipes;

10. **Ações intersetoriais**: a intersetorialidade pressupõe uma visão de interdependência entre os fatores determinantes e condicionantes da saúde, entendida para além de seus aspectos biológicos. Interferir positivamente nestes fatores para que se obtenha melhor qualidade de vida das pessoas e diferentes grupos sociais requer um trabalho amplo e articulado dos vários setores da sociedade;

11. **Trabalho em equipe**: os múltiplos olhares sobre uma dada situação-problema, integrados sob a lógica de um mesmo projeto, permitem construir uma visão muito mais enriquecida de todo o processo e, consequentemente, pode permitir resultados mais ricos e adequados. A capacidade para o trabalho em equipe não se dá espontaneamente. A matriz de formação estimula a competição entre as várias categorias profissionais e outorga grande valor àquele que resolve tudo sozinho. É preciso investimento para que o verdadeiro trabalho em equipe ocorra. No PSF, contar com múltiplos saberes pode facilitar a compreensão do processo de adoecer, aumentando a capacidade de identificar e buscar recursos externos ou no interior da própria família. Permite, ainda, um revezamento entre os vários profissionais frente a situações familiares de desdobramentos muito longos e sofridos (doenças terminais, por exemplo), impedindo que apenas um membro da equipe seja depositário de todo o sofrimento e desgaste. Evita, assim, o estabelecimento de uma relação de dependência negativa entre o profissional/paciente ou profissional/grupo familiar.

O acúmulo de experiências ao longo desses 22 anos, desde a implantação e a ampla expansão da ESF permitiu identificar importantes evidências e resultados: redução da mortalidade infantil, onde um aumento de 10% de cobertura de Saúde da Família reduzia a mortalidade infantil em 4,6%, conforme editorial da revista inglesa *The Lancet*, no ano de 2015; redução da morbidade, principalmente das condições sensíveis à Atenção Primária em 20%, segundo um levantamento do Ministério da Saúde entre os anos de 1999 e 2006; redução de iniquidades conforme estudo do Ministério da Saúde do Brasil realizado nas regiões Sul e Nordeste do país, onde a ESF atendeu mais idosos com menor escolaridade e renda familiar ,contribuindo para uma maior equidade em saúde; melhora no acesso, maior satisfação dos usuários, entre outros (BRASIL, 2008).

Trabalhar na Atenção Básica, principalmente através do PSF, requer o estabelecimento de parcerias múltiplas baseadas em novas formas de relações: entre pacientes e seus grupos familiares, entre os diferentes membros da equipe e entre as equipes e grupos assistidos; entre equipes de trabalho, setorialmente e intersetorialmente, acreditando-se que as pessoas, grupos sociais e instituições não têm apenas necessidades e dificuldades, mas também capacidades e recursos que podem ser desenvolvidos e expandidos. "Para que todos os avanços sociais ocorram serão necessários processos complexos e solidários de aprendizados compartilhados." CACCIA-BAVA (2003).

Apresentamos o instrumento abaixo, que vem sendo adotado dentro da concepção de valorizar o conhecimento do território e o fortalecimento das interações entre as equipes de atenção primária e a comunidade:

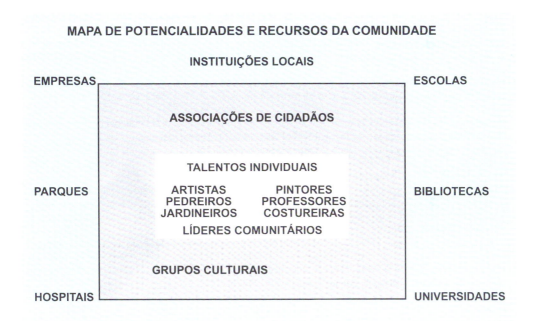

Gostamos de pensar que a AB e a ESF se constituem hoje em uma realidade irreversível

Fonte: Modelo Colaborativo. Prefeitura Municipal de Curitiba.

■ Alguns *sites* de interesse
- Sociedade Brasileira de Medicina de Família e Comunidade – SBMFC: www.sbmfc.org.br
- Rede APS – ABRASCO - https://www.abrasco.org.br/site/rede-aps/
- Departamento de Atenção Básica do Ministério da Saúde Brasil - http://dab.saude.gov.br/portaldab/
- National Health System UK: http://digital.nhs.uk/primary-care
- Ottawa University: http://www.med.uottawa.ca/sim/data/Primary_Care.htm

- Rede Unida: http://www.redeunida.org.br/
- Atenção Básica e Saúde Família
- OPAS: Modelos Atenção e APS. OPAS - 25 anos Alma Ata

■ Bibliografia consultada

- Brasil. Ministério da saúde. Conselho Nacional de Saúde. O Desenvolvimento do Sistema Único de Saúde: avanços, desafios e reafirmação dos seus princípios e diretrizes. Brasília: Ministério da Saúde, 2002.
- Brasil. Ministério da Saúde. Portaria 699 de 30/03/2006 - Diretrizes Operacionais do Pacto pela Vida e de Gestão. 2006
- Brasil, Ministério da Saúde. Saúde da família no Brasil: uma análise de indicadores selecionados, 1998-2006. Brasília, 2008.
- Brasil- Rede de Pesquisa em atenção primária à saúde – Relatório da 3ª Reunião do Comitê Coordenador da Rede de Pesquisa em APS – Brasília, julho, 2011.
- Caccia-Bava MCG. A família convida Enrique: reflexões preliminares sobre contribuições de Pichòn-Riviérè ao Programa de Saúde da Família. Trabalho de Conclusão de Curso de Formação para Coordenadores de Grupos Operativos. Ribeirão Preto: Instituto Pichòn-Riviérè; 2003.
- Caccia-Bava S. Os Conselhos como instrumentos da sociedade civil. In: Carvalho, MCAA e Teixeira ACC, (org.). Conselhos Gestores de Políticas Públicas. São Paulo: Polis; 2000. n° 37.
- Curitiba, Prefeitura Municipal. Modelo colaborativo: experiência e aprendizados do desenvolvimento comunitário em Curitiba; GETS-Grupo de estudos do Terceiro Setor; United Way of Canadá – Centraide, Canadá, 2002, p. 24.
- Elias PEM, Ferreira CW, Alves MCG, Cohn A, Kishima V, Escrivão A et al. Atenção Básica em Saúde: comparação entre PSF e UBS por estrato de exclusão social no município de São Paulo. Cien Saúde Colet. 2006;11(3):633-642.
- Ibañez N, Rocha JSY, Castro PC, Ribeiro MCSA, Forster AC, Novaes MHD et al. Avaliação do desempenho da atenção básica no Estado de São Paulo. Cien Saúde Colet. 2006;11(3):683-704.
- Mendes EV. As redes de atenção à saúde. Brasília: Organização Pan-Americana da Saúde; 2011.
- Rocha JSY, Caccia-Bava MCGG. A Atenção Básica na construção da saúde. Cien Saúde Colet. Sept./Oct. 2009;(supl. 1).
- Schaiber LB, Nemes MIB, Mendes-Gonçalves RB (Org.). Saúde do Adulto: programas e ações na unidade básica. In: Schaiber LB, Mendes-Gonçalves RB. Necessidades de saúde e atenção primária. São Paulo: Hucitec; 1996.
- Starfield B. Atenção Primária: equilíbrio entre necessidades de saúde, serviços e tecnologia. Brasília: Unesco, Ministério da Saúde; 2002.
- Viana ALD, Rocha JSY, Elias PEM, Ibañes N, Novaes MHD. Modelos de Atenção Básica nos grandes municípios paulistas: efetividade, eficácia, sustentabilidade e governabilidade. Cien Saúde Colet. 2006;11(3):577-606.
- Viana ALD, Rocha JSY, Elias PEM, Ibañez N, Bousquat A. Atenção Básica e dinâmica urbana nos grandes municípios paulistas, Brasil. Cad Saúde Pública. 2008;24:579-590.
- Zurro AM, Perez JFC. Atención Primaria: conceptos, organización y práctica clínica. 3. ed. Madrid: S.A. Elsevier España; 2010.

7

Assistência hospitalar

Milton Roberto Laprega
Juan Stuardo Yazlle Rocha

Resumo

Embora a assistência hospitalar beneficie aproximadamente apenas 10% da população, sua importância pode ser avaliada sabendo que ela "consome" aproximadamente metade dos recursos destinados à assistência à saúde. Isto ocorre porque as pessoas que procuram a assistência hospitalar são portadoras de problemas de difícil diagnóstico, tratamento ou requerem cuidados especiais de assistência. É por isso também que os hospitais concentram os recursos humanos, instrumentais e equipamentos mais diferenciados, o que lhes permite atender essa demanda diferenciada.

■ Introdução

O hospital é considerado, pela maioria dos estudiosos, como um dos equipamentos sociais mais complexos. Em primeiro lugar porque é visto como o local privilegiado para restaurar a saúde dos indivíduos. Essa questão em si já traz algumas dificuldades. Como restaurar a saúde se o estado de saúde é o resultado final de um processo multidimensional? Qual grau de intervenção é possível e quais são suas limitações? Qual o papel do hospital? Essas questões são bastante importantes e foram encaradas de formas diferentes ao longo da história. Mudou a compreensão sobre saúde, doença e assistência, mudou o papel dos hospitais.

As principais mudanças, entretanto, ocorreram a partir da segunda metade do século XX. As transições demográfica e epidemiológica mudaram o perfil das necessidades de saúde e da demanda hospitalar. Foi um período de rápida acumulação de capital no setor de saúde em nível internacional com desenvolvimento dos conhecimentos científicos e tecnológicos, acompanhados de especialização e fragmentação do atendimento médico. Em associação a essas variáveis, aumentaram os custos da assistência médica.

Para a Organização Pan-Americana da Saúde (OPAS)[1] mudou também o comportamento dos usuários, que se transformaram de pacientes que solicitavam misericórdia para clientes, cidadãos com plenos direitos à saúde. As necessidades percebidas pela população sofrem influência da falta de clareza em relação ao papel do hospital e das demais unidades de saúde, além da indução de necessidades pelas indústrias de medicamentos, equipamentos e insumos. Com isso a exigência de serviços de boa qualidade aumentou muito nos últimos anos, obrigando os hospitais a um esforço acentuado em busca da qualidade, tendo que oferecer serviços mais sofisticados, tratamentos de ponta, hotelaria de primeira, etc., etc.

Outro aspecto relevante é a relação entre médicos e gerentes dos hospitais e gestores do sistema de saúde. Os médicos entraram nos hospitais a partir do final do século XVIII e durante o século XIX. Passaram a usuários da estrutura dos hospitais e, muito frequentemente, em contradição com as direções dessas entidades. Como diz o relatório da OPAS, quando prescreve, o médico assina um cheque e o gestor intervém na qualidade de atendimento quando autoriza ou não seu pagamento. Estabelece-se assim uma contradição entre dirigentes dos serviços e sistemas de saúde e aqueles que executam os atendimentos, gerando conflitos bastante frequentes.

Em resumo, mudou o perfil epidemiológico da população, mudaram a demanda e as exigências. A população procura serviços de saúde em geral subfinanciados, com problemas gerenciais e distribuídos de maneira desigual no território nacional, regulados por uma política de saúde em transição e em fase de implantação, marcada por interesses contraditórios entre usuários, profissionais, empresários e políticos.

■ Serviços do hospital

O recurso símbolo do hospital é representado pelos leitos das <u>enfermarias</u> – Clínica Médica, Cirurgia (incluindo Cabeça e Pescoço) Ginecologia, Moléstias Infecciosas, Neurologia, Obstetrícia, Oftalmologia, Ortopedia, Otorrinolaringologia, Pediatria, Psiquiatria, Berçários, etc., onde os pacientes internados permanecem em observação durante os processos de diagnóstico, tratamento e recuperação. O custo elevado da assistência hospitalar está concentrado nestes pacientes que dispõem além do alojamento e a alimentação adequada aos seus problemas de saúde, os outros recursos representados pelos serviços de apoio diagnóstico e de tratamento:

- laboratórios de exames: sangue, urina, fezes, etc.;
- laboratórios de imagens: raios-X, ultrassom, tomografias computadorizadas, ressonância magnética;
- banco de sangue e hemoterapia;

- medicina nuclear;
- centro cirúrgico;
- centro obstétrico (salas de parto);
- centro de recuperação (pós-cirurgias);
- unidades de terapia intensiva: geral, renal, cardiologia, neonatal;
- unidades de transplantes: renal, medula óssea;
- unidades de queimados;
- unidades metabólicas;
- unidade semi-intensiva.

Estes serviços de atividades finais só podem funcionar com a existência de serviços de apoio, como: administração, lavanderia, farmácia, nutrição, arquivo médico, centro de processamento de dados. Ambos, por sua vez, recebem apoio dos centros de infraestrutura: engenharia, higiene e limpeza, transportes, marcenaria, etc.

■ Quando surgiram os primeiros hospitais?

As raízes mais remotas das instituições hospitalares encontram-se no Egito e na Índia. Na Índia, os documentos mais antigos disponíveis datam de 1500 a.C. e estão impregnados da visão religiosa de cura. Mais tarde, por volta do século VI antes de Cristo, por influência do budismo foram construídos hospitais, tendo Sidarta Gautama, o Buda, recomendado a existência de um médico para cada dez cidades.[2]

Para Souza Campos,[2] na Grécia, no período anterior a Hipócrates, floresceram os templos dedicados a Esculápio. Embora tivessem uma configuração bastante diferente dos nossos hospitais, alguns autores colocam nesses templos as raízes de sua criação. Os templos eram construídos em locais saudáveis, ao lado de florestas e de fontes de águas cristalinas e o tratamento era feito por sacerdotes que orientavam os enfermos, oravam e prescreviam tratamentos com banhos e ervas, acompanhados do sacrifício de animais.

Esse modelo espalhou-se pela Grécia, alcançou o Egito, influenciando a construção dos templos de Serapis e Isis,[2] e no terceiro século antes de Cristo chegou a Roma[3] onde os Valetudinari foram os primeiros hospitais militares, dedicados a soldados, atletas, gladiadores e escravos.[2]

Durante a Idade Média[4] predominou a visão religiosa no desenvolvimento dos hospitais. Nessa época, na Europa, a hospitalidade era tida como uma obrigação, um dever e um privilégio. Os primeiros hospitais cristãos não eram como os hospitais que conhecemos hoje, mas sim estabelecimentos para acolher e nutrir peregrinos e viajantes, muitos dos quais enfraquecidos ou doentes.[3] A caridade era um dos princípios que estimulava a criação de hospitais e durante o final da Antiguidade e a Idade Média a igreja esteve diretamente envolvida em sua criação, o que pode ser demonstrado pela resolução do Concílio de Niceia no ano de 325 d.C., que determinou aos bispos a criação de um hospital em cidades que tivessem catedrais.

Durante toda a Idade Média cresceu o número de hospitais, que tiveram diferentes tamanhos e durações; alguns eram especializados, porém a maioria servia para abrigar os necessitados, não somente doentes, mas também velhos e miseráveis. Com o tempo, um grande número de hospitais começou a praticar a caridade com maior discernimento, reservando seus leitos principalmente para pessoas doentes.

À medida que foi se implantando o modo de produção capitalista, com o desenvolvimento das cidades foi havendo um deslocamento da direção e do controle para fontes seculares, para as municipalidades e os estados absolutistas. Rosen[4] relata que começou a ser comum o aparecimento de desvios de dinheiro, abuso de poder por parte de autoridades eclesiásticas locais e isso foi usado como justificativa para tirar-lhes o poder. Os monges e as freiras continuaram a agir como enfermeiros, mas sem ter mais a direção dos estabelecimentos.

Segundo Rosen,[4] foi "a grande explosão científica nos séculos XVI e XVII que estabeleceu a base para que a ciência fosse aplicada à medicina". Nos séculos XVIII e XIX é que acontece a virada no papel do hospital, surgindo o hospital moderno, com o desenvolvimento da medicina. Para Foucault[5] o hospital se transforma num instrumento terapêutico no final do século XVIII.

Nos séculos XVII e XVIII a sociedade sofre profundas transformações políticas, no processo produtivo e nos aspectos sociais e culturais também. As ciências se desenvolvem, entre elas a biologia e os recursos para assistir as pessoas aumentam rapidamente. A doença passa a ser encarada como fato natural, legitimando, portanto, a procura da cura que agora não é interpretada como contrariar a vontade de Deus. Assim nasceram as disciplinas e a medicina científica. Gradualmente os hospitais deixam de ser os locais de *ajuda a bem morrer* para se transformarem em instituições onde se procura tratamento, alívio e/ou recuperação da saúde.

O trabalho na saúde também se transforma com a divisão do trabalho, novos procedimentos e recursos em instrumentais e equipamentos. Agora o profissional da saúde não pode carregar (e nem é proprietário) os meios de produção da saúde. O trabalho torna-se parcelado e alguém deve assumir a tarefa de coordenar e organizar a assistência; esse alguém será representado pelas instituições que possuem as instalações e os equipamentos necessários para a assistência. Concentrar os recursos, organizar a prestação da assistência (dirigir o processo de trabalho) reunindo os profissionais, equipamentos e instalações adequados é a tarefa desempenhada pelo moderno hospital. Ele representa a "fábrica" da saúde, exercendo os mesmos papéis da fábrica que organiza a produção dos bens materiais. Mais ainda, hoje o hospital procura ***assegurar serviços de assistência médica integral e dirigidos a toda a comunidade a que serve***.[6]

Assistência Hospitalar no Brasil – Das origens ao século XX

Segundo Santos Filho,[7] as longas navegações acabaram por impor a necessidade de criar enfermarias nos portos para atender aos viajantes que muito frequentemente chegavam doentes no Brasil. Foi dessa forma que começam a surgir, com estímulo da corte portuguesa, as enfermarias e bodegas junto aos colégios jesuítas, em que os próprios religiosos faziam as vezes de médicos, enfermeiros e boticários. Essas unidades permaneceram até meados do século XVIII, quando da expulsão da Companhia de Jesus do país.

Esse recurso, entretanto, não era suficiente. Seguindo o exemplo da Corte, começaram a ser criadas no Brasil sociedades civis, as Irmandades de Misericórdia que tinham uma ampla função baseada em postulados religiosos. Com o passar do tempo foi aumentando a assistência hospitalar e foi se consolidando o nome de Santa Casa ou Hospital de Misericórdia, onde basicamente os pobres eram atendidos.[8]

No século XVIII surgiram também os primeiros hospitais militares e também hospitais de isolamento para hansenianos. É possível encontrar também relatos de enfermarias de outras ordens religiosas em conventos, mas com pequena expressão. Também alguns grandes fazendeiros custearam enfermarias em suas propriedades com a finalidade de tratar escravos e moradores, mas esta foi uma experiência bastante restrita, ocorrendo nos séculos XVIII e começo do século XIX.[9]

Durante todo o século XIX não houve uma grande modificação na assistência hospitalar no Brasil. É importante, no entanto, registrar a fundação das primeiras escolas médicas no país, que ocorreram após a vinda da família real, em 1808. Santos Filho[10] afirma que os primeiros cursos instalados foram de cirurgia, nos Hospitais Militares da Bahia e do Rio de Janeiro, depois transformados em Escolas de Medicina. Foi nesse século, entretanto, com as descobertas científicas do período, que ocorreram grandes transformações na qualidade do atendimento médico. Foram marcantes a introdução de novos métodos de enfermagem por Florence Nightingale após a Guerra da Crimeia (1853-1856) e a descoberta da assepsia, da anestesia e dos raios X.

Os hospitais para doentes mentais começaram a surgir também no século XIX nas maiores cidades do país, da mesma forma que outras associações beneficentes como a Sociedade Francesa de Beneficência e a Beneficência Portuguesa no Rio de Janeiro, e a Sociedade Italiana de Beneficência em São Paulo. Também no século XIX instalaram-se pequenos hospitais chamados Casas de Saúde, de propriedade de médicos e por eles administrados.

Do século XX aos dias atuais

No início do século XX a base da economia brasileira ainda era agrária, com predomínio da produção e exportação do café, do qual o Brasil era o maior produtor mundial. O país, entretanto, se urbanizava e industrializava. Crescia nas cidades uma nova burguesia industrial vinculada ao capital financeiro, bem como as camadas médias e a classe operária, influenciada pelos acontecimentos do outro lado do mundo. No campo político a conjuntura do período é marcada pelo conflito entre essas classes sociais que acabou levando à Revolução de 1930.[11]

No campo da saúde, até o início da década de 1920 a política era voltada para o saneamento do meio ambiente e combate às endemias, particularmente nas cidades relacionadas à economia agroexportadora do café. Além disso, a assistência à saúde passa a ser encarada como uma estratégia de atração e retenção de mão de obra, com necessidade crescente, mas escassa na época.[12] É, portanto, subordinada ao imperativo da acumulação de capital. Como forma, a assistência à saúde continuava a ser feita nos moldes predominantes do século XIX e a assistência hospitalar era prestada de forma majoritária nas Santas Casas de Misericórdia e de maneira pontual em outras entidades filantrópicas ou Casas de Saúde privadas.

Em 1923, a reforma Carlos Chagas busca ampliar a cobertura do atendimento à saúde. É desse ano a promulgação da Lei Elói Chaves, que cria as Caixas de Aposentadoria e Pensões (CAPs), mudando as regras da previdência no Brasil. A criação das CAPs é considerada um marco na história da previdência em nosso país e teve papel importante na expansão da cobertura de assistência médica. Como, entretanto, as CAPs eram constituídas por empresas, somente as de maior porte conseguiram se estruturar, permanecendo excluída a maioria da população, que continuava a utilizar os recursos limitados dos serviços públicos, os profissionais liberais e a medicina tradicional.

Com a revolução de 1930 muda a correlação de forças no país. Segundo Braga,[12] é a partir desse momento que se instaura um processo de industrialização ainda limitado pela insuficiência técnica e financeira e criam-se condições para o surgimento de políticas sociais de corte nacional. Insere-se nesse contexto a política de saúde, que se estrutura em dois subsetores: a saúde pública e a medicina previdenciária. Para o autor, o primeiro setor mantém-se predominante até meados dos anos 1960, enquanto o previdenciário, que vinha se estruturando desde a década de 1920, amplia-se no período, mas só vai ganhar impulso a partir do final da década de 1950 e passa a ter papel decisivo a partir do golpe militar de 1964.

A transformação das CAPs em Institutos de Aposentadoria e Pensão (1934) foi uma evolução importante porque superou o limite estreito da oferta de serviços por apenas algumas empresas e passou a ofertá-los por categorias. Esse movimento ampliou bastante a cobertura, mas atingiu apenas as categorias mais organizadas no país, exatamente aquelas mais importantes dentro do processo de acumulação capitalista. Muitos trabalhadores urbanos continuaram excluídos e praticamente todos os trabalhadores rurais.

O período de 1945 até o começo dos anos 1960 é conhecido como a fase do desenvolvimentismo no país, particularmente no governo Juscelino, que se encerrou em 1961. Para Skidmore,[13] no final da década de 1940 e durante os anos 1950, o Brasil viveu uma explosão demográfica acompanhada de grandes desigualdades regionais. O período caracterizou-se por acentuada urbanização, que passou dos 30% em 1940 para próximo de 40% em 1950. Os trabalhadores chegavam às cidades e viviam de modo precário, frequentemente em favelas, com serviços insuficientes, como no caso da educação e saúde. Metade da população brasileira ainda vivia no campo, grande parte ainda sobrevivendo da agricultura de subsistência ou como meeiros, a maioria vivendo isolada e praticamente sem nenhuma assistência à saúde[13] que não fosse a da medicina tradicional. Nas cidades, **a assistência médica era oferecida pelas Santas Casas, mas há um acentuado processo de compra e construção de hospitais, ambulatórios e equipamentos por parte dos Institutos de Aposentadoria e Pensão**, que aumenta a oferta de serviços em relação ao período anterior, fenômeno que irá se acentuar após o golpe de 1964.

Já no período de 1956 a 1966, o financiamento do setor se baseia na previdência, a prestação de serviços é cada vez mais feita por instituições privadas, centrada em hospitais, onde a mão de obra é crescentemente especializada e há um grau acentuado de utilização de equipamentos e medicamentos especializados. Nesse período há um crescimento da importância da indústria de equipamentos e insumos, ao mesmo tempo em que aumenta a dependência externa.[13]

Segundo Braga,[12] a evolução da assistência médica e do sistema previdenciário no Brasil pode ser compreendida pelas especificidades do desenvolvimento econômico brasileiro e internacional, pelo crescimento da massa de trabalhadores assalariados e seu nível de organização, pelo progresso tecnológico pós-guerra e com as necessidades de acumulação de capital na área da saúde, e finalmente com o crescimento do sistema previdenciário no país, que é uma resposta a essas questões anteriores e que se coloca em condições de financiar o desenvolvimento da assistência à saúde no país.

Segundo o autor, na década de 1960 desencadeia-se uma crise aguda no sistema de saúde. Aumenta a demanda em decorrência da urbanização acelerada, aumentam os custos da assistência à saúde em nível mundial em consequência dos avanços científicos e tecnológicos e com a centralização do atendimento em nível hospitalar sob comando da iniciativa privada, que se expande rapidamente e sem controle por parte do Estado.

Em 1966, foram extintos os IAPs e foi criado o INPS em resposta à crise no setor de saúde e foi implantada uma política de privatização da assistência através do financiamento da iniciativa privada. Com a centralização do poder e a exclusão dos trabalhadores da gestão do sistema, parte do dinheiro da previdência passou a ser utilizada para a execução de grandes obras de infraestrutura. A construção da Transamazônica é um exemplo frequentemente citado na literatura.[14]

Até meados dos anos 1980 houve grande crescimento da demanda e ampliação acentuada da cobertura. Nesse período ocorreu importante especialização e incorporação de tecnologias médicas, além do esvaziamento do papel filantrópico das Santas Casas.[14]

Esse modelo acaba levando o sistema de saúde a uma crise que desemboca no movimento sanitarista e nas medidas racionalizadoras adotadas pelo regime militar com implantação das Ações Integradas de Saúde, iniciadas ainda no Governo Figueiredo, o SUDS (1987/1989) e finalmente o SUS (estabelecido pela Constituição de 1988, mas implantado a partir de 1990 com as Leis Orgânicas da Saúde), este último já com o regime democrático.

A Figura 7.1 mostra a evolução do número de estabelecimentos com internações no Brasil, no período de 1962 a 2015. Pode-se observar um rápido aumento do número total de leitos até meados dos anos 1970, à custa principalmente dos estabelecimentos privados. Estes estabelecimentos continuam a aumentar em número, mas em ritmo menor até meados dos anos 1980, a partir de quando se mantêm em número relativamente estável até o final da década de 1990. Desde então vem sofrendo uma forte retração. Já os estabelecimentos públicos aumentaram de maneira gradual em todo o período. Entre 2005 e 2006 há uma queda brusca do número de estabelecimentos públicos, provavelmente relacionada a critérios diferentes utilizados pelas fontes dos dados. Essa ocorrência, no entanto, não altera a tendência delineada para o período.

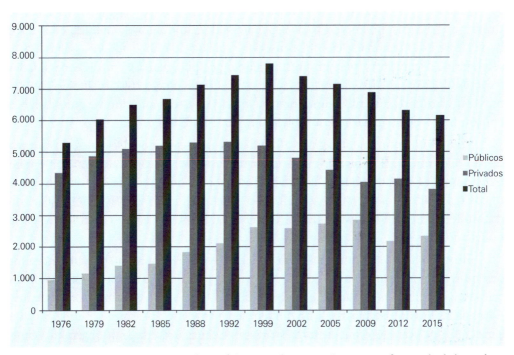

Figura 7.1 – Estabelecimentos de saúde com internação, por esfera administrativa. Brasil, 1962 a 2015.

Fonte: 1962 a 2005: IBGE; 2006 a 2014: DATASUS.

Esse fenômeno pode ser também avaliado pela evolução do número de leitos (Figura 7.2). Pelos dados obtidos, entre 1992 e 1999 começa a haver a redução do número de leitos nos estabelecimentos privados, o que não ocorre nos públicos.

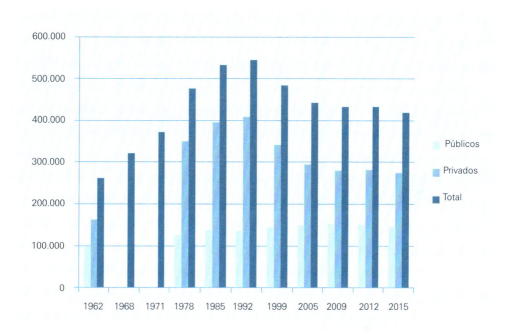

Figura 7.2 – Leitos para internação em estabelecimentos de saúde, por esfera administrativa. Brasil - 1962/2015.

Quando se olha, entretanto, o número de leitos por 1.000 habitantes (Figura 7.3), pode-se observar que a queda de leitos disponíveis começa a acontecer já na década de 1980, inclusive para o setor público. Entre 1980 e 2009, o número de leitos totais caiu de 4,19/1.000 habitantes para 2,27, variando de 3,18 para 1,47 entre os privados e de 1,01 para 0,8/1.000 habitantes entre os públicos. Essa tendência permanece até o ano de 2015.

Como explicar esse fenômeno? O subfinanciamento tem induzido a migração de leitos privados para os convênios de saúde e no setor público, apesar do aumento no número de estabelecimentos e no número de leitos, esse crescimento não tem acompanhado o aumento populacional.

Quando se analisa o número de leitos por 100 habitantes segundo macrorregiões do país, pode-se constatar uma grande diferença em 1962, com predomínio nas regiões mais desenvolvidas, como o Sudeste e o Sul. A série estudada mostra que as regiões atingem seu número máximo em momentos diferentes, começando a cair mais preco-

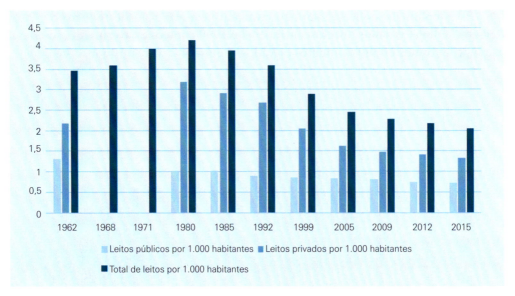

Figura 7.3 – Leitos para internação em estabelecimentos de saúde por mil habitantes e por esfera administrativa. Brasil – 1962/2015.

cemente no Sudeste e Norte, seguidos do Sul e Centro-Oeste, aparecendo por último a região Nordeste. Outro dado bastante interessante é a diminuição acentuada das diferenças regionais, coincidindo com o final da década de 1980 e começo dos anos 1990, período de transição para o Sistema Único de Saúde.

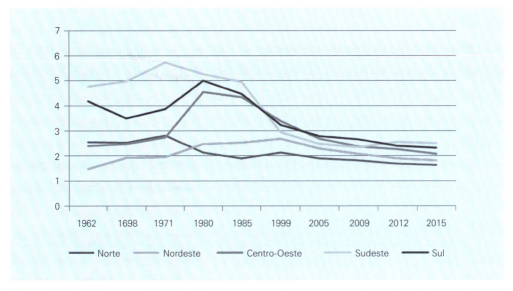

Figura 7.4 – Leitos por 1.000 habitantes segundo macrorregiões. Brasil, 1962 a 2015.

Para visualizar o desenvolvimento da assistência à saúde no período, é interessante acompanhar o número de internações. Em 1970 o INPS registrou 2,8 milhões de internações. Em 1982 foram internadas 13,1 milhões de pessoas. A partir da metade dos anos 1980 houve uma queda gradual, apesar do aumento da população. No final da década ocorreram 11,8 milhões de internações.[21] A Figura 7.5 apresenta as internações por 100 habitantes do Brasil e das macrorregiões, em anos selecionados do período de 1985 a 2015.

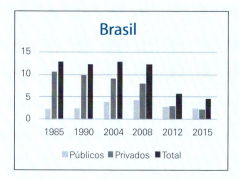
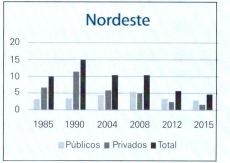
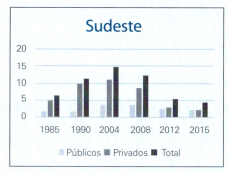
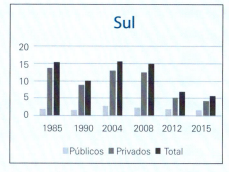
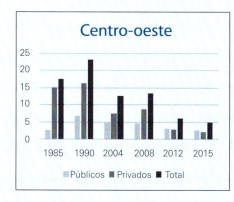
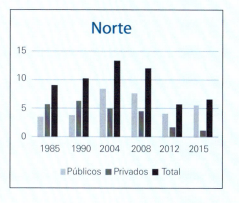

Figura 7.5 – Internações por 100 habitantes segundo esfera administrativa por regiões e para o país. Brasil, período de 1985 a 2015.

A situação atual do atendimento hospitalar no Brasil e a análise e as propostas do Ministério da Saúde

Em 2004 o Ministério da Saúde publicou um documento de grande importância intitulado "Reforma do Sistema da Atenção Hospitalar Brasileira", que deve ser conhecido por todos os interessados no assunto. Nesse trabalho o Ministério faz um balanço rápido, porém bem elaborado, da situação dos hospitais no Brasil e lança as bases para a política brasileira de atenção hospitalar.[15]

Segundo os autores do documento, o país possui uma rede hospitalar bastante heterogênea, com distribuição desigual de recursos humanos e materiais, favorecendo grandes e médias cidades nas regiões mais desenvolvidas do Brasil, sendo essa configuração resultante de um processo histórico com múltiplas dimensões que precisam ser consideradas para uma correta compreensão da realidade do setor, de seus problemas e possíveis soluções.

A Tabela 7.1 dá uma ideia bastante aproximada da distribuição dos hospitais no Brasil. Em primeiro lugar, pode-se observar que 76% dos estabelecimentos com internação têm até 50 leitos e 89% têm até 100 leitos. Existe hoje um consenso de que hospitais com menos de 100 leitos têm difícil viabilidade econômica.

Metade desses hospitais se encontra em municípios de menos de 30 mil habitantes (Tabela 7.2), o que dificulta o financiamento: os valores repassados pelo SUS são

TABELA 7.1 – Frequência de hospitais no Brasil, por faixa de leitos, em janeiro de 2011

Faixa de leitos	Unidades	Unidades acumuladas	%	% Acumulada
1 a 4	2.810	2.810	33,0	33,0
5 a 30	2.463	5.273	28,9	61,9
31 a 50	1.253	6.526	14,7	76,6
51 a 100	1.096	7.622	12,8	89,4
101 a 150	412	8.034	4,8	94,2
151 a 200	207	8.241	2,4	96,6
201 a 300	166	8.407	1,9	98,5
301 a 400	71	8.478	0,8	99,3
401 a 500	29	8.507	0,3	99,6
Maior que 500	32	8.539	0,4	100,0
Total	8.539		100,0	

Fonte: Relatório de gestão da Secretaria de Atenção à Saúde do Ministério da Saúde, do ano de 2010.

insuficientes, as Prefeituras Municipais têm baixa arrecadação e o número de moradores com poder aquisitivo maior é relativamente pequeno. Aliados a essas questões, o crescimento desordenado, com incorporação não planejada de tecnologias duras e a política de financiamento dos hospitais aplicada em passado recente acabam por criar resultados pouco eficientes, com um setor hospitalar frequentemente em crise. Além disso, o Ministério da Saúde aponta para a dificuldade de fixação de médicos e demais profissionais da saúde e para a formação e fixação de gestores competentes.

TABELA 7.2 – Estabelecimentos de saúde segundo a população do Município. Brasil, 2004

População	Frequência	Frequência acumulada	%	% Acumulada
0 a 5.000	326	326	5,4	5,4
5.001 a 10.000	786	1.112	13,1	18,5
10.001 a 20.000	1.233	2.345	20,5	39,0
20.001 a 30.000	679	3.024	11,3	50,3
30.001 a 50.000	627	3.651	10,5	60,8
50.001 a 100.000	657	4.308	10,9	71,7
100.001 a 200.000	373	4.681	6,2	77,9
> 200.001	1.331	6.012	22,1	100,0
Total	6.012		100,0	

Fonte: Ministério da Saúde. Cadastro Nacional de Estabelecimentos de Saúde. In: Reforma do Sistema da Atenção Hospitalar Brasileira, Brasília, 2004.

Para o Ministério da Saúde existe uma crise real no sistema de atendimento hospitalar brasileiro, mas que não pode ser atribuída somente a questões financeiras. Existem também outras dimensões que precisam ser valorizadas na discussão desse assunto: aspectos financeiros (investimento e custeio), aspectos políticos, organizacionais (internos e externos), assistenciais, de formação profissional e aspectos sociais.

Os autores discutem que existem, de um modo geral, duas perspectivas: a de manutenção e reprodução ou a de mudança e transformação do atual modelo. É preciso definir e implantar uma nova política de atenção hospitalar para o Brasil e com essa referência o MS aponta os principais problemas e determinantes do atual quadro da assistência hospitalar no país.

Os problemas apontados são os seguintes:

1. Insuficiência e má distribuição dos leitos, com alta concentração nas regiões Sudeste e Sul, em alguns estados e, no geral, nos municípios de grande porte da maioria dos estados;

2. Políticas insuficientes e baixa capacidade de gestão da rede hospitalar por parte das instâncias governamentais e baixa capacidade gerencial dos estabelecimentos públicos e privados;

3. Recursos financeiros inadequados e insuficiência dos mecanismos de avaliação e controle;

4. Regionalização e hierarquização deficientes, com relações e papéis mal estabelecidos entre os serviços de diferentes níveis de complexidade, com mecanismos frágeis de referência e contrarreferência;

5. Incipiente controle sobre os atendimentos hospitalares, em relação ao perfil de necessidades de saúde da população, bem como da efetividade dos serviços e satisfação dos usuários.

O que levou a esse conjunto de problemas? Refletindo sobre o assunto, os autores apontam três fatores determinantes:

- história do sistema de saúde brasileiro, responsável pela conformação do modelo médico-assistencial, que confere centralidade ao papel do hospital, a privatização da rede e a concentração territorial dos estabelecimentos, especialmente na região Sudeste;

- politicas desenvolvidas no período do SUS, como a adoção dos mecanismos de pagamento por procedimento, a desatualização progressiva dos valores pagos por procedimentos contratados, a proliferação de hospitais de pequeno porte a partir do processo de descentralização, a incipiência do processo de avaliação e controle, a problemática dos recursos humanos, etc.;

- problemas resultantes da conjuntura atual, como efeitos da política de financiamento adotada na área da saúde, dificuldades nas relações entre gestores dos diferentes níveis de governo, entre outras questões.

■ Qual o modelo de assistência hospitalar que queremos?

Partindo da conceituação de modelo de atenção à saúde, os autores do documento afirmam que o modelo hegemônico em nosso país é centrado nos médicos e nos hospitais, no conhecimento especializado e consumo de tecnologias de ponta, o que leva a um encarecimento da assistência à saúde, seguindo a mesma dinâmica capitalista da economia em geral.

O documento afirma que esse modelo é centrado no procedimento, onde o ato de assistir a saúde é confundido com a produção de consultas e exames, associado à crescente medicalização da sociedade e substituição de ações como o acolhimento e o vínculo com os usuários.

Segundo os autores, o sistema de saúde atual se comporta como "uma rede móvel, assimétrica e incompleta de serviços que operam distintas tecnologias de saúde e que são acessados de forma desigual pelas diferentes pessoas ou agrupamentos que deles necessitam; e menos como um sistema onde o desenvolvimento harmonioso entre suas partes, cada qual com sua missão, contribua para o bom funcionamento do todo".

Para os autores, o desafio é reorganizar o sistema de forma integrada, respeitando os princípios do Sistema Único de Saúde. O novo papel dos hospitais só pode, portanto, ser definido junto com seu papel na rede de serviços de saúde e não de uma forma isolada a partir de interesses corporativos, econômicos ou políticos de segmentos da sociedade. Deve responder às necessidades globais da sociedade e, dentro das limitações tecnológicas de cada momento e da capacidade financeira do país, oferecer o melhor atendimento possível aos cidadãos, de forma eficaz, eficiente e efetiva.

Para os autores do documento, a integralidade é um conceito central na discussão do papel do hospital. Conseguir essa abordagem é um desafio porque implica em superar a fragmentação dominante nessas instituições onde imperam as múltiplas especialidades e o enfoque voltado para o tratamento das doenças, e não dos doentes, e só pode ser atingido de forma multiprofissional, multidisciplinar e em rede com outras unidades do sistema de saúde.

Outra dimensão da integralidade desejada se dá na integração do hospital com os outros níveis do sistema de saúde. Todos conhecem as dificuldades nessa integração; não se integram as informações, estratégias, fluxos, equipamentos, etc. Frequentemente se tem notícias de exames duplicados, demoras no atendimento, histórias clínicas não compartilhadas, etc. Para os autores, atendimento integral implica no acesso a todas as tecnologias disponíveis e necessárias para cada caso além do adequado acolhimento e humanização no atendimento.

Para os autores "o hospital pode ser visto como um componente fundamental da integralidade do cuidado concebida de forma ampliada, como uma estação no circuito que cada indivíduo percorre para obter a integralidade que necessita". "A forma mais tradicional de se pensar o hospital integrado no sistema de saúde é como referência em determinadas situações de maior complexidade ou gravidade. Segundo essa concepção, o hospital contribuiria para a integralidade do cuidado, fazendo uma adequada contrarreferência pós-atendimento. Certamente, já seria um ganho a implementação efetiva desses circuitos base-topo e topo-base que, na prática, sabemos bem, nem sempre são muito bem-sucedidos".

■ Referências

1. Organização Pan-Americana da Saúde. A transformação da gestão de hospitais na América Latina e Caribe. Brasília: OPAS/OMS, 2004.
2. Campos ES. História e Evolução dos Hospitais. Rio de Janeiro: Ministério da Saúde, Reedição de 1965.
3. Organisation Mondiale de la Santé – OMS. Le rôle de l'hôpital dans les programmes de protection de la santé. Rapport Technique 122. Genève: OMS, 1957.
4. Rosen G. Da Polícia Médica à Medicina Social. Rio de Janeiro: Edições Graal; 1979.
5. Foucault, M. Microfísica do Poder. 3ª ed. Rio de Janeiro: Edições Graal; 1982.

6. Nowinski A, Ripa JC, Villar H. Evolución del concepto de hospital, Cap. 8. In: Sonis A. Atención a la Salud - Ed. El Ateneo, Buenos Aires, Argentina, 1983.

7. Santos Filho L. Assistência Hospitalar. In História Geral da Medicina Brasileira. São Paulo: Hucitec/Edusp; 1991. vol.1. p. 234-258.

8. Silva LLS. As "misturas do humano com o divino" na medicina popular do Brasil Colonial. In: Anais do II Encontro Internacional de História Colonial. Mneme: Revista de Humanidades, UFRN. set/out. 2008;9(24).

9. Soares MS. Médicos e mezinheiros na Corte imperial: uma herança colonial. Hist cienc Saúde – Rio de Janeiro: Manguinhos. jul/ago.2001;8(2):.

10. Santos Filho L. de C. Medicina no período imperial. In: Holanda, S. B. de (Dir.). História Geral da Civilização Brasileira. São Paulo: Difel, 1967.

11. Basbaum L. História Sincera da República. 3ª ed. vol. 2. São Paulo: Alfa-Ômega; 1976.

12. Braga JCS, Paula SG. Saúde e Previdência: Estudos de Política Social. São Paulo: Cebes/Hucitec; 1981.

13. Skidmore TE. Uma história do Brasil. São Paulo: Paz e Terra; 1998.

14. Ribeiro HP. O Hospital: História e Crise. São Paulo: Cortez; 1993.

15. Ministério da Saúde. Reforma do Sistema de Atenção Hospitalar Brasileira. Brasília: Ministério da Saúde; 2004.

Estudo dos custos da assistência em saúde

Maria Eulália Lessa Valle Dallora
Juan Stuardo Yazlle Rocha

Em todos os sistemas de saúde no mundo – públicos ou privados – uma questão fundamental é a crescente elevação dos custos da assistência. O cenário atual é de recursos escassos, pressão por qualidade e bons serviços, ao mesmo tempo em que é preciso enfrentar o aumento da demanda e a elevação dos custos e gastos dos serviços de saúde. É mandatório analisar os benefícios dos gastos e custos das ações de saúde para assegurar que há uma alocação eficiente dos recursos. Quanto custa um tratamento? Uma consulta? Uma internação? Da resposta depende muitas vezes a decisão de oferecer ou não a cobertura assistencial necessária para superar as dificuldades das pessoas e famílias. Mas a resposta é importante também como prestação de contas de governantes e administradores à comunidade que é quem, afinal, contribui para financiar a atenção à saúde.

No atual cenário competitivo, as organizações de saúde passam a ter necessidade de instrumentos de gestão econômica e a qualidade associada à utilização racional dos recursos deve ser o novo desafio. A busca da eficiência pelas organizações, tanto públicas quanto privadas, exige, como ponto de partida, o conhecimento dos custos dos produtos e processos.

Para o Ministério da Saúde, o gerenciamento de custos é imperativo para garantir maior eficiência na aplicação dos recursos e sustentabilidade do SUS (Brasil, 2013).

A implantação e, principalmente, o sucesso de um sistema de gerenciamento de custos nas instituições de saúde dependem da conscientização de todos os envolvidos no processo da assistência. Gerenciamento de custos é responsabilidade de todos e não apenas da área administrativa financeira, como se pensava antigamente. Os profissionais de saúde são responsáveis pelos custos gerados pelas atividades sob suas responsabilidades. O melhor gerente de custos é quem entende da atividade. Gerenciar custos permite à equipe de saúde uma visão do processo, o que propicia melhorias de qualidade com racionalização e otimização dos recursos.

A conscientização dos profissionais de saúde acerca de suas responsabilidades com a gestão dos serviços é um aspecto importante do gerenciamento de custos. O gerenciamento de custos tem como princípio o uso racional dos recursos disponíveis, recursos estes que são limitados e escassos. Materiais de consumo representam parcela significativa nos custos com saúde, assim como a quantidade de exames laboratoriais realizados. Equipamentos médicos hospitalares são onerosos, de sensível manuseio e exigem recursos humanos especializados. O desperdício dos recursos humanos e materiais é um dos fatores que pressiona o aumento dos custos.

Particularmente, a equipe de saúde e o médico em especial têm papel fundamental neste processo de gerenciamento de custos. São eles que tomam as decisões na ponta do sistema e definem quais recursos e em que quantidade serão utilizados na assistência à saúde. Na sua nobre missão de aliviar o sofrimento de seus pacientes, eles precisam dispor de conhecimentos e habilidades adequados para a melhor gestão dos recursos disponíveis. Menos desperdício representa mais saúde para a população.

■ Determinação dos custos: principais conceitos

Conhecer o custo total anual de um hospital ou unidade de saúde não é suficiente para a gestão em saúde; ela requer muitas vezes conhecer os custos unitários de consultas, exames, internações, etc. Para obter os custos unitários da assistência à saúde é necessário classificar os recursos e as atividades envolvidas na prestação de serviços e contabilizar quantas e quais ações foram produzidas num dado período. Determinar os custos unitários é tarefa mais complexa quando um mesmo recurso (consultório, enfermeira) pode atender a diferentes atividades ou programas – consultas a crianças ou adultos, cuidados na ala feminina ou masculina, etc. Em casos mais simples pode-se estimar os custos com a confecção de planilhas de custos. Atividades complexas como internações ou cirurgias que envolvem muitos outros tipos de recursos – lavanderia, cozinha, atendentes, auxiliares, laboratórios, anestesistas, patologistas, farmácia, serviços de radiologia, ultrassom, etc., além dos serviços de infraestrutura como energia elétrica, higiene e limpeza, telefonia, documentação, etc. – requerem a construção de sistemas de custos.

Segundo Horngren, Foster e Datar, gerenciamento de custos é o conjunto de ações que os gestores tomam para satisfazer os clientes enquanto, continuamente, reduzem e controlam os custos. O ponto de partida para uma boa gestão de custos é o conhecimento de alguns conceitos básicos.

1. *Gastos*: aplicação de recursos, ou melhor, é o valor dos insumos adquiridos pela empresa, independentemente de terem sido utilizados ou não. Por exemplo, a compra de medicamentos para estoque.

2. **Custos**: gastos relativos aos recursos e serviços aplicados na produção da assistência ao paciente. Assim, por exemplo, quando um hospital adquire medicamentos que deverão ser utilizados ao longo de alguns meses, o gasto do medicamento somente se transforma em custo quando aplicado no paciente.

3. **Despesas**: são recursos ou gastos em aplicações que não têm participação direta na prestação do serviço, mas que contribuem na geração de receita. São os recursos utilizados para o funcionamento da empresa, por exemplo, salário dos funcionários da administração.

4. **Receita**: entrada de recursos decorrente dos serviços prestados. Pode também ser decorrente de outras fontes como aplicações financeiras ou doações.

5. **Perdas**: recursos ou gastos que não compõem o custo do serviço e não contribuem para gerar receitas; gastos anormais ou involuntários.

6. **Investimentos**: gastos ativados em função da vida útil longa ou da geração de benefícios futuros.

7. **Desembolso**: pagamento resultante da aquisição de um bem ou serviço.

Os custos são classificados quanto ao seu comportamento em relação ao volume de produção dos serviços: são os custos fixos e variáveis, e quanto à forma de apropriação aos produtos e serviços: custos diretos e indiretos.

Os custos fixos são aqueles que permanecem constantes, independentemente do volume de produção. Os custos variáveis mantêm relação direta com a produção, ou seja, crescem à medida que o volume de atividades aumenta.

Os custos diretos podem ser diretamente identificados ao produto ou serviço, ao passo que os indiretos necessitam de algum critério de rateio para a sua devida apropriação.

Gasto com medicamentos é um custo variável, pois depende do volume de atendimento e ,é também, considerado um custo direto, posto que conseguimos identificar o seu uso em cada paciente.

Custeio significa apropriação dos custos e sistema de custeio diz respeito à forma de calcular os custos ou de apropriação dos custos aos produtos e serviços (Martins, 2003).

Sistemas de custeios

As informações sobre custos das ações de saúde são um ponto-chave para o gerenciamento dos serviços, sendo necessária a capacitação dos profissionais envolvidos para a eficiência e otimização dos benefícios.

Para atender diferentes necessidades existem diferentes sistemas de custeio, sendo os principais: a) *custeio por absorção:* soma todas as despesas efetuadas, tanto diretas como indiretas, fixas ou variáveis, necessárias para a produção do serviço; b) *custeio direto*: ou custeio variável, é um tipo de custeio que consiste em considerar como custo de produção do período apenas os custos variáveis ocorridos. Os *custos fixos*, pelo fato de existirem mesmo que não haja produção, não são considerados como *custo de produção* e sim como *despesas*, sendo encerrados diretamente contra o resultado do período; c) custeio baseado em atividades (ABC) considera que as atividades são as causas dos custos e, assim, a alocação dos custos mediante o gerenciamento das atividades permite a identificação das ineficiências do processo produtivo. (Martins, 2000; Matos, 2002; Médici, 1996). O ABC, na prática, leva a um rastreamento das atividades que habitualmente não são consideradas nos sistemas de custeio tradicionais, que trabalham com critérios de rateio, como é o caso do custeio por absorção. Assim, o ABC apresenta um custo mais preciso dos produtos e processos e, por extensão, propicia uma análise mais real dos custos pela gerência dos serviços. Como dificuldades para implantação do custeio ABC tem-se o alto grau de detalhamento das informações, principalmente em instituições com muitas atividades e serviços.

O fator humano é elemento fundamental para o sucesso da implementação de um sistema de custos e a correspondente geração de informações relevantes ao processo de gestão.

Para a implantação de alguns sistemas de custos, como o custeio por absorção, que é o mais tradicionalmente utilizado nos hospitais, torna-se necessário dividir a instituição em centros de custos ou, numa terminologia atual, centros de responsabilidades. Segundo Beulke, Bertó (2000), centros de custos são unidades administrativas homogêneas baseadas na estrutura organizacional da instituição, com área circunscrita de abrangência em termos de responsabilização e objetivos comuns.

Os centros de custos podem ser classificados em produtivos ou especiais, auxiliares e administrativos. Os centros de custos produtivos são representados pelas unidades de assistência e desenvolvem as atividades fins do estabelecimento de saúde, como por exemplo a prestação de um serviço direto ao paciente. São exemplos de centros de custos produtivos ou especiais os ambulatórios e as unidades de internação.

Os centros de custos auxiliares e de base correspondem aos serviços de apoio. Como exemplo de centro de custo de base, o Setor de Higiene e Limpeza que presta serviço a todas as áreas da instituição. Já o Laboratório é considerado um centro de custo intermediário, pois recebe os serviços dos centros de custos de base (p. ex.; Higiene e Limpeza) e presta serviços aos centros de custos produtivos. Caracterizam-se pela prestação de serviços internos (Matos, 2002). Assim, os centros de custos de base prestam serviços aos centros auxiliares e produtivos e os auxiliares prestam serviços aos produtivos.

Para a construção de um sistema de custos precisamos tanto de informações monetárias quanto de indicadores da produção das diversas áreas de um hospital, como metros quadrados de limpeza, número de exames de laboratório realizados, número de dias dos pacientes hospitalizados.

A Tabela 8.1 exemplifica os gastos do centro de Custo Lavanderia – Custo de Base – num determinado período e a produção correspondente.

TABELA 8.1 – Centro de Custo Lavanderia – Gastos e Produção

Descrição	R$	%
Pessoal	90.000,00	30
Material de consumo	150.000,00	50
Vale-transporte	10.000,00	3,33
Energia elétrica	30.000,00	10
Água	20.000,00	6,67
Total geral	300.000,00	100
Produção		
Quilos de roupa	300.000	
Custo médio por quilo	R$ 1,00	

Neste mesmo período, a lavanderia prestou serviços às seguintes áreas intermediárias, ou seja, centros de custos do hospital (Tabela 8.2).

TABELA 8.2 – Prestação de serviços da lavanderia aos diversos Centros de Custos do Hospital

Centro de custo	Quilos de roupa	%	R$
CTI	30.000	10,00	30.000
Laboratório central	10.000	3,33	9.990
Clínica cirúrgica	60.000	20,00	60.000
Ambulatório	10.000	3,33	9.990
Centro cirúrgico	90.000	30,00	90.000
Outros	100.000	33,34	90.000
Total	300.000	100,0	300.000

Do mesmo modo, no demonstrativo de gastos do Ambulatório teremos o valor referente aos serviços prestados pela lavanderia, ou seja, o valor da rouparia utilizada nos pacientes atendidos (Tabela 8.3).

TABELA 8.3 – Centro de Custo Ambulatório – Gastos e Produção

Descrição	R$	%
Custos diretos		
Pessoal	700.000,00	67%
Material de consumo	300.000,00	28%
Outros	50.000,00	5%
Subtotal custos diretos	1.050.000,00	100%
Custos indiretos		
Nutrição e dietética	10.000,00	11%
Lavanderia	9.990,00	11%
Higiene e limpeza	50.000,00	56%
Outros	20.000,00	22%
Subtotal custos indiretos	89.990,00	100%
Total geral	1.139.990,00	
Total de consultas no período	20.000	
Custo por consulta	R$ 56,99	

Assim, no exemplo acima temos que os gastos com a lavanderia representam 11% do custo total daquele ambulatório e que o custo por consulta foi de R$ 56,99, que é resultado da somatória dos gastos diretos e indiretos do ambulatório dividida pela produção total do período considerado, que neste caso foi de 20 mil consultas.

A Origem do "Desperdício"

O administrador sabe que a capacidade total de produção do ambulatório é de 30.000 consultas no mesmo período; portanto houve "ociosidade" de 33% da capacidade total. Se o ambulatório tivesse produzido na sua capacidade total, o custo unitário certamente teria diminuído – não de 30% porque outros itens, como material de consumo – por exemplo – aumentariam. Esta "ociosidade" pode ocorrer porque os pacientes agendados não compareceram à consulta, ou porque x profissionais faltaram por motivo de saúde.

Essas são algumas das razões que explicam o "desperdício" ou a baixa produção na saúde. Ela ocorre toda vez que um aparelho quebra, um setor do estabelecimento é interditado por razões de higiene ou segurança. Ocorre também quando um moderno equipamento é adquirido e ele tem capacidade operacional maior que a demanda de pacientes.

Ou seja, ao planejar um estabelecimento de saúde deve-se tomar cuidado para adequar o dimensionamento dos diferentes setores – consultórios, laboratório, salas cirúrgicas – já que setores super ou subdimensionados vão acabar dificultando o fluxo desejado da assistência, resultando em ociosidade ou filas, ocasionando desperdícios. Na área pública da saúde vive-se com frequência o paradoxo de se constatar baixos investimentos e baixos salários aos profissionais de um lado e serviços "caros" de outro lado, quando se analisam a produtividade ou o custo unitário.

■ Bibliografia consultada

- Beulke R, Bertó J. Gestão de Custos e Resultado na Saúde. 2ª ed. São Paulo: Saraiva; 2000. 277p.
- Brasil. Ministério da Saúde. Introdução à Gestão de Custos em Saúde / Ministério da Saúde, Organização Pan-Americana da Saúde. Brasília: Editora do Ministério da Saúde; 2013.148p. (Série Gestão e Economia da Saúde; v. 2.)
- Brasil. Ministério da Saúde. Secretaria de Ciência, Tecnologia e Insumos Estratégicos. Departamento de Economia da Saúde. Programa Nacional de Gestão de Custos: manual técnico de custos – conceitos e metodologia. Brasília : Editora do Ministério da Saúde, 2006. 76p. (Série A. Normas e Manuais Técnicos.) Disponível em: http://www.anvisa.gov.br/institucional/snvs/descentralizacao/programa_gestao_custos.pdf Acessado em: 01/04/2016.
- Castro JD. Instrumentos para a Avaliação Econômica de Serviços de Saúde. Disponível em: http://www.ans.gov.br/portal/upload/forum_saude/forum_bibliografias/financiamentodosetor/ Acessado em: 01/04/2016.
- Dallora MELV. Gerenciamento de custos de material de consumo em um hospital de ensino - Ribeirão Preto, 2007. 103 f. Dissertação (Mestrado em Saúde na Comunidade) – Faculdade de Medicina de Ribeirão Preto-USP. Disponível em: www.teses.usp.br/teses/disponiveis/17/17139/tde-03032008.../tese.pdf
- Martins D. Custos e orçamentos hospitalares. São Paulo: Atlas; 2000. 165p.
- Martins E. Contabilidade de Custos. 9. ed. São Paulo: Atlas; 2003. 370p.
- Matos AJ. Gestão de Custos Hospitalares. São Paulo: Editora STS; 2002. 280p.
- Médici AC, Marques RM. Sistemas de custos como instrumento de eficiência e qualidade dos Serviços de saúde. Cadernos FUNDAP, Rio de Janeiro: FGV; jan./abr.,1996. p. 47-59.

EXERCÍCIO PRÁTICO

Cálculo dos custos e produção de serviços numa unidade de atenção básica

Considere que este exercício de determinação de custos está sendo realizado numa unidade básica de saúde da rede municipal. Além disso, considere que este é um serviço da Estratégia de Saúde da Família, ou seja, com objetivos diferentes dos serviços em geral, que além de consultas médicas, realiza visitas domiciliares e trabalho com grupos da comunidade. Se aplicado a um serviço acadêmico que além de assistir a população também desenvolve atividades de ensino e pesquisa, isto deverá ser considerado na análise final.

Cada turma de alunos é subdividida em três grupos. Cada grupo assumirá o preenchimento das planilhas disponibilizadas abaixo: A1, B1 e B2, C1 e C2.

- Grupo A1: deverá colher de cada trabalhador da Unidade ou Núcleo: o salário bruto de cada servidor, o total de horas semanais de trabalho, as horas semanais dedicadas a atendimentos de pacientes, a fração do salário aplicada no atendimento de pacientes, as horas semanais dedicadas a procedimentos, a fração do salário aplicada à atividade e aos procedimentos, as horas semanais dedicadas a visitação domiciliar, a fração do salário aplicada à atividade visita domiciliar, as horas semanais dedicadas a trabalhos de grupos, a fração do salário aplicada ao trabalho de grupos, as horas semanais dedicadas à administração do serviço e à supervisão, a fração do salário aplicada às atividades de administração e supervisão e o salário total anual dos servidores.

- Grupo B: para preenchimento da planilha B1 deverão levantar as despesas mensais e anuais (projeção) com aluguel, água, luz, telefone, material de enfermagem, material de escritório, medicamentos, material de limpeza e outros. Ao final, a fração de 1/7 do total dos recursos não pessoais é o rateio dos custos intermediários a ser somado aos custos das atividades-fins na planilha B2. O total dos recursos não pessoais é dividido por 7 porque são 7 as diferentes atividades finais do serviço, assumindo que cada uma delas utiliza igualmente os recursos não pessoais – se houver condições é melhor fazer o rateio real onde os custos não pessoais são distribuídos proporcionalmente (rateio) entre as atividades finais segundo a proporção de cada uma no total das atividades desenvolvidas.

- Planilha B2: Transporte os gastos de custeio com recursos humanos (tarefa do subgrupo A1) com os gastos dos recursos não pessoais (tarefa dos subgrupos B1 e B2) e obtenha o total de despesas por atividades finais.
- Grupo C1: deverá levantar a produção total anual das atividades finais: atendimentos médicos, de enfermagem e odontológicos, procedimentos, visitas domiciliares, trabalhos de grupo e atividades de administração e supervisão (reuniões, relatórios). A divisão do custo total das despesas pelo número de atividades finais nos dá o *custo unitário* de cada atividade – atendimento, visita domiciliar, procedimentos, etc. Os custos unitários deverão ser lançados na planilha C2 e constituem, junto com os custos totais gerais, o resultado final da Instrumentação dos Recursos.

Analise as planilhas preenchidas e a partir delas discuta e elabore individualmente o seu relatório respondendo às seguintes questões:

- comente a produção do serviço e o custo total das atividades;
- discuta os custos dos recursos humanos e o nível salarial;
- discuta o rendimento das diferentes atividades;
- pode afirmar que há desperdício de recursos? Como? Quais?

ANEXOS – PLANILHAS

A1. Instrumentação dos Recursos Humanos. Salário mensal e distribuição das horas trabalhadas por atividades finais.

Profissional	S bruto	THS	Distribuição das horas semanais (HS) e salário (S) pelas atividades finais										
			HSA	SAt	HSPro	SPro	HSVD	SVD	HSTG	STG	HSAS	SAS	TSA
Médico													
Médico Res. 1													
Médico Res. 2													
Tot. Médico													
Dentista													
Enfermeiro													
Aux. Enfer. 1													
Aux. Enfer. 2													
Total Aux. Enfer.													
ACS 1													
ACS 2													
ACS 3													
ACS 4													
ACS 5													
Total ACS													
Total Hor. Trab.													
Total Sal. Mensal													
Total Sal. Anual													

S bruto = salário bruto; THS = total de horas semanais (de trabalho); HSAt = horas semanais de atendimento; SAt = salário atendimento (correspondente); HSPro = horas semanais de procedimentos; SPro = salário procedimentos (correspondente); HSVD = horas semanais de visita domiciliar; SVD = salário visita domiciliar (correspondente); HSTG = horas semanais de trabalho de grupo; STG = salário trabalho de grupo; HSAS = horas semanais na administração e supervisão; SAS = salário administração e supervisão; TSA = total salário anual.

B1. Instrumentação dos Recursos Não Pessoais – Custos

	Custos Mensais	Estimativa Anual	Rateio Atividades-Fins (7)
Aluguel			
Água			
Luz			
Telefone			
Mat. enfermagem			
Mat. escritório			
Medicamentos			
Mat. limpeza			
Outro			
Total			

* Para simplificar o cálculo final, os custos serão divididos igualmente entre todas as atividades.

B2. Somatório dos gastos de custeio com recursos humanos e não pessoais

	Atend. M.	Visita D.	Atend. Em.	Proc. Enf.	T. Grupo	Aten. Odo.	Adm. Sup.	Total
Gastos Rec. Hum.								
Gastos Rec. não pessoal								
Total das Despesas								

C1. Rendimento dos instrumentos, atividades finais.

	Atend. M.	Visita D.	Atend. Enf.	Proc. Enf.	T. Grupo	Proc. Odo.	Adm. Sup.
Médico							
Médico Residente							
Dentista							
Enfermeira(o)							
Aux. Enfermagem							
ACS							
Total							

* Obtenha o total de atividades finais produzidas por ano em cada categoria profissional.

C2. Custo por atividade = total de despesas por atividade dividido pelo número de atividades B2/C1

	Atend. M.	Visita D.	Atend. Enf.	Proc. Enf.	T. Grupo	Proc. Odo.	Adm. Sup.
Médico							
Médico Residente							
Dentista							
Enfermeira(o)							
Enfermeira(o) Est.							
Aux. Enfermagem							
Aux. Enfermagem							
ACS							
Custo Total A							

9

Sistemas privados de assistência à saúde

Ligia Bahia
Mario Scheffer

Tudo o que envolve o cuidado com a saúde do ser humano, incluindo as ações e os serviços de promoção, prevenção, reabilitação e tratamento, é objeto da atuação de agentes públicos e privados. Os sistemas de saúde contemporâneos caracterizam-se pela composição diferenciada de atividades públicas e privadas realizadas por suas redes de serviços. Por sua vez, cada atividade assistencial contém uma determinada composição de insumos e recursos públicos e privados.

Em linhas gerais, o que define a natureza mais pública ou mais privada dos sistemas de saúde é a forma e o grau de intervenção estatal na regulação da oferta e demanda e na oferta de recursos envolvidos com as redes de cuidados e serviços de saúde. A maior intensidade e extensão das ações desempenhadas pelo Estado mantém correspondência com a extensão do direito à saúde.

Os sistemas de saúde podem abrigar distintas modalidades privadas de cuidados à saúde. Existem instituições privadas tais como empresas de planos e seguros de saúde que são responsáveis ou intermeiam as relações com profissionais e estabelecimentos de saúde, unidades assistenciais privadas tais como hospitais, ambulatórios e serviços de diagnóstico e terapia, farmácias e drogarias e ainda modalidades de oferta e consumo, tais como consultórios de médicos, odontólogos, fisioterapeutas, nutricionistas, entre outros, reguladas apenas pelas respectivas corporações profissionais.

Em decorrência das complexas inter-relações envolvendo recursos humanos, físicos e financeiros existentes nos sistemas de saúde, não há um país cuja totalidade dos cuidados à saúde seja desempenhada por agentes públicos ou apenas por instituições privadas e profissionais liberais. Os modelos clássicos de sistemas de saúde, que usamos para enquadrar realidades sempre mais diversificadas que seus rótulos, não são puros. Sistemas universais de saúde são aqueles nos quais o Estado exerce forte poder de regular o financiamento, a gestão e prestação de serviços. Em sentido oposto, nos denominados sistemas privados de saúde ou orientados pelo mercado, os agentes e as instituições afetas ao consumo de atividades assistenciais possuem maior liberdade de atuação.

Países com sistemas universais de saúde não proíbem o funcionamento de serviços privados. Neles, quase toda a população possui cobertura intermediada por políticas estatais. No Brasil, embora a Constituição de 1988 tenha definido a saúde como direito de todos e dever do Estado e atribuído relevância pública às políticas, ações e serviços de saúde, uma parte significativa da população está vinculada a planos privados de saúde. Ademais, o pagamento direto de ações e serviços de saúde como consultas e exames é bastante disseminado.

■ Os antecedentes do mercado de planos e seguros de saúde no Brasil

Entre os fatores históricos que contribuíram para a conformação do sistema privado de saúde destacam-se: a industrialização do país, a partir dos anos 1950, no governo de Juscelino Kubitscheck, quando corporações estrangeiras que compunham o parque produtivo contrataram assistência privada para seus empregados; foi o Decreto-Lei 200, ainda no governo militar de 1964, que viabilizou a contratação, pelo Estado, de empresas médicas e serviços privados de saúde. Posteriormente, a recessão econômica dos anos 1980, a partir da crise do petróleo de 1978, provocou retração nos convênios mantidos entre o Estado e as empresas médicas e estimulou o crescimento da oferta direta de planos de saúde a indivíduos ou empresas.

A Volkswagen foi a primeira empresa a aderir aos convênios entre a Previdência Social e empresas empregadoras, baseados no pagamento *per capita* de um valor fixo para o atendimento de seus empregados por uma empresa médica. Outras empresas utilizaram esses recursos previdenciários para instituir esquemas assistenciais próprios, hoje denominados autogestão. A justificativa para a oferta do atendimento diferenciado para trabalhadores de determinadas empresas, muitas delas multinacionais, era a necessidade de dispor do mesmo tipo de benefício de assistência médica concedido aos empregados no país sede de suas respectivas matrizes.

Os incentivos governamentais para a criação de empresas especializadas na comercialização de planos privados originaram dois tipos de organizações: as empresas de medicina de grupo e as cooperativas médicas. As primeiras adotaram características de empresas lucrativas e as segundas, de entidades sem fins lucrativos. Ambas as modalidades empresariais voltaram-se ao atendimento de empregados de empresas empregadoras. Inicialmente as diferenças entre as empresas com natureza lucrativa e não lucrativa concentrou-se na exploração do trabalho médico.

A criação e expansão de empresas nacionais e multinacionais na esteira das altas taxas de crescimento econômico, durante os anos 1970 e início dos 1980, propiciou a consolidação de três alternativas de oferta de planos privados de saúde: as medicinas de grupo, as cooperativas médicas e os esquemas assistenciais das próprias empresas empregadoras, denominados autogestão. Até essa época as seguradoras, embora atuantes em outros ramos, não comercializavam seguro-saúde. Entre as razões para a não participação no mercado de planos de saúde dos agentes do segmento financeiro situam-se os impeditivos legais inscritos no Decreto-Lei 73 de 1966. Segundo essa norma legal, que estabeleceu as bases do sistema nacional de seguros e resseguros no país, os seguros-saúde teriam que garantir a livre escolha do médico e do hospital por meio de pagamento em dinheiro aos segurados. Segundo relatos históricos, essas cláusulas encareceriam os preços dos seguros. Uma vez que o país não dispunha de um contingente populacional com renda suficiente e predisposto a pagar individualmente, o seguro-saúde se tornaria inviável em face da concorrência com as medicinas de grupo e cooperativas.

A comercialização de planos coletivos se intensificou ao longo do tempo. Vistos como benefícios, salário indireto, dotados de apelo para atração e manutenção de empregados qualificados, os empresários passaram a computar o pagamento dos planos de saúde como custo operacional. Para as empresas, a oferta de assistência médica tornou-se um benefício expresso como salário indireto, associado ao aumento da produtividade dos trabalhadores. Devido ao encarecimento da assistência médico-hospitalar, em decorrência do acelerado processo de inovação tecnológica do setor da saúde, os segmentos de renda média, que não obtinham cobertura por meio do emprego, antes capazes de pagar diretamente consultas, exames e internações tornaram-se demandantes de planos de saúde individuais. A comercialização dos planos individuais teve início nos anos 1980.

Em 1989, a Superintendência de Seguros Privados (Susep), órgão do Ministério da Fazenda, autorizou as seguradoras a referenciarem serviços de saúde. Com isso, as seguradoras puderam organizar planos similares aos das medicinas de grupo e cooperativas médicas. Ainda que as seguradoras não possam ter serviços próprios e sejam obrigadas a reembolsar, esses valores podem ser irrisórios. Assim, as três modalidades empresariais do mercado de planos vinculam, por meio do pagamento de serviços realizados, médicos, hospitais e unidades de diagnóstico e terapia. Como as autogestões, que constituem o segmento não comercial desse setor, também credenciam serviços de saúde, as diferenças entre os planos e seguros de saúde não estão relacionadas com a natureza da empresa que os oferece, e sim com a presença ou não na lista de prestadores de serviços considerados de maior prestígio.

Segundo dados fornecidos pela Associação Brasileira de Medicina de Grupo (Abramge) e pela Federação das Cooperativas Médicas (Unimeds), no final da década de 1980 o número de clientes de planos privados de saúde, excluindo aqueles atendidos por planos próprios de empresas e de seguradoras, estava estimado em 15 milhões.

A Constituição de 1988 e expansão do mercado de planos e seguros e a regulamentação da saúde suplementar

A Constituição de 1988 estabeleceu que a saúde é livre à iniciativa privada e definiu que os serviços filantrópicos e privados poderiam complementar, quando necessário, a rede pública. Estabeleceu ainda a proibição da participação de capitais ou empresas estrangeiros na assistência à saúde. Esses preceitos, no entanto, não se referiram especificamente ao mercado de planos e seguros de saúde.

Ao longo dos anos 1990, o subfinanciamento do SUS afetou negativamente a oferta de serviços públicos. A escassez da oferta e a baixa qualidade dos serviços da rede SUS e a diversificação de recursos públicos indiretos direcionados a estimular o mercado de planos de saúde provocaram uma significativa expansão das demandas. O crescimento da vinculação dos segmentos de renda média aos planos e seguros trouxe consigo as tensões geradas pelas restrições de coberturas de planos e seguros de saúde.

Logo depois da promulgação da Constituição, denúncias de negação de coberturas para pacientes HIV-positivo cobertos por planos ou seguros de saúde explicitaram a necessidade de regulamentar a atuação do setor. Diante de outros casos de racionamento de acesso por parte dessas empresas envolvendo gestantes, idosos e crianças que vieram a público, entidades de consumidores e profissionais de saúde passaram a reivindicar a regulamentação do setor. Motivadas por outra lógica, a da competição empresarial, as seguradoras – mais próximas dos centros de decisão econômica e relativamente mais bem adaptadas a ampliar coberturas, propuseram mudanças nas regras vigentes.

Em 1998, 10 anos após a Constituinte, foi aprovada a Lei 9.656, que regulamenta as empresas de planos e seguros de saúde. Essa legislação amplia a intervenção governamental, antes restrita aos subsídios financeiros à demanda, à normatização das garantias assistenciais e à demonstração de reservas e solvência por parte de empresas que atuam no mercado. Desde então, as empresas de planos e seguros de saúde estão obrigadas a observar a abrangência dos procedimentos que constam nos contratos e as regras de elegibilidade, os prazos de carências, bem como comprovar solvência e ressarcir os atendimentos de clientes de planos e seguros de saúde na rede SUS. As normas preveem punição para negação de coberturas para portadores de doenças e lesões preexistentes e vedam limites para utilização de determinados serviços ou procedimentos assistenciais (Quadro 9.1).

Para implementar a legislação regulamentadora foi criada a Agência Nacional de Saúde Suplementar (ANS) pela Lei 9.961, em 2000. A ANS possui instrumentos legais e administrativos para *"promover a defesa do interesse público na assistência suplementar à saúde, regulando as operadoras setoriais, inclusive quanto às suas relações com prestadores e consumidores, contribuindo para o desenvolvimento das ações de saúde no País.* As competências da ANS, que é uma autarquia especial e possuiu uma direção colegiada, estão expostas no Quadro 9.2.

QUADRO 9.1 – Síntese da Lei 9.656/1998

Tema	Disposições normativas
Idosos e status de saúde (idosos e deficientes físicos)	Proíbem a negação de cobertura em razão do status de saúde. Inicialmente impediam o aumento do preço para clientes com mais de 60 anos há mais de 10 anos no plano. Após revisão, passaram a vincular os preços dos planos às faixas etárias e a permitir um aumento escalonado para maiores de 60 anos
Manutenção de coberturas para aposentados e desempregados	Garantem a manutenção de coberturas para aposentados e desempregados (por tempo determinado) para os participantes de planos empresariais
Lesões e doenças preexistentes	Vedam a exclusão de cobertura a lesões preexistentes após 24 meses de carência
Eventos cobertos	Cobertura para todas as doenças incluídas no Código Internacional de Doenças, devendo abranger, portanto, a realização de transplantes e o atendimento aos problemas mentais. Mas a própria legislação restringe as coberturas de determinados procedimentos de alto custo e possibilita a preservação das limitações vigentes em contratos antigos
Limites para a utilização de serviços de saúde	Proibição de negação de coberturas em razão da quantidade e do valor máximo de procedimentos, dias de internação, etc.
Ressarcimento ao SUS	Ressarcimento dos serviços prestados a clientes de planos de saúde, previstos em seus respectivos contratos, em estabelecimentos vinculados ao SUS

Fonte: Lei nº 9.656/98. Sicon (Sistema de Informações do Congresso Nacional) http://www.senado.gov.br/sicon

QUADRO 9.2 – Competências da ANS

Detalhamento das Coberturas Obrigatórias	• Elaborar e atualizar um rol de procedimentos e eventos que devem constar da oferta de serviços das empresas e suas coberturas obrigatórias • Estabelecer normas relativas à adoção e utilização, pelas empresas, de dispositivos para o racionamento do acesso de uso de serviços tais como autorizações para realização de procedimentos, solicitação de segunda opinião, sugestão de mudança de conduta diagnóstica e terapêutica, etc.
Elegibilidade e Carências Relacionadas com doenças e lesões preexistentes	• Conceituar doenças e lesões preexistentes e resguardar a cobertura para o atendimento a eventos e processos não relacionados com a preexistência, bem como a observância dos prazos estipulados de carência para as necessidades de atenção às condições preexistentes

(Continua na próxima página)

(Continuação)

QUADRO 9.2 – Competências da ANS	
Configuração Empresarial do Mercado	• Autorizar o registro e o funcionamento das empresas de planos privados de assistência à saúde, bem como sua cisão, fusão, incorporação, alteração ou transferência do controle societário • Instituir processos para controle pela ANS (regime de direção fiscal ou técnica) nas empresas que apresentem problemas de assumir responsabilidades contratuais com seus clientes e com seus prestadores de serviços e desenvolver a recuperação financeira das mesmas • Proceder à liquidação extrajudicial e autorizar o liquidante a requerer a falência ou insolvência civil de empresas que não obtenham recuperação financeira • Determinar e acompanhar o processo de transferência de clientes de empresas que não possam mais atuar no mercado para outras empresas (alienação da carteira)
Características e Dimensões das Redes de Serviços	• Fixar critérios para os procedimentos de credenciamento e descredenciamento de prestadores de serviços • Avaliar a capacidade técnico-operacional das empresas de planos privados de assistência à saúde para garantir a compatibilidade da cobertura oferecida com os recursos disponíveis na área geográfica de abrangência
Acompanhamento e Reajuste de Preços	• Autorizar reajustes e revisões das contraprestações pecuniárias dos planos privados de assistência à saúde, ouvido o Ministério da Fazenda • Monitorar a evolução dos preços de planos de assistência à saúde, seus prestadores de serviços, e respectivos componentes e insumos
Contratos e Punições	• Estabelecer as características gerais dos instrumentos contratuais utilizados na atividade das empresas • Aplicar as penalidades e multas pelo descumprimento da legislação
Ressarcimento ao SUS	• Elaborar normas sobre os eventos e procedimentos e bases de compatibilidade dos valores a serem ressarcidos
Fiscalização e Avaliação da Qualidade	• Fiscalizar as atividades das empresas de planos privados de assistência à saúde e zelar pelo cumprimento das normas atinentes ao seu funcionamento • Controlar e avaliar aspectos concernentes à garantia de acesso, manutenção e qualidade dos serviços prestados, direta ou indiretamente, pelas empresas • Estabelecer parâmetros e indicadores de qualidade e de cobertura em assistência à saúde para os serviços próprios e de terceiros oferecidos e zelar pela qualidade dos serviços de assistência à saúde • Fiscalizar aspectos concernentes às coberturas e o cumprimento da legislação referente aos aspectos sanitários e epidemiológicos relativos à prestação de serviços médicos e hospitalares

Fonte: Lei 9.961/2000 Sicon (Sistema de Informações do Congresso Nacional) http://www.senado.gov.br/sicon.

SISTEMAS PRIVADOS DE ASSISTÊNCIA À SAÚDE

■ As dimensões do subsistema privado de saúde no Brasil

As dimensões do sistema privado de saúde são extensas em razão da existência de serviços privados que são contratados apenas pelas instituições públicas, apenas por empresas de planos e seguros de saúde ou ainda mantêm vínculos com financiadores públicos e privados. A Tabela 9.1 procura condensar informações sobre a distribuição pública e privada de elementos da oferta de serviços. O fato de o Brasil manter um sistema de saúde segmentado, a despeito de o direito à saúde ser universal, reflete-se na assimetria da distribuição de recursos assistenciais físicos e humanos.

A Tabela 9.1 expõe diferenciais expressivos na oferta de recursos para a população coberta e não coberta por planos e seguros, especialmente na disponibilidade de equipamentos de imagem e ainda na concentração de médicos que atuam simultaneamente no SUS e na rede de planos e seguros de saúde.

TABELA 9.1– Capacidade Instalada de Hospitais, Equipamentos Selecionados e Número de Médicos Segundo Fonte de Remuneração das Atividades Assistenciais

Tipo de Estabelecimento/ Profissionais	Só Público	%	Privado SUS	%	Só Privado	%	Total
Hospitais	2.839	41,3	2.707	39,4	1.329	19,3	6.875
Equipamentos							
Mamógrafo com Estereotaxia	110	13,0	206	24,3	531	62,7	847
Tomógrafo	474	14,4	883	26,8	1.939	58,8	3.296
Ressonância Nuclear Magnética	69	5,8	292	24,4	838	69,9	1.199
Médicos (número de profissionais)*			233.003	70,0			332.862

Estimado a partir do cadastro de médicos ativos do Conselho Federal de Medicina com base nos parâmetros obtidos em inquéritos.

Fontes: Pesquisa Assistência Médico-Sanitária 2009 e Conselho Federal de Medicina 2008.

Em 2008, 25,9% da população brasileira estavam vinculados a planos e seguros de saúde. Essa proporção manteve-se praticamente inalterada na última década (24,5% em 1998 e 24,6% em 2003). Entre o total, 5,9% vinculam-se aos denominados planos para servidores públicos estaduais e municipais e servidores militares. O conjunto dessas demandas, empresas e instituições envolvidas com a oferta de planos e seguros de saúde recebe a designação de Assistência Médica Suplementar.

O mercado de planos e seguros de saúde que exclui os planos públicos compreende 77,5% do total da Assistência Médica Suplementar. Em 2010, foram registradas

1.098 empresas privadas com formatos jurídico-institucionais diversificados e algumas poucas instituições diretamente vinculadas a órgãos governamentais.

A maior parte dos planos e seguros privados pertence a empresas comerciais. As empresas empregadoras estatais e do setor privado ofertam planos de autogestão para seus empregados. Por sua vez, o subsegmento comercial é constituído por quatro modalidades empresariais. Empresas de medicina de grupo, cooperativas médicas, entidades filantrópicas e seguradoras. A demanda privada por assistência suplementar origina-se fundamentalmente de empresas empregadoras (79%) e secundariamente de contratos individuais e familiares. A maioria das empresas é de pequeno porte, com exceção das seguradoras. Os valores médios das mensalidades dos planos de empresas filantrópicas são significativamente menores que os das outras modalidades e os das demais modalidades de planos inferiores aos das apólices de seguradoras (Tabela 9.2).

As raízes históricas e os movimentos recentes de expansão conferem ao segmento do mercado de planos e seguros de saúde características de concentração e estratifica-

Tabela 9.2 – Número de Empresas e Contratos, Proporção de Contratação Individual e Estimativa Valor Mensal Segundo Modalidade Empresarial, 2010.

Modalidades Empresariais	Empresas		Contratos		Porte (> 100.001 Contratos)	% Contratos Individuais	Valor Mensal (em R$)*
	Número	%	Número	%			
Autogestões	218	19,9	5.273.525	12,2	5,1	1,0**	119,25
Cooperativa Médica	338	30,8	15.317.347	35,5	9,8	24,3	126,14
Filantropia	95	8,7	1.456.299	3,4	2,1	35	85,97
Medicina de Grupo	434	39,5	15.990.839	37	6,6	27,5	100,75
Seguradora	13	1,2	5.158.158	11,9	76,9	10,3	200,39
Total (Planos de Assistência à Saúde)	1.098	100	43.196.168	100	7,7	21,3	125,95
Odontologia de Grupo	274	67,8	7.692.238	57,5	2,3		9,9
Cooperativa Odontológica	130	32,2	2.371.443	17,7	4,2	20	14,07
Total de Empresas	404	100			0,9	17,4	
Contratos de Empresas			3.313.743	24,8		10,6	
Total			13.377.424	100		16,2	10,88

*Estimado a partir de dados sobre a receita arrecada pelas empresas em 2009.
** dependentes computados como contratantes individuais.

Fonte: Agência Nacional de Saúde Suplementar.

ção da demanda e oferta, expressas na distribuição territorial dos contratos e serviços de saúde a eles acoplados e nos padrões assistenciais e preços. A Região Sudeste concentra 61,5% e 65,5% de empresas e contratos, respectivamente.

Os planos e seguros são estratificados segundo o *status* sócio-ocupacional dos empregados nas empresas (empregados de nível operacional, empregados de nível intermediário e empregados de nível executivo). Mesmo as seguradoras comercializam os três tipos de apólices. Esses planos e seguros distinguem-se pela abrangência das redes assistenciais, qualidade e prestígio dos prestadores e valores de remuneração aos prestadores de serviços. Os valores de um mesmo procedimento médico-cirúrgico são calculados como múltiplos de um preço referencial: o pagamento do plano inferior corresponde ao pagamento do valor mínimo, o dos intermediários, duas vezes, e os superiores remuneram seis a oito vezes o valor inicial. Portanto, o tipo de plano ou seguro é mais importante que o fato de o mesmo ser proveniente da natureza jurídico-institucional das empresas que os ofertam ou comercializam.

Em 2009 a receita das empresas de planos e seguros de saúde (63,3 bilhões) correspondeu a um gasto por cliente de R$ 1.512,00. Esse montante é muito mais elevado do aquele disponível para a população não coberta por planos de saúde. E os diferenciais tornam-se ainda mais expressivos quando se consideram os gastos públicos destinados a atividades de vigilância epidemiológica e sanitária para toda a população. Além disso, é freqüente o uso de serviços assistenciais de alto custo e vacinas dos clientes de planos e seguros na rede SUS. Existem procedimentos tais como hemodiálises e transplantes que são quase exclusivamente realizados na rede SUS. Considerando que o perfil etário e o *status* de saúde da população coberta pelos planos e seguros coletivos é mais jovem e que a mesma se declara mais saudável que a não coberta, as diferenças do aporte de recursos para a atenção à saúde nos dois subgrupos são ainda mais expressivas.

■ Dimensões dos sistemas privados em países selecionados

Diversos países desenvolvidos da Europa e de outros continentes possuem sistemas universais de saúde, sejam aqueles baseados em redes públicas ou em seguros sociais financiados com recursos públicos. Os Estados Unidos constituíam uma exceção, na medida em que seu sistema de saúde, orientado pela lógica do mercado, era constituído por uma miríade de planos e seguros de saúde privados baseados no emprego e deixava um contingente significativo de sua população sem cobertura. Em 2010, houve uma reforma do sistema de saúde americano, voltada à universalização por meio da garantia de um seguro ou plano privado de saúde para todos os cidadãos. Assim, embora os países desenvolvidos passassem a contar com sistemas universais, a tendência do sistema de saúde americano é a preservação da diferenciação de planos e seguros conforme *status* sócio-ocupacional.

Nos países com sistemas de saúde universais consolidados, pelo menos 70% dos recursos com saúde são públicos. No Brasil, o total de gastos públicos atinge apenas 45,7% do total destinado à saúde. Como pode ser observado na Tabela 9.3, a proporção de gastos com saúde em relação ao produto nacional bruto (PIB) não é tão díspar em relação à de países com sistemas universais tais como o Espanha, Reino Unido e Suécia. No entanto, em termos do valor dos gastos *per capita* pareados pelo poder de compra, o Brasil se situa abaixo dos países desenvolvidos e da Argentina e do Chile. Ademais, a proporção de gastos privados do sistema de saúde brasileiro, incompatível com o padrão dos sistemas universais, e ainda é inferior à da Argentina.

TABELA 9.3 – Gastos de países selecionados com saúde em 2009

Países	% PIB	Gastos per Capita (PPP int $)	% Gastos Públicos	% Gastos Privados
Alemanha	11,4	4.129	75,7	21,2
Argentina	9,5	1.387	66,4	33,6
Brasil	9,0	943	45,7	54,3
Canadá	10,9	4.196	68,7	31,3
Chile	8,3	1.185	47,4	52,6
Colômbia	6,4	569	84,2	15,8
Cuba	11,3	480	92,7	7,3
Espanha	9,7	3.152	72,1	24,8
Estados Unidos	16,2	7.410	48,6	51,4
França	11,7	3.931	76,6	20,8
Índia	4,2	132	32,8	67,2
Itália	9,5	3.027	77,3	22,7
Japão	8,3	2.713	80,0	18,5
México	6,5	862	48,3	51,7
Portugal	11,0	2.703	69,9	26,3
Reino Unido	9,4	3.399	83,6	16,4
Suécia	9,8	3.690	78,6	16,6

Fonte: *Organização Mundial de Saúde. Global Health Observatory Data Repository, 2011.*

Repercussões da segmentação do sistema de saúde brasileiro

Não são poucas as desigualdades geradas por essa estrutura de oferta e financiamento do sistema de saúde brasileiro. A existência de um expressivo mercado de planos privados de saúde que utiliza recursos também disponíveis para a rede SUS é uma fonte permanente de iniquidades na atenção à saúde. A alocação de mais recursos financeiros para determinado segmento populacional proporciona acesso e taxas de utilização de procedimentos diferenciados. Um cidadão que conta com cobertura de um plano de saúde realiza em média quatro consultas médicas por ano e tem maior probabilidade de ser internado do que os que possuem acesso apenas à rede pública e aos serviços particulares e privados conveniados pelo Ministério da Saúde.

Com a ascensão dos brasileiros a classes superiores de renda, a demanda por planos privados aumentou consideravelmente. Contudo, as reclamações sobre dificuldades para atendimento, antes praticamente restritas ao SUS, estenderam-se para as empresas de planos e seguros de saúde. Os limites estruturais da segmentação do sistema de saúde, decorrentes da relação entre o preço dos planos e a abrangência das coberturas privadas e preservação do subfinanciamento do SUS geram tensões permanentes para os usuários, profissionais de saúde, gestores públicos e empresários. Os futuros investimentos na ampliação e qualificação da oferta pública e na expansão da rede privada, bem como o direcionamento da regulação do governo sobre o mercado de planos e seguros, certamente contribuirão para acentuar o caráter universal ou segmentado do sistema de saúde brasileiro.

Bibliografia consultada

- Bahia L, Scheffer M. Planos e Seguros de Saúde: o que todos deve saber sobre a assistência médica suplementar no Brasil. São Paulo: UNESP; 2010.
- Conselho Regional de Medicina de São Paulo (Cremesp). Planos de Saúde: Nove anos após a Lei 9.656/98. São Paulo: Cremesp; 2007. Disponível em: http://www.cremesp.org.br/library/modulos/publicacoes/pdf/Planos_de_Saude.pdf Acessado em: 17/10/2011
- Salazar AL, Grou K. Novo guia de planos de saúde. São Paulo: Globo; 2008.

10

O Sistema Único de Saúde – estrutura e organização

Nelson Ibañez
Mariana Vercesi de Albuquerque

Resumo

O presente capítulo tem como objetivo analisar como o Sistema Único de Saúde de caráter universal se estrutura e se organiza como política social e setorial num país com as dimensões territoriais continentais, com regime federalista e grande desigualdade social e regional. O eixo central da análise parte dos marcos legais estabelecidos a partir da Constituição Federal de 1988 a todas as leis e portarias que regulamentam e desenvolvem toda a sua arquitetura institucional e de gestão, chegando aos nossos dias. Passados mais de 20 anos de construção do sistema, ainda alguns temas se conservam como desafios quase permanentes: a equidade como eixo norteador das ações; a questão do acesso universal às ações e aos serviços de saúde; a integralidade das ações; o financiamento público do setor da saúde; a gestão cooperativa entre os níveis federal, estadual e municipal de governo com comando único e as formas de garantir a participação e o controle social do sistema.

■ Introdução

O caminho trilhado pela saúde pública brasileira e as políticas sociais no período republicano até a Constituição de 1988, que define o Sistema Único de Saúde no capitulo da seguridade social, é longo[a] e retrata a formação social e as formas de intervenção do estado mediante políticas de saúde e sociais historicamente construídas.

---

[a] Ver Capítulo 2.

Um dos marcos importantes para essa consolidação foi a 8ª Conferência Nacional de Saúde, realizada em 1986, em torno dos temas da saúde como direito de cidadania, da reformulação do sistema nacional de saúde e do financiamento do setor, que alimentaram um intenso debate travado até a aprovação da Constituição de 1988.

A criação do SUS tem suas principais inflexões assim elencadas em relação ao modelo anterior: o deslocamento em direção a uma forma universal e igualitária de organização da proteção; o adensamento do caráter redistributivo; a ampliação e extensão dos direitos sociais; universalização do acesso e expansão da cobertura; recuperação e redefinição de patamares mínimos dos valores dos benefícios; o maior comprometimento do Estado e da Sociedade no financiamento de todo o sistema; a noção de seguridade social como forma abrangente de proteção (Elias e Dourado, 2011).

O presente capítulo tem como objetivo analisar como essas ideiaideias e a criação de um Sistema Único de Saúde de caráter universal se estruturam e se organizam como política social e setorial num país com as dimensões territoriais continentais, com regime federalista e grande desigualdade social e regional.

Neste sentido o capítulo será organizado reconstituindo a partir de seu arcabouço legal as diferentes estratégias adotadas para sua organização e gestão trabalhadas numa linha do tempo desde a elaboração da Constituição brasileira até os seus desafios colocados no momento atual.

■ Constituição Federal de 1988: Artigos 194 a 200

O primeiro fundamento da política de saúde representa a constituição brasileira no seu "Título VIII – Da Ordem Social" com um capítulo (II) específico sobre a seguridade social.[b] O artigo 194 assim a define "compreende um conjunto integrado de ações de iniciativa dos poderes públicos e da sociedade, destinadas a assegurar os direitos relativos à saúde, à previdência e à assistência social (Brasil, 1988)".

Apresenta uma seção específica dirigida à saúde onde seu enunciado maior: "A saúde é direito de todos e dever do Estado, garantido mediante políticas sociais e econômicas que visem à (i) redução do risco e da doença e de outros agravos e ao (ii) acesso universal e igualitário às ações e serviços para sua promoção, proteção e recuperação" (Constituição Federal, artigo 196). Nesse contexto, de articulação e integração das políticas sociais, foram estabelecidos os fundamentos que, pela primeira vez em nossa história, orientaram a inscrição da saúde como direito de todos os cidadãos brasileiros e obrigação do Estado (Noronha et al., 2008).

---

[b] Seguridade social: modalidade de intervenção específica do Estado na área social adotada em vários países desenvolvidos, principalmente no pós-guerra, caracterizada pela distribuição de benefícios, ações e serviços a todos os cidadãos de uma nação, abrangendo previdência, saúde, assistência social, educação e outros direitos sociais (Viana & Levcovitz, 2005).

Outra especificidade é que o SUS faz parte das ações definidas na Constituição como sendo de "relevância pública", sendo atribuído ao poder público a sua regulamentação, a fiscalização e o controle das ações e dos serviços de saúde (Conass, 2011).

Especificamente, o SUS é definido no artigo 198, sendo:

> As ações e os serviços públicos de saúde que integram uma rede regionalizada e hierarquizada e constituem um sistema único, organizado de acordo com as seguintes diretrizes:
>
> 1. descentralização, com direção única em cada esfera de governo;
>
> 2. atendimento integral, com prioridade para as atividades preventivas, sem prejuízo dos serviços assistenciais;
>
> 3. participação da comunidade.
>
> Parágrafo único: O sistema único de saúde será financiado, com recursos do orçamento da seguridade social, da União, dos estados, do Distrito Federal e dos Municípios, além de outras fontes.

O texto constitucional deixa claro na sua formulação que o modelo de saúde está voltado para as necessidades de saúde da população, tendo no compromisso do Estado com o bem-estar social organizá-lo em uma lógica universalista e equitativa, financiada por fontes diversificadas de receitas de impostos e contribuições sociais, dos orçamentos da União, dos estados e dos municípios.

■ Lei Orgânica da Saúde

A Lei n 8.088 de 19 de setembro de 1990 dispõe sobre as condições para a promoção, proteção e recuperação da saúde, a organização e o funcionamento dos serviços correspondentes, executados isolada ou conjuntamente, em caráter permanente ou eventual, por pessoas naturais ou jurídicas de direito público ou privado (Brasil, 1990). Trata ainda da organização, da direção e gestão do sistema; da definição de competências e atribuições das três esferas de governo; do funcionamento e da participação complementar dos serviços privados de assistência à saúde; da política de recursos humanos e dos financeiros; da gestão financeira e planejamento.

O Sistema Único de Saúde (SUS) é definido nesta lei, como: "o conjunto de ações e serviços públicos de saúde, prestados por órgãos e instituições públicas federais, estaduais e municipais, da administração direta e indireta e das fundações mantidas pelo Poder Público".

Explicita-se que, quando as suas disponibilidades forem insuficientes para garantir a cobertura assistencial à população de uma determinada área, o SUS poderá recorrer aos serviços prestados pela iniciativa privada. A participação complementar dos serviços privados deve ser realizada mediante o estabelecimento de contratos e convênios, sendo observadas as normas de direito público, os princípios éticos e a regulamentação expedida pelos órgãos de direção do SUS quanto às condições para seu funcionamento, controle e fiscalização.

O SUS, portanto, não é composto somente por serviços públicos, mas também por uma ampla rede de serviços privados, principalmente hospitais e unidades de diagnose e terapia, que são remunerados com recursos públicos destinados à saúde. O financiamento oriundo de receitas arrecadadas pelo Estado permite que a totalidade de ações e serviços prestados no âmbito do SUS seja oferecida de forma gratuita, sem que os usuários tenham que comprovar qualquer forma de contribuição financeira prévia.

■ Os princípios e diretrizes do SUS estabelecidos na Lei Orgânica da Saúde

1) Universalidade de acesso em todos os níveis de assistência

O acesso universal é a expressão de que todos têm o mesmo direito de obter as ações e os serviços de que necessitam, independentemente de complexidade, custo e natureza dos serviços envolvidos.

2) Igualdade na assistência à saúde

Este princípio reitera que somente razões relacionadas às necessidades diferenciadas de saúde devem orientar o acesso ao SUS e a escolha das técnicas a serem empregadas no cuidado das pessoas.

3) Integralidade da assistência

A integralidade é entendida, nos termos da lei, como um conjunto articulado e contínuo de ações e serviços preventivos e curativos, individuais e coletivos, exigidos para cada caso em todos os níveis de complexidade do sistema. A ideia é que as ações voltadas para a promoção da saúde e a prevenção de agravos e doenças não sejam dissociadas da assistência ambulatorial e hospitalar voltada para o diagnóstico, o tratamento e a reabilitação. Por isso, os profissionais de saúde e os gestores do SUS devem empenhar-se em organizar as práticas dos serviços de modo a permitir que essa integração ocorra.

4) Participação da comunidade

A participação da comunidade é a garantia de que a população, por intermédio de suas entidades representativas, possa participar do processo de formulação de diretrizes e prioridades para a política de saúde, da fiscalização do cumprimento dos dispositivos legais e normativos do SUS e do controle e da avaliação de ações e serviços de saúde executados nos diferentes níveis de governo. A materialização desse princípio se expressa no âmbito do SUS pela constituição dos conselhos de Saúde e pela realização das conferências de Saúde, que representam um canal permanente de diálogo e interação entre os gestores, os profissionais de saúde e a população.

5) Descentralização político-administrativa

Com direção única em cada esfera de governo, com: a) ênfase na descentralização dos serviços para os municípios; b) regionalização e hierarquização da rede de serviços de saúde. A descentralização com comando único implica que os governos estaduais e, principalmente, os municipais tenham maior responsabilidade e autonomia para decidir e implementar ações e serviços de saúde.

Os dispositivos mencionados têm as seguintes implicações para a inserção do SUS como uma política de Estado: 1) a responsabilidade pela situação de saúde não é apenas setorial; 2) as políticas econômicas e sociais devem estar orientadas para a eliminação ou redução de riscos para a saúde; 3) a integração das políticas de saúde com as demais políticas públicas é fundamental; 4) a atuação integrada das três esferas de governo no âmbito do SUS faz-se necessária.

A participação social na saúde

Os vetos apostos pelo Executivo a essa lei desencadearam forte reação dos movimentos sociais organizados e em dezembro do mesmo ano foi promulgada a Lei nº 8.142. (Frutuoso, 2011). Essa lei dispõe sobre a participação da comunidade na gestão do Sistema Único de Saúde – SUS e sobre as transferências intergovernamentais de recursos financeiros na área da saúde, entre outras providências, também instituiu as conferências e os conselhos de saúde em cada esfera de governo (Brasil, 1990).

Ficou estabelecido que a Conferência Nacional de Saúde fosse realizada a cada 4 anos, "com a representação dos vários segmentos sociais, para avaliar a situação de saúde e propor diretrizes para a formulação de políticas de saúde nos níveis correspondentes, convocadas pelo poder executivo ou extraordinariamente por este ou pelo Conselho de Saúde". O parágrafo 2 da Lei assim define o Conselho de Saúde:

"O Conselho de Saúde, em caráter permanente e deliberativo, órgão colegiado composto por representantes do governo, prestadores de serviço, profissionais de saúde e usuários, atua na formulação de estratégias e no controle da execução da política de saúde na instância correspondente, inclusive nos aspectos econômico-financeiros, cujas decisões serão homologadas pelo chefe do poder legalmente constituído em cada esfera do governo". A representação dos usuários deverá ser paritária, 50% em relação ao conjunto dos demais segmentos.

O federalismo brasileiro e o SUS

A "engenharia institucional" do SUS tem em sua base a organização do federalismo brasileiro e suas relações políticas e institucionais que o sustentam. O federalismo é uma forma de organização do Estado contemporâneo que nasceu do equilíbrio entre a centralização e a descentralização do poder político. Ainda segundo Elazer (1987), "o federalismo expressa na sua essência o equilíbrio entre os governos nacionais e subnacionais e entre a cooperação e competição interfederativa".

Elias e Dourado (2011) referem que a partir da experiência norte-americana muitos países adotaram esse sistema, entre eles o Brasil. O federalismo brasileiro é predominantemente cooperativo e hegemonicamente intraestatal, apresentando elementos de competição e cooperação. No caso do SUS, aproxima-se de uma experiência de federalismo cooperativo e seu modelo institucional foi concebido e desenvolve-se neste cenário com os entes federados, mantendo uma relação de cooperação em que as entidades de representação dos gestores têm tido papel importante nos fóruns de negociação e deliberação dos SUS. São elas: o Conselho Nacional de Secretarias Municipais de Saúde – Conasems, o Conselho Nacional de Secretários de Saúde – Conass, as Comissões Intergestoras Bipartite e Tripartite. A Figura 10.1 demonstra a estrutura institucional e decisória do SUS.

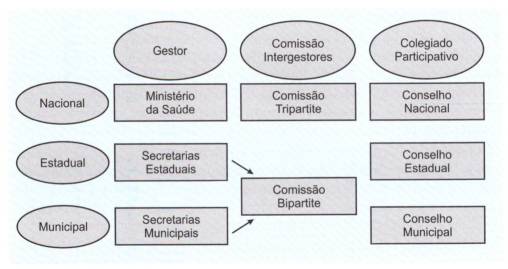

Figura 10.1 – Estrutura institucional e decisória do SUS.

Essa forma de organização permite uma participação mais efetiva das instâncias subnacionais na formulação e implementação e no controle das políticas de saúde.

■ Atribuições comuns e competências específicas de cada esfera do governo

A Lei orgânica estabelece no seu artigo 15 as atribuições comuns das três esferas do governo de forma bastante genérica, abrangendo vários campos de atuação (Brasil, 1990).

Os Quadros 10.1 a 10.3 resumem as competências das esferas federal, estadual e municipal.

O Sistema Único de Saúde – estrutura e organização

QUADRO 10.1 – Competências da esfera Federal

	Formulação de Políticas e Planejamento	Financiamento	Coordenação, Regulação e Avaliação	Prestação Direta de Serviços
F E D E R A L	• Identificação de problemas e definição de prioridades no âmbito nacional • Papel estratégico e normativo • Manter unicidade, respeitando a diversidade • Busca da equidade • Apoio e incentivo para o fortalecimento institucional e práticas inovadoras de gestão estadual e municipal	• Peso importante dos recursos federais • Papel redistributivo • Busca da equidade na alocação • Definição de prioridades nacionais e critérios de alocação entre regiões, estados e municípios	• Coordenação e regulação de sistemas estaduais • Apoio à articulação interestadual e intermunicipal • Normas de orientação quanto à regulação de sistemas • Avaliação do desempenho dos sistemas estaduais • Avaliação dos resultados das políticas nacionais	• Em caráter de exceção • Em áreas/ações estratégicas • Situação atual: todos os estados em gestão plena

Fonte: Lei 8080.

QUADRO 10.2 – Competências da esfera Estadual

	Formulação de Políticas e Planejamento	Financiamento	Coordenação, Regulação e Avaliação	Prestação Direta de Serviços
E S T A D U A L	• Identificação de problemas e definição de prioridades no âmbito estadual • Promoção da regionalização • Estímulo à programação integrada • Apoio e incentivo ao fortalecimento institucional das SMS	• Participação no financiamento das ações e serviços • Definição de prioridades estaduais • Garantia de alocação de recursos próprios • Definição de critérios claros de alocação de recursos federais e estaduais entre as diversas ações e entre municípios	• Coordenação e regulação do sistema estadual • Apoio à articulação intermunicipal • Coordenação da PPI no estado • Implantação de mecanismos de regulação (centrais) • Avaliação do desempenho dos sistemas municipais • Avaliação dos resultados das políticas estaduais	• Em caráter de exceção • Em áreas estratégicas • Serviços de referência estadual/regional (ex.: Hemorede) • Em situações de carência de serviços e de omissão da gestão municipal

Fonte: Lei 8080.

133

QUADRO 10.3 – Competências da esfera Municipal

	Formulação de Políticas e Planejamento	Financiamento	Coordenação, Regulação e Avaliação	Prestação Direta de Serviços
M U N I C I P A L	• Identificação de problemas e definição de prioridades no âmbito municipal • Planejamento de ações e serviços necessários • Organização da oferta de serviços públicos e contratação de privados (caso necessário)	• Garantia de aplicação de recursos próprios • Critérios claros de aplicação de recursos federais, estaduais e municipais	• Organização das portas de entrada do sistema • Estabelecimento de fluxos de referência • Integração da rede de serviços • Articulação com outros municípios para referências • Regulação e avaliação dos prestadores públicos e privados • Avaliação dos resultados das políticas municipais	• Papel preponderante na execução de ações/prestação direta de serviços • Gerência de unidades de saúde • Contratação administração e capacitação de profissionais de saúde

Fonte: Lei 8080.

■ Processo de implantação do SUS

Esse processo foi orientado pelas normas operacionais do SUS instituídas por meio de portarias ministeriais. Tais normas definiram as competências de cada esfera do governo e as condições necessárias para que os estados e municípios pudessem assumir as novas atribuições no processo de implantação do SUS. Embora o instrumento que formalizava as normas fosse uma portaria ministerial, a partir da NOB 93 o seu conteúdo passou a ser negociado pelo Ministério da Saúde, por representantes do Conass, Conasems e pactuados na Comissão Intergestora Tripartite. Entre os objetivos nas normas operacionais, podemos destacar o seguinte: Induzir e estimular mudanças no SUS, aprofundar e reorientar a implementação do SUS, definir objetivos estratégicos, prioridades, diretrizes e movimentos tático-operacionais; regular as relações entre os gestores e normatizar o SUS.

O Quadro 10.4 sistematiza as características de cada norma segundo as lógicas de racionalidade sistêmica, financiamento federal e modelos de atenção (Viana e Lima, 2006).

O Sistema Único de Saúde – estrutura e organização

QUADRO 10.4 – As Normas Operacionais: Racionalidade sistêmica, financiamento federal e modelos de atenção

Normas	Racionalidade Sistêmica	Financiamento Federal	Modelos de Atenção
NOB/91	Ausente	Repasse direto ao prestador segundo produção aprovada	Ausente
NOB/93	Fraca: vinculada às iniciativas e negociações municipais isoladas	Repasse direto ao prestador segundo produção aprovada Transferência "fundo a fundo" segundo montante definido no teto financeiro	Transferência "fundo a fundo" segundo montante definido no teto financeiro
NOB/93	Moderada: vinculada às iniciativas e negociações intermunicipais, com participação e intermediação da instância estadual (PPI)	Repasse direto ao prestador segundo produção aprovada. Transferência "fundo a fundo" segundo montante definido no teto financeiro. Transferência "fundo a fundo" segundo valor *per capita.* Transferência "fundo a fundo" segundo critérios definidos por programas específicos	PACS/PSF
NOAS/2001	Forte: vinculada às definições do conjunto de ações e serviços a serem contemplados nos módulos assistenciais pelo nível federal e às iniciativas e negociações intermunicipais sob coordenação da instância estadual (PPI, PDR e PDI)	Repasse direto ao prestador segundo produção aprovada. Transferência "fundo a fundo" segundo montante definido no teto financeiro. Transferência "fundo a fundo" segundo valor *per capita.* Transferência "fundo a fundo" segundo critérios definidos por programas específicos. Transferência "fundo a fundo" segundo valor *per capita* e definição de referências intermunicipais. Definição das responsabilidades mínimas para a atenção básica	PACS/PSF

Fonte: *Viana e Lima (2006).*

Regionalização

No Pacto pela Saúde 2006, a direção nacional do SUS reafirma a condição da regionalização como elemento basilar do sistema e assume essa diretriz como "o eixo estruturante do Pacto de Gestão", devendo orientar o processo de descentralização e as relações intergovernamentais. A estratégia adotada é a flexibilização da dimensão prescritiva, que vinha sendo priorizada até a NOAS, para intensificar o exercício da negociação política, privilegiando os acordos constituídos no contexto estadual/regional. Para isso, foram criados os Colegiados de Gestão Regional (CGRs), que são instâncias de cogestão das regiões de saúde por estados e municípios, e foi reafirmada a importância das Comissões Intergestores Bipartite (CIBs) e Tripartite (CIT) e SUS.

Contudo, é preciso lembrar que a Regionalização como concebida pelo Pacto da Saúde supõe a articulação entre os entes federados e por decorrência necessita de fundamentos políticos e legais que a suportem no plano do federalismo vigente. Dada essa relação entre a Regionalização e o federalismo vigente, bem como a sua importância estratégica para a configuração do SUS, apresenta-se brevemente a atual situação do tema.

O Decreto nº 7.508 (28/06/11) que regulamenta a Lei Orgânica da Saúde (nº 8.080, de 19 de setembro de 1990) dispõe sobre a organização do SUS, o planejamento da saúde, a assistência à saúde e a articulação interfederativa. O Decreto introduziu novos instrumentos de planejamento regional: o Mapa de Saúde (oferta pública e privada de serviços), os Contratos Organizativos da Ação Pública, as redes de atenção à saúde e a Relação Nacional de Ações e Serviços de Saúde – Renases. Além disso, cria a Comissão Intergestores Regional – CIR como instância de gestão compartilhada.

O documento define região de saúde como "espaço geográfico contínuo constituído por agrupamentos de Municípios limítrofes, delimitado a partir de identidades culturais, econômicas e sociais e de redes de comunicação e infraestrutura de transportes compartilhados, com a finalidade de integrar a organização, o planejamento e a execução de ações e serviços de saúde".

A região de saúde é a base de organização do SUS e referência para a transferência de recursos e elaboração e execução dos Contratos de Organização da Ação Pública.

A ideia dos contratos parte do pressuposto de que o alcance da integralidade das ações e serviços de saúde, a coordenação e a cooperação das redes devem estar pautados por regras claras e acordos jurídicos entre os três entes federados.

Além da introdução dos contratos, o Decreto nº 7.508/11 designou as Comissões Intergestores (Tripartite, Bipartite e Regional) como instâncias de governança e estruturação das redes de atenção à saúde, dada sua função de definidoras das regras da gestão compartilhada do SUS.

O Quadro 10.5 traz uma síntese das definições de região pela NOAS, o Pacto de Saúde e o recente Decreto 7.508.

Quadro 10.5 – Definições de região de saúde na Política Nacional de Saúde – Brasil, 2001-2011

Documento e vertente	Definição de região	Objetivo da regionalização	Critérios para regionalização	Responsáveis pela regionalização	Divisões regionais	Instrumentos planejamento regional
NOAS (2001/02)	**Base territorial** de planejamento da atenção à saúde, não necessariamente coincidente com a divisão administrativa do estado **Elementos: limite** geográfico, **população** usuária, **fluxos** assistenciais, ações e serviços de **MC** e **responsabilidades** dos entes federativos	Definir um conjunto mínimo de procedimentos de **média complexidade (MC)** como primeiro nível de referência intermunicipal, com **acesso** garantido a toda a população no âmbito microrregional, ofertados em um ou mais módulos assistenciais **Descentralizar** as ações e os serviços em saúde	Características **demográficas, socioeconômicas, geográficas, sanitárias, epidemiológicas, oferta de serviços, relações entre municípios**, entre outras. O conjunto mínimo de serviços de **média complexidade** compreende as atividades **ambulatoriais** de apoio **diagnóstico** e terapêutico e de **internação** hospitalar	Secretarias **Estaduais** de Saúde	**Macrorregiões**; regiões e/ou **microrregiões** de saúde; **módulos** assistenciais	PPI PDR PDI

(Continua na próxima página)

(Continuação)

Quadro 10.5 – Definições de região de saúde na Política Nacional de Saúde – Brasil, 2001-2011

Documento e vertente	Definição de região	Objetivo da regionalização	Critérios para regionalização	Responsáveis pela regionalização	Divisões regionais	Instrumentos planejamento regional
Pacto pela Saúde (2006)	**Recortes territoriais** inseridos em espaços geográficos contínuos, não necessariamente coincidentes com a divisão administrativa do estado **Elementos**: **limite** geográfico, **população** usuária, **fluxos** assistenciais, ações e serviços de **AB, MC e VS**, **Colegiados de Gestão Regional**	Atender às **demandas das populações** dos municípios a elas vinculados, garantindo o **acesso**, a **equidade** e a **integralidade** do cuidado com a saúde local **Diminuir as desigualdades** socioespaciais de universalização da saúde, superar os limites do modelo de **descentralização** municipalista da saúde e **fortalecer o papel dos estados** no planejamento	Identidades **culturais**, **econômicas** e **sociais**, características **epidemiológicas**, existência de **redes** nas áreas de **comunicação**, **infraestrutura**, **transportes** e **saúde**. Deve estar garantido o desenvolvimento da **atenção básica (AB)** da assistência e parte da **média complexidade (MC)**, assim como as ações básicas de **vigilância em saúde** (**VS**) Considera as **demandas da população** Cooperação inter-governamental	Secretarias **Estaduais** de Saúde Secretarias **Municipais** de Saúde **Colegiados** de Gestão Regional **CIBs** **CIT** (no caso de regiões nas áreas de fronteira internacional)	As Regiões de Saúde podem assumir **diferentes desenhos**, intraestaduais e interestaduais "regionalização viva"	PPI PDR PDI Planos regionais de saúde Normas internacionais (regiões de fronteira)

O Sistema Único de Saúde – estrutura e organização

Decreto 7.508 (2011)						
Espaço geográfico contínuo constituído por agrupamentos de Municípios limítrofes. **Elementos:** limite geográfico, **população** usuária, **fluxos** assistenciais, rol de ações e serviços (**APS, UE,** atenção psicossocial; ambulatorial especializada e hospitalar e VS), Comissão Intergestores Regional CIR	**Integrar a organização,** o **planejamento** e a **execução** de ações e serviços de saúde **Referência para transferência de recursos** entre os entes federados e elaboração e execução dos **Contratos Organizativos da Ação Pública Governança das redes**	Identidades **culturais, econômicas e sociais,** características **epidemiológicas e redes de comunicação e transportes** compartilhadas. Deve conter, no mínimo, ações e serviços de: **atenção primária (APS); urgência e emergência (UE);** atenção **psicossocial;** atenção **ambulatorial especializada e hospitalar;** e **vigilância em** saúde **(VS)** Critérios de **acessibilidade e escala**	Secretarias **Estaduais de** Saúde Secretarias **Municipais de** Saúde **CIT** (no caso de regiões nas áreas de fronteira internacional) **CIBs CIRs**	As Regiões de Saúde podem assumir **diferentes desenhos,** intraestaduais e interestaduais (Redes de atenção à saúde podem abranger uma ou mais regiões de saúde)	**Planos de saúde** (planejamento integrado dos entes) **Contrato organizativo da ação pública Mapa de Saúde RENASES RENAME Redes de atenção à saúde Indicadores** nacionais de garantia de acesso **Metas Normas inter-nacionais** (regiões de fronteira)

Fonte: Elaboração própria com base na NOAS, no Pacto pela Saúde e no Decreto 7.508/11.

Na definição das Regiões de Saúde predominam os critérios tradicionais e setoriais (contiguidade, acessibilidade, níveis de assistência), entretanto, o desenho das regiões depende de sua base técnica e política para organização regional do sistema de saúde. Nesse sentido, a regionalização deixa de ser estritamente técnica para tornar-se um processo essencialmente político, subordinado à pactuação entre os entes federados (Viana e Lima, 2011).

■ Financiamento

O SUS será financiado com recursos da União, dos Estados, do Distrito Federal e dos Municípios, além de outras fontes (Artigo 195, Constituição Federal). Em 1993 o financiamento do SUS no nível federal perdeu a sua principal fonte, a Seguridade, pois os recursos arrecadados pelo Instituto Nacional de Seguridade Social (INSS) passaram a cobrir as despesas previdenciárias e o setor teve que disputar com distintas áreas outras fontes de receita. (Frutuoso, 2011).

As tentativas de vinculação de recursos somente em 2000 foi aprovada e promulgada a Emenda Constitucional nº 29 de 13/09/00, que determina a vinculação e estabeleceu a base de cálculos e os percentuais mínimos de recursos orçamentários para as diferentes esferas de governo. A regulamentação da Emenda ainda está por ser feita. Os outros mecanismos de financiamento têm sido as transferências da União para estados e municípios vinculadas às contrapartidas desses níveis de governo dispostas na Lei 8.142/1990, que tem como requisitos a criação de fundos de saúde, conselho de saúde, plano de saúde, relatório de gestão, contrapartida no orçamento e comissão para a elaboração de plano de carreiras, cargos e salários.

Independentemente da EC nº 29 e dos outros mecanismos de financiamento, o SUS tem sido subfinanciado ao longo de sua história. O gasto com saúde no Brasil, em 2005, segundo estimativas da OMS, representa algo em torno de 7,9% do PIB. Neste período, o gasto total *per capita* em saúde segundo Paridade de Poder de Compra (PPP, na sigla em inglês) foi de US$PPP 755, enquanto o gasto público *per capita* foi de US$PPP 333 (Conass, 2009b).

Neste sentido, olhando para a regionalização do sistema, o financiamento é um dos principais desafios da saúde, sobretudo no que diz respeito à ampliação dos recursos, integração com os instrumentos de planejamento, execução dos Contratos Organizativos de Ação Pública e gestão compartilhada, por meio da CIR.

■ Considerações finais

Passados mais de 20 anos de construção do SUS, os avanços e as oportunidades e ameaças mantêm alguns desafios e temas para serem equacionados: a equidade como eixo norteador das ações; a questão do acesso universal às ações e aos serviços de saúde; a integralidade das ações; a organização e o planejamento regional do sistema; a conformação de redes de atenção à saúde com foco nas necessidades da população; o financiamento público do setor saúde; a gestão cooperativa entre os níveis federal, estadual e municipal de governo com comando único e as formas de garantir a participação e o controle social do sistema.

■ Bibliografia consultada

- Brasil. Ministério da Saúde. Agência Nacional de Saúde Suplementar. Regulação & Saúde: estrutura, evolução e perspectivas da assistência médica suplementar. Rio de Janeiro: ANS; 2002.
- Brasil. Constituição da Republica Federativa do Brasil. Texto constitucional promulgado em 5 de outubro de 1988, com as alterações adotadas pelas Emendas Constitucionais n.o 1/92 a 44/2004 e pelas Emendas Constitucionais de Revisão n.o 1 a 6/94. Brasília: Senado Federal, Subsecretaria de Edições Técnicas; 2004.
- Brasil. Ministério da Saúde. Secretaria Executiva. Departamento de Apoio a Descentralização. Diretrizes operacionais dos Pactos pela Vida, em Defesa do SUS e de Gestão. Brasília: Ministério da Saúde; 2006.
- Brasil. Casa Civil. Decreto nº 7.508, de 28 de junho de 2011. Regulamenta a Lei nº 8.080, de 19 de setembro de 1990, para dispor sobre a organização do Sistema Único de Saúde – SUS, o planejamento da saúde, a assistência à saúde e a articulação interfederativa, e dá outras providências.
- Conselho Nacional de Secretários de Saúde. SUS: avanços e desafios. Brasília: Conass, 2006. — Sistema Único de Saúde. Brasília: Conass; 2007.
- Conselho Nacional de Secretários de Saúde. Para entender a gestão do SUS - Sistema Único de Saúde. Brasília: Conass; 2007a. (Coleção progestores)
- Conselho Nacional de Secretários de Saúde. Para entender a gestão do SUS – o financiamento da saúde. Brasília: Conass; 2007b. (Coleção progestores)
- Conselho Nacional de Secretários de Saúde. SUS 20 anos: reflexões e perspectiva. Brasilia: Conass; 2009b.
- Elazar DJ. Exploring Federalism. Tuscaloosa AL. University of Alabama Press; 1987 apud Frutuoso J. A gestão do Sistema Único de Saúde. In: Educação e Federalismo no Brasil: combater as desigualdades, garantir as diversidades. Oliveira RP e Santana W (orgs.). Brasília: UNESCO; 2010.
- Elias PE, Dourado DA. Sistema de Saúde e SUS: saúde como política social e sua trajetória no Brasil. In: Política e Gestão Pública em Saúde. Ibañez N, Elias PEM e Seixas PHD (orgs.). São Paulo: Editora Hucitec/CEALAG; 2011.
- Frutuoso J. A gestão do Sistema Único de Saúde. In: Educação e Federalismo no Brasil: combater as desigualdades, garantir as diversidades. Oliveira RP e Santana W (orgs.). Brasília: UNESCO; 2010.
- Noronha JC, Lima LD, Machado CV. O Sistema Único de Saúde – SUS. In: Políticas e Sistemas de Saúde no Brasil. Giovanella et al (orgs.). Rio de Janeiro: Fiocruz/CEBES 2008.
- Viana ALA, Levcovitz E. Proteção Social: introduzindo o debate. In: Viana ALA, Elias PE, Ibañez N (orgs.). Proteção social: dilemas e desafios. São Paulo: Hucitec; 2005.
- Viana ALÁ, Lima LD (orgs.). Regionalização e relações federativas na política de saúde do Brasil. Rio de Janeiro: Contra Capa; 2011.

3

11

Financiamento da Atenção à Saúde

Ana Luiza d'Ávila Viana
Hudson Pacifico da Silva

■ Introdução

O financiamento e a provisão de serviços de saúde podem ser entendidos, de modo simplificado, como uma 'troca' ou uma 'transferência de recursos' entre provedores, usuários e terceiros (Mossialos e Dixon, 2002). Os provedores 'transferem' recursos de atenção à saúde aos usuários e estes – ou uma terceira parte – transferem recursos financeiros aos provedores. A forma mais simples de transação é o chamado pagamento direto, isto é, o usuário, a 'primeira parte', paga diretamente para o provedor, 'a segunda parte', pelo bem ou serviço consumido. Entretanto, os sistemas de saúde foram desenvolvidos de modo que uma 'terceira parte' ofereça proteção a um grupo populacional contra o risco financeiro de uma possível doença ou agravo. Essa 'terceira parte', que pode ser pública (governos) ou privada (associações de voluntários, seguradoras de saúde, etc.), deve arrecadar receitas da população a ser protegida, de forma direta ou indireta, possibilitando realizar os pagamentos e as transferências para os provedores, assim como reembolsar os usuários em situações específicas (Figura 11.1).

Os recursos destinados ao financiamento das ações e dos serviços de saúde podem ser públicos ou privados. Recursos públicos são aqueles provenientes de tributos pagos pela sociedade no seu conjunto e incluem os impostos (diretos e indiretos) e as contribuições sociais que incidem sobre a folha de salários ou outros fatos geradores, como o lucro e o faturamento das empresas. Esses recursos representam pagamentos compulsórios e são administrados pelo governo, seja no nível central (União), regional (Estados) ou local (Municípios). Já os recursos privados são pagamentos voluntários realizados diretamente pelas empresas, famílias e indivíduos. A diferença é que os recursos públicos devem ser aplicados no desenvolvimento de políticas e serviços que beneficiam o conjunto da população ou parte dela, ao passo que os recursos privados são utilizados para beneficiar aqueles que possuem capacidade de pagamento para acessar os bens e serviços de saúde (Lobato & Giovanella, 2008).

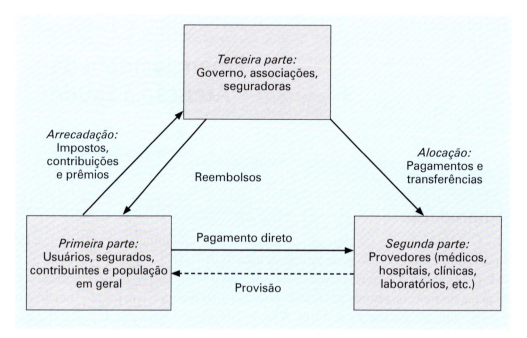

Figura 11.1 – O triângulo da provisão e do financiamento da atenção à saúde.
Fonte: Adaptado de Mossialos e Dixon (2002).

O que determina a prevalência de recursos públicos ou privados no interior de cada sistema de saúde? Evans (2002) propõe uma equação adaptada da identidade fundamental renda-gasto do sistema de contas nacionais para ilustrar que o total de todas as receitas obtidas para financiar a atenção à saúde de uma população particular deve ser exatamente igual ao total gasto em atenção à saúde para essa população, e que esse total, por sua vez, é igual ao total dos rendimentos recebidos, sob várias formas, por aqueles que são pagos, direta ou indiretamente, pela provisão de serviços. Segundo o autor, essa identidade de receita, gasto e renda não é uma teoria, mas um resultado puramente lógico, fundamental para entender os efeitos e as controvérsias em torno dos diferentes modelos de financiamento. Essa identidade pode ser expressa da seguinte forma:

$$TF + SI + UC + PI = P \times Q = W \times Z$$

Pelo lado das receitas, TF é a soma das receitas obtidas mediante a arrecadação de impostos, SI são as receitas decorrentes de contribuições compulsórias ou de seguro social, UC são os desembolsos diretos (*out-of-pocket*) e as taxas pagas por usuários, e PI são os prêmios de seguro privado ou voluntário (mensalidade de planos de saúde).[a]

Pelo lado dos gastos, P e Q são vetores que correspondem a unidades de produto (consultas médicas, procedimentos cirúrgicos, medicamentos, etc.), sendo que P representa os preços médios pagos pelas quantidades (Q) fornecidas ou usadas nas várias formas de atenção à saúde (atividades de promoção, proteção, diagnóstico, tratamento e recuperação da saúde).

Por fim, pelo lado das rendas daqueles que prestam os serviços de atenção à saúde, W e Z também são vetores que mostram as quantidades de diferentes tipos de recursos (Z) usados na provisão de serviços (p. ex., horas de trabalho de um enfermeiro) e as taxas de pagamento (W) desses recursos (p. ex., taxa média de reembolso por hora trabalhada).

A equação proposta por Evans constitui uma ferramenta útil para verificar quais fontes de recursos são mais importantes para financiar os diferentes sistemas de saúde. Sistemas nacionais de saúde, por exemplo, possuem a maior parte do gasto derivada do pagamento de impostos gerais, ou seja, o componente relativo ao pagamento de impostos (TF) tende a ser substancialmente maior que os demais componentes de receita (SI + UC + PI). De fato, o predomínio de recursos fiscais é uma característica do modelo universalista, anglo-saxão ou *beveredgiano* de sistema de saúde, que teve origem com a constituição do Serviço Nacional de Saúde (NHS) da Inglaterra, em 1948. Posteriormente, esse modelo foi adotado em vários outros países da Europa (Itália, Grécia, Portugal, Espanha, Suécia, Dinamarca, Noruega, Finlândia e Suécia) e de outros continentes (Canadá, Brasil, etc.).

O componente da receita relativo às contribuições compulsórias ou de seguro social (SI) tende a ser mais importante nos sistemas de saúde que seguem o modelo contributivo ou de seguro social, também chamado de modelo de cotas, ocupacional ou, ainda, *bismarckiano*. Essa última denominação deriva da legislação alemã da segunda metade do século XIX, sob o governo de Bismarck, que serviu de inspiração para os sistemas previdenciários de todo o mundo. Esse modelo é financiado por contribuições compulsórias pagas por empregados e empregadores, e foi adotado em países como Alemanha, Bélgica, França, Luxemburgo e muitos países da América Latina, incluindo o Brasil no período 1923-1988.

Um terceiro modelo de financiamento dos sistemas de saúde, chamado de modelo de livre mercado (ou americano), apresenta maior participação de receitas pro-

---

[a] Em certas situações, é necessário levar em conta o acesso a fontes externas de receita, tais como doações de organizações não governamentais, transferências e doações de agências doadoras, assim como empréstimos de bancos internacionais. Cf. Mossialos & Dixon (2002).

venientes de desembolso direto e de pagamentos de seguros e planos de saúde (UC + PI). Nesse modelo, tanto as classes de renda média quanto os trabalhadores formais e os grupos de alta renda devem buscar no mercado as alternativas de acesso aos serviços de saúde. A população incorporada ao mercado formal de trabalho é atendida por meio de seguros privados de saúde, patrocinados, em grande parte, pelas empresas em que trabalham. Entretanto, o financiamento desse modelo é misto, na medida em que envolve também a utilização de recursos fiscais para o pagamento de provisão de serviços para grupos populacionais seletivos (p. ex., pobres e idosos). Por esse motivo, o modelo de livre mercado também é chamado de modelo assistencialista de financiamento da saúde. Os EUA constituem o caso paradigmático desse modelo.

Os diferentes sistemas de atenção à saúde tendem, portanto, a determinar os modelos de financiamento da saúde, indicando quais fontes de recursos serão predominantes para financiar o acesso dos diferentes segmentos da população aos serviços de saúde. Com base no esquema apresentado por Médici (1995), é possível verificar, por exemplo, que os recursos a serem utilizados para garantir o acesso dos trabalhadores do mercado formal de trabalho e da classe média aos serviços de saúde mudam em função do modelo de financiamento adotado. No modelo universalista predominam recursos provenientes da arrecadação de impostos; no modelo contributivo, as contribuições pagas por empregados e empregadores; e no modelo de livre mercado, os pagamentos diretos e os prêmios de seguros voluntários (Tabela 11.1).

TABELA 11.1 – Modelos de financiamento da saúde

Camadas da população	Modelo universalista (beveridgeano)	Modelo contributivo (bismarckiano)	Modelo de livre mercado (americano)
Classes de baixa renda	Recursos fiscais gerais	Sem recursos definidos	Recursos fiscais gerais
Trabalhadores formais e classe média	Recursos fiscais gerais	Contribuições sobre a folha de salários	Pagamento direto e prêmios de seguros voluntários
Grupos de alta renda	Recursos fiscais gerais	Pagamento direto e prêmios de seguros voluntários	Pagamento direto e prêmios de seguros voluntários

Fonte: Adaptado de Médici (1995:37).

■ Crescimento dos gastos com atenção à saúde

Nas últimas décadas, o crescimento contínuo dos gastos com bens e serviços de saúde é um fenômeno que passou a caracterizar todos os sistemas de saúde de todo o mundo. Entre as principais causas responsáveis por esse crescimento pode-se apontar a expansão (horizontal e vertical) da cobertura, a incorporação de novas tecnologias e as transições demográfica e epidemiológica.

A expansão horizontal e vertical da cobertura representa, de um lado, a inclusão de novos segmentos da população como clientela dos serviços de saúde e, de outro, o aumento da oferta de novos serviços (tratamento odontológico, fisioterapia, etc.), resultando em crescimento dos gastos porque houve aumento da população a ser atendida e porque novos bens e serviços de saúde passaram a fazer parte da cobertura assistencial oferecida aos usuários.

As inovações tecnológicas em saúde caracterizam-se por estarem mais direcionadas à aplicação em meios diagnósticos e terapêuticos do que em meios que venham a baratear o processo interno de tratamento. Nesse sentido, o desenvolvimento de novos equipamentos médicos, por exemplo, trouxe consigo um encarecimento dos serviços, ao mesmo tempo em que implicou mudanças nas práticas assistenciais, incluindo novos patamares de concentração econômica, nova divisão social do trabalho médico e grande mudança no próprio campo da técnica médica.

O processo de envelhecimento populacional, provocado simultaneamente pelas baixas taxas de fecundidade da população e pelo progressivo aumento da longevidade, caracteriza a chamada transição demográfica. Estas mudanças se traduzem em declínio imediato ou futuro da população economicamente ativa, com aumento da razão de dependência de idosos, implicando no crescimento da demanda por serviços de maior custo e complexidade, tornando mais problemática a capacidade de resposta dos diferentes sistemas de saúde.

A transição epidemiológica é caracterizada pela mudança no perfil de morbimortalidade da população. No lugar das enfermidades infecciosas e parasitárias, típicas de países com baixo grau de desenvolvimento, o novo perfil epidemiológico passou a incluir as chamadas doenças crônicas e degenerativas (neoplasias, hipertensão, diabetes, problemas de saúde mental, etc.), configurando um conjunto de patologias próprias de um modo de vida urbano-industrial, cujo custo de tratamento é particularmente elevado. Além disso, o surgimento de novas doenças infecciosas, como a AIDS, tem imposto desafios adicionais aos sistemas de saúde em todo o mundo.

■ Alocação de recursos em saúde

Outra questão importante diz respeito ao processo de distribuição dos recursos disponíveis entre usos alternativos, ou seja, ao estabelecimento de critérios para alocar os recursos entre os diferentes programas e serviços de saúde. De acordo com Couttolenc e Zucchi (1998), três aspectos do processo de alocação de recursos merecem ser enfatizados: i) toda alocação resulta de um processo decisório sobre onde os recursos financeiros devem ser aplicados, ainda que esse processo possa não ser formalizado;[b] ii) toda alocação tem um impacto direto e claro sobre a eficiência e o custo dos

---

[b] O padrão de alocar recursos de acordo com a estrutura de gastos do ano anterior também representa uma decisão – a de manter o padrão e, portanto, as políticas do passado.

serviços porque destinar recursos limitados para um conjunto específico de atividades significa que eles não estarão disponíveis para serem aplicados em outras atividades; e iii) toda política ou conjunto de prioridades está vinculada a um padrão específico de alocação de recursos.[c]

Esses autores destacam que, tradicionalmente, a alocação de recursos públicos na área da saúde ocorre com base em critérios não explícitos, geralmente fundamentados no padrão histórico de gastos. Num contexto de contenção de gastos públicos e na ausência de uma política clara, os recursos são normalmente alocados de acordo com a "rigidez da demanda" relativa dos diversos programas e serviços, privilegiando aquelas despesas mais difíceis de conter e reduzir. Nesse tipo de situação, a rede instalada de serviços e o quadro de pessoal são critérios que tendem a se sobressair, por apresentarem pouca flexibilidade de mudanças no curto prazo.

Musgrove (1999) destaca a existência de pelo menos nove critérios relevantes para as decisões sobre gasto público no campo da atenção à saúde. Esses critérios podem ser agrupados em três categorias: critérios de eficiência econômica (bens públicos, externalidades, custos catastróficos e custo-efetividade); razões éticas (pobreza, equidade horizontal e vertical, e a regra do resgate); e considerações políticas (especialmente demandas da população). Segundo o autor, existe uma relação de hierarquia entre esses critérios, fazendo com que às vezes um critério tenha que ser examinado antes que outro seja considerado; em outras situações, dois critérios não serão compatíveis e sim conflitantes, forçando escolhas difíceis – particularmente entre eficiência e equidade.

A equidade na alocação de recursos financeiros constitui um dos desafios para o financiamento das políticas de saúde. De modo geral, esse conceito significa que cada território deve dispor do montante adequado de recursos para dar resposta às necessidades de saúde de sua população (Tobar et al., 2003). Historicamente, muitos países avançaram na formulação e implementação de modelos de financiamento que buscam a equidade na distribuição de recursos para a saúde. Entre eles, a experiência inglesa é considerada a mais paradigmática, seja porque firmou as bases para uma melhora progressiva na distribuição territorial de recursos, seja porque serviu de inspiração para muitos outros países.[d]

---

[c] É comum autoridades políticas e/ou sanitárias definirem um conjunto de políticas e prioridades, mas uma análise do padrão de alocação de recursos pode revelar outra ordem de prioridades. Nesse caso, naturalmente, é o padrão de alocação que mostra as verdadeiras prioridades.

[d] Trata-se da metodologia *Resource Allocation Working Party* (RAWP) de alocação de recursos, adotada na Inglaterra a partir da década de 1970. De acordo com essa metodologia, os recursos devem ser distribuídos considerando o tamanho da população a ser atendida, mas corrigidos em função das diferenças na estrutura de sexo e idade, das variações regionais no custo da atenção médica e de outras necessidades de uso de serviços. Nas décadas seguintes, a fórmula de cálculo do RAWP foi revista e passou a incluir outros fatores capazes de estimar com mais precisão as necessidades de saúde da população, como o uso dos serviços de saúde por diferentes grupos populacionais. Cf. Lobato & Giovanella (2008).

◼ Trajetória do financiamento da saúde no Brasil

A partir da Constituição Federal de 1988, a saúde passou a ser entendida como "direito de todos e dever do Estado, garantido mediante políticas sociais e econômicas que visem à redução do risco de doença e de outros agravos e ao acesso universal e igualitário às ações e serviços para sua promoção, proteção e recuperação".[e] Essa mudança sinalizou a substituição de um modelo contributivo (previdenciário) de sistema de saúde por um modelo universalista, financiado com recursos fiscais gerais.

De acordo com o texto constitucional, a saúde é uma das três áreas que integram a seguridade social, que deve ser financiada por toda a sociedade mediante recursos provenientes dos orçamentos das três esferas de governo e de um conjunto de contribuições sociais que incidem sobre a folha de salários e demais rendimentos do trabalho, o faturamento e o lucro das empresas, a receita de concursos de prognósticos e a importação de bens e serviços do exterior (a partir de 2003). Assim, "o Sistema Único de Saúde deve ser financiado com recursos do orçamento da seguridade social, da União, dos Estados, do Distrito Federal e dos Municípios, além de outras fontes".[f] Com relação à divisão do orçamento da seguridade social (OSS) entre as três áreas que a compõem (Previdência, Saúde e Assistência Social), foi estabelecido que a Lei de Diretrizes Orçamentárias seria responsável por trazer a previsão anual de partilha dos recursos. Destaca-se, entretanto, que o Artigo 55 do Ato das Disposições Constitucionais Transitórias recomendava que pelo menos 30% do orçamento da seguridade social deveria ser destinado ao setor saúde. Essa recomendação, porém, nunca chegou a ser implementada na prática.

Na primeira metade da década de 1990, dois acontecimentos contribuíram para agravar a situação do financiamento de ações e serviços públicos de saúde no Brasil. Em primeiro lugar, a principal contribuição social em termos de magnitude de arrecadação – a contribuição sobre a folha de salários – passou a ser de uso exclusivo da previdência social, reduzindo a parcela do orçamento da seguridade social disponível para as demais áreas. Em segundo lugar, a instituição do Fundo Social de Emergência[g] permitiu que o governo federal pudesse utilizar 20% do produto da arrecadação de todos os impostos e contribuições da União para garantir a estabilização econômica do país e o saneamento financeiro da Fazenda Pública Federal, o que representou nova redução dos recursos disponíveis para serem aplicados na saúde.

A solução encontrada para a situação de subfinanciamento da saúde na década de 1990 foi a criação da Contribuição Provisória sobre Movimentação Financeira (CPMF) em 1996, uma contribuição social cujos recursos seriam destinados exclu-

---

[e] Art. 195 da Constituição da República Federativa do Brasil.

[f] Art. 198 da Constituição da República Federativa do Brasil.

[g] Depois transformada em Fundo de Estabilização Fiscal (FEF), substituída nos anos seguintes pela Desvinculação das Receitas da União (DRU).

sivamente para financiar as ações e os serviços de saúde. Entretanto, em nenhum momento a totalidade dos recursos arrecadados pela CPMF foi direcionada para a saúde. Primeiro porque, conforme já destacado, os instrumentos de desvinculação das receitas da União possibilitavam que uma parcela dos recursos da CPMF fosse utilizada pelo governo federal para outras finalidades; e depois porque essa fonte de financiamento passou a ser compartilhada com outras áreas da seguridade social (previdência e assistência social) a partir de 1999. Mesmo não sendo uma fonte exclusiva de receitas para o setor, em pouco tempo a CPMF se tornou a principal fonte de financiamento da saúde na esfera federal.[h]A extinção da CPMF pelo Congresso Nacional, em 2007, não foi acompanhada de redução de recursos para a área da saúde no ano seguinte, como temiam muitos analistas. Em parte porque algumas medidas foram tomadas pelo governo federal para contrabalançar as perdas financeiras decorrentes do fim da arrecadação da CPMF, como o aumento das alíquotas do imposto sobre operações financeiras (IOF) e a contribuição social sobre o lucro líquido (CSLL). Mas também porque o país registrou um desempenho econômico favorável em 2007, com reflexos positivos sobre a arrecadação tributária e, principalmente, sobre o montante de recursos a serem aplicados na saúde, em função das regras introduzidas pela Emenda Constitucional nº 29 (EC 29). Essa emenda, aprovada em 2000 e regulamentada 12 anos depois, com a aprovação da Lei Complementar 141, de 13 de janeiro de 2012, estabeleceu o patamar mínimo de recursos a serem aplicados pelas três esferas de governo para financiar as ações e os serviços públicos de saúde, da seguinte forma:

- no caso da União: valor apurado no ano anterior, corrigido pela variação nominal do Produto Interno Bruto (PIB);
- no caso dos Estados e do Distrito Federal: 12% do produto da arrecadação de impostos e transferências constitucionais; e
- no caso dos Municípios: 15% do produto da arrecadação de impostos e transferências constitucionais.

A aprovação da EC 29 possibilitou o aumento de aportes adicionais de recursos para o financiamento da saúde, principalmente nos estados e municípios.[i] Entretanto, deve-se observar os limites dessa expansão, na medida em que a magnitude de recursos está condicionada pela evolução das receitas públicas estaduais e municipais e, tam-

---

[h] Em 2002, por exemplo, os gastos federais com saúde tiveram como fonte de recursos a CPMF (41%), a contribuição social sobre o lucro líquido (26%), a contribuição para o financiamento da seguridade social (15%) e outras fontes orçamentárias (18%). Cf. Médici (2010).

[i] Dados compilados pelo Instituto de Pesquisa Econômica Aplicada (IPEA) mostram que o gasto total da União, dos estados e dos municípios subiu continuamente no período 2000-2011: de R$ 69,1 bilhões, em 2000, para R$ 161,8 bilhões em 2011, o que representa um aumento de 134%. Ao mesmo tempo, houve redução na participação do governo federal no financiamento da saúde, que era de quase 60%, em 2000, e passou para 44,7% em 2011. Nesse mesmo período, a participação dos estados passou de 18,5% para 25,7%, enquanto a dos municípios subiu de 21,7% para 29,6%

bém, pela taxa de crescimento da economia, já que os aportes federais devem ser corrigidos pela variação nominal do PIB. Além disso, muitos estados e municípios passaram a criar mecanismos para "maquiar" o valor investido em ações e serviços públicos de saúde, introduzindo outras rubricas no gasto com saúde ou subestimando a disponibilidade de recursos próprios para efeito de cálculo do percentual a ser aplicado.[j]

No que diz respeito à sistemática de repasse de recursos do governo federal para as esferas subnacionais, a legislação brasileira prevê a combinação dos seguintes critérios:[k] perfil demográfico da região; perfil epidemiológico da população a ser coberta; características da rede de saúde na área; desempenho técnico, econômico e financeiro no período anterior; níveis de participação do setor da saúde nos orçamentos estaduais e municipais; previsão do plano quinquenal de investimentos da rede de serviços de saúde; e ressarcimento do atendimento a serviços prestados para outras esferas de governo. Estabelece, ainda, que metade dos recursos destinados a estados e municípios deve ser distribuída segundo o resultado de sua divisão pelo número de habitantes, independentemente de qualquer procedimento prévio. Com a aprovação da Lei 141/2012, as necessidades de saúde da população, juntamente com as dimensões epidemiológica, demográfica, socioeconômica, espacial e de capacidade de oferta de ações e serviços de saúde, passaram a orientar o rateio dos recursos do governo federal vinculados a ações e serviços públicos de saúde e repassados aos estados e municípios. Entretanto, ainda não foi definido como as necessidades de saúde da população devem ser mensuradas, nem quais indicadores devem ser utilizados para essa finalidade. Assim, ainda tem prevalecido no Brasil a adoção de critérios *per capita*, como no caso dos recursos para o financiamento das ações e serviços de atenção básica, ou critérios que privilegiem a capacidade instalada e de produção de serviços (média e alta complexidade ambulatorial e hospitalar).

A introdução de novos critérios, em julho de 2011, para o cálculo do montante de recursos federais a serem transferidos para financiar as ações básicas de saúde nos municípios – parte fixa do Piso de Atenção Básica (PAB fixo)[l] – representou um avanço importante no sentido de conferir maior equidade na alocação de recursos. Isso porque os municípios, que antes recebiam um montante que era calculado pela multiplica-

---

[j] Mesmo depois de o Conselho Nacional de Saúde ter aprovado a Resolução 32, em 2003, que estabelece uma série de diretrizes acerca da aplicação da EC29, explicitando especificamente os impostos integrantes da base de cálculo e definindo o que deve e o que não deve ser considerado ação e serviço público de saúde. Posteriormente, a Lei 141/2012 definiu, em seus artigos 3º e 4º, quais despesas com ações e serviços públicos de saúde podem – e quais não podem – ser consideradas para efeito da apuração da aplicação dos recursos mínimos estabelecidos pela legislação.

[k] Artigo 35 da Lei 8.080/00, conhecida como Lei Orgânica da Saúde.

[l] O PAB foi criado em 1997 e consiste em um montante de recursos financeiros federais destinado exclusivamente aos procedimentos e ações de atenção básica à saúde. Possui uma parte fixa, destinada ao financiamento das ações de atenção básica em geral, e uma parte variável, para financiar a implementação de programas estratégicos de atenção básica.

151

ção de um valor *per capita* pelo número de habitantes, passaram a ser classificados em quatro faixas, de acordo com pontuação que varia de 0 a 10, com base nos seguintes indicadores: PIB *per capita* (peso 2); percentual da população com Bolsa Família ou percentual da população em extrema pobreza (peso 1); percentual da população com plano de saúde (peso 1); e densidade demográfica (peso 1). Assim, municípios com níveis mais baixos de riqueza, percentuais mais elevados de população pobre ou extremamente pobre, maior dependência de ações e serviços do SUS e menores densidades demográficas passam a receber um montante mais elevado de recursos por habitante/ano no âmbito da atenção básica.

Se é verdade que os critérios atualmente adotados para o cálculo do repasse de recursos ainda estão longe de levar em conta as reais necessidades de saúde da população em cada localidade, é importante registrar o avanço obtido na forma como as transferências têm sido efetuadas, mediante o estabelecimento do repasse "fundo a fundo". Esse tipo de repasse consiste na transferência, regular e automática, de valores do Fundo Nacional de Saúde (FNS) para os fundos estaduais e municipais, independentemente de convênios ou instrumentos similares.

Desde 2007, as transferências de recursos para estados e municípios são feitas em blocos de financiamento (atenção básica, atenção de média e alta complexidade, vigilância em saúde, assistência farmacêutica, gestão do SUS e investimentos na rede de serviços de saúde). Com isso, os gestores de saúde dos estados e municípios possuem maior autonomia na aplicação de recursos, a partir do plano de saúde estabelecido e aprovado pelo respectivo Conselho de Saúde. Isso significa, por exemplo, que dentro do bloco de recursos da atenção básica, o gestor tem autonomia para destinar recursos para as ações estabelecidas de acordo com as necessidades locais. Entretanto, trata-se de autonomia relativa, na medida em que a transferência de recursos entre os blocos não é permitida.

▪ Panorama geral do financiamento e gasto com ações e serviços de saúde

De acordo com os dados mais recentes divulgados pela Organização Mundial de Saúde (WHO, 2015), o gasto global com saúde para o ano de 2012 correspondeu a 8,6% do PIB mundial, com o nível mais alto na região das Américas (13,6%) e o mais baixo na região do sudeste da Ásia (3,7%). Esse montante corresponde, em termos globais, a US$ 1.173 *per capita* (em paridade de poder de compra internacional), mas as disparidades regionais são enormes, variando de US$ 208 *per capita* nas regiões da África e do sudeste da Ásia até US$ 3.768 *per capita* na região das Américas.

Os recursos públicos representaram 57,6% do gasto total em saúde, variando de 32,3% no sudeste da Ásia até 74,0% na Europa. Nos países de renda baixa e média-baixa, onde o gasto governamental com saúde é menor, variando de 34,0% a 37,6%, a carência é suprida com recursos privados, dos quais a grande maioria (77,6% a 86,7%) corresponde a desembolso direto (*out of pocket*). Isso significa que o pagamento é feito diretamente pelo usuário no momento de acessar os serviços de saúde. Tais pagamentos não permitem o compartilhamento de riscos, comprometendo a situação financeira das famílias, que devem destinar um percentual elevado dos seus orçamentos para o pagamento de despesas com saúde em momentos de necessidade.

Outro aspecto importante é que os recursos externos representam uma grande fonte de financiamento da saúde em países de renda baixa. De 14,2% do gasto total com saúde em 2000, os recursos externos passaram a representar 29,7% do gasto com saúde nesses países. Em países como Haiti e Moçambique, por exemplo, aproximadamente 60% do gasto total com saúde são financiados com recursos externos.

Esses dados, sintetizados na Tabela 11.2, apontam para dois fenômenos importantes. O primeiro é o crescimento do gasto com saúde em todas as regiões do mundo e em países de todos os grupos de renda. O segundo é a desigualdade na distribuição de recursos financeiros destinados aos sistemas de saúde. Sobre esse último fenômeno, relatório da Organização Mundial de Saúde (WHO, 2000) indicava que países de renda baixa e média-baixa contavam com apenas 18% da renda mundial e 11% do gasto total com saúde, mas concentravam 84% da população mundial e 93% da carga de doenças do mundo.

No Brasil, os dados da OMS indicam que o gasto total com saúde corresponde a 9,5% do PIB, nível acima da média apresentada pelos países de renda média-alta (6,0%), mas abaixo dos países de renda alta (11,6%). Em termos absolutos, esse nível corresponde a US$ 1.388 por habitante/ano, acima da média global. Entretanto, somente 47,5% do total são provenientes de recursos públicos destinados ao financiamento do Sistema Único de Saúde. Essa realidade é claramente incompatível com o padrão verificado nos países desenvolvidos que possuem sistemas de saúde públicos e universais, onde o patamar de recursos públicos tende a ser superior a 70%. Do ponto de vista dos recursos privados, estima-se que 40,4% do total correspondem a mensalidades com seguros e planos de saúde, ao passo que 57,8% representam desembolso direto das famílias (WHO, 2015).

Qual é o peso das despesas com assistência à saúde no orçamento das famílias brasileiras? Segundo os dados da Pesquisa de Orçamentos Familiares (IBGE, 2010), as despesas com assistência à saúde no orçamento das famílias brasileiras aumentaram nos últimos 6 anos, tendo passado de 6,5% da despesa total de consumo das famílias no período 2002-2003 para 7,2% no período 2008-2009. A análise da composição dessas despesas mostra que dois itens são os mais importantes: remédios e planos de saúde. Juntos, esses itens representam 76,3% de toda a despesa com assistência à saúde das famílias. Mas é necessário destacar que a importância desses itens varia em função da classe de rendimento mensal familiar. Para famílias de renda baixa (rendimento mensal de até R$ 830), a compra de remédios corresponde a 76,4% da despesa total com assis-

TABELA 11.2 – Indicadores de financiamento dos sistemas de saúde segundo as regiões do mundo e os grupos de renda (2000-2012)

Regiões do mundo e grupos de renda	Total do gasto em saúde como % do PIB		Gasto total em saúde per capita (US$ Int. PPP)		Gasto geral do governo em saúde como % do gasto total em saúde		Gasto privado em saúde como % do gasto total em saúde		Gasto out-of-pocket como % do gasto total privado em saúde		Gasto com planos de saúde como % do gasto total privado em saúde		Recursos externos para a saúde como % do gasto total em saúde	
	2000	2012	2000	2012	2000	2012	2000	2012	2000	2012	2000	2012	2000	2012
África	4,2	5,6	110	208	44,2	50,8	55,8	49,2	59,1	60,6	31,7	29,3	7,0	11,5
Américas	11,0	13,6	2.055	3.768	44,9	49,0	55,1	51,0	34,0	31,0	53,7	57,0	0,1	0,1
Sudeste da Ásia	3,6	3,7	88	208	32,3	37,9	67,7	62,1	88,3	84,1	2,6	4,1	0,8	2,0
Europa	7,9	8,9	1.216	2.402	74,0	72,9	26,0	27,1	67,4	71,4	21,9	19,7	0,1	0,1
Leste do Mediterrâneo	4,0	4,6	260	561	49,1	50,7	50,9	49,3	87,7	86,0	5,3	6,9	1,0	1,0
Pacífico Ocidental	5,8	6,6	315	857	62,1	63,5	37,9	36,5	87,0	77,9	6,6	9,6	0,2	0,2
Renda Baixa	2,9	5,1	32	83	37,6	38,8	62,4	61,2	84,7	77,6	1,5	1,5	14,2	29,7
Renda Média-Baixa	3,9	4,1	108	235	34,0	36,4	66,0	63,6	89,1	86,7	2,7	3,7	2,5	2,3
Renda Média-Alta	5,3	6,0	263	766	46,7	56,2	53,3	43,8	80,4	74,2	15,1	16,5	0,6	0,3
Renda Alta	9,6	11,6	2.392	4516	59,3	60,6	40,7	39,4	39,5	38,5	47,7	49,4	0	0
Global	**7,7**	**8,6**	**597**	**1.173**	**55,5**	**57,6**	**44,5**	**42,4**	**52,2**	**52,6**	**37,0**	**36,2**	**0,3**	**0,5**

Fonte: WHO (2015).

tência à saúde, enquanto a aquisição de planos de saúde representa somente 5,5% do total. Já as famílias com rendimento acima de R$ 10.375 dedicam 33,9% das despesas com assistência à saúde para compra de remédios e 42,9% para pagamento de mensalidades de planos de saúde (Figura 11.2).

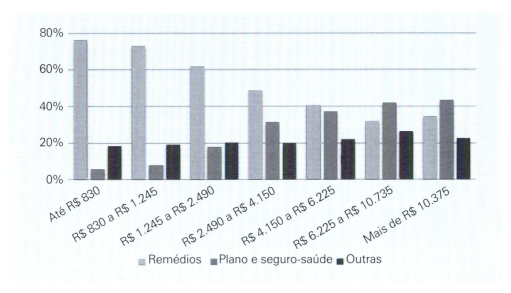

Figura 11.2 – Composição da despesa média mensal familiar com assistência à saúde, por classe de rendimento total, Brasil, 2008-2009.
Fonte: IBGE (2010).

Do ponto de vista dos recursos públicos, os dados mostram que houve aumento da despesa total com ações e serviços públicos de saúde no período 2000-2011, chegando a representar 3,9% do PIB em 2011, ante 2,9% em 2000, o que representa um crescimento de 34,4% no período. Entretanto, esse aumento ocorreu em virtude do maior aporte de recursos das esferas subnacionais de governo, como pode ser visto na Figura 11.3. Em 2000, por exemplo, a despesa de estados e municípios representava 1,2% do PIB, ao passo que a despesa do governo federal representava 1,7%. Onze anos mais tarde, em 2011, os recursos próprios de estados e municípios aplicados na saúde já representavam aproximadamente 2,2% do PIB, enquanto os recursos da União permaneceram praticamente no mesmo patamar. Observa-se, dessa forma, redução progressiva da importância relativa dos recursos federais no financiamento da política de saúde no Brasil, que representavam quase 60% do gasto total em 2000, tendo caído para 48,5% em 2011.

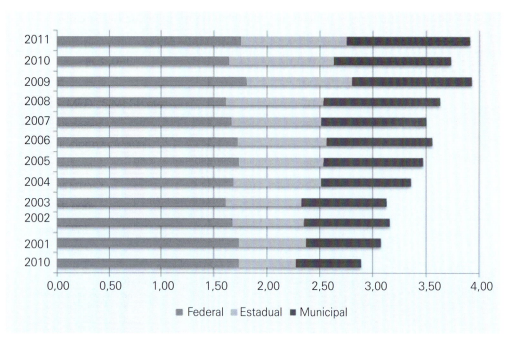

Figura 11.3 – Gasto com ações e serviços públicos de saúde nas três esferas de governo em relação ao PIB, 2000-2011 (Em %)

Fonte: Adaptado de Piola et al. (2013).

Também é importante destacar que recursos públicos são utilizados de variadas maneiras para financiar o gasto privado com saúde no Brasil, na medida em que o Estado abre mão de parte dos impostos e das contribuições sociais relativos a gastos com saúde que deveriam ser pagos por famílias, empregadores, indústria farmacêutica e hospitais filantrópicos. No Imposto de Renda, por exemplo, as famílias podem deduzir os gastos com planos de saúde, médicos, dentistas e demais profissionais de saúde, hospitais, exames laboratoriais, serviços radiológicos, aparelhos ortopédicos e próteses ortopédicas e dentárias, entre outros. A renúncia se aplica também aos empregadores que fornecem assistência médica, odontológica e farmacêutica a seus funcionários, cujo valor pode ser abatido do lucro tributável, à indústria farmacêutica e aos hospitais filantrópicos. Essas deduções, isenções e outros benefícios fiscais são entendidos como gastos indiretos do governo, chamados de gastos tributários.

Os dados mostram que, no plano federal, as isenções fiscais representaram R$ 15,8 bilhões em 2011, com tendência de crescimento (Figura 11.4). Em termos reais, esse valor representa um aumento de 44,4% na comparação com 2003. Pode-se verificar também que cerca de 50% do total do gasto tributário federal se referem às despesas médicas das famílias (isenção IRPF). Embora menos expressiva em magnitude, a dedução com assistência à saúde fornecida por empregadores (isenção IRPJ) representou

R$ 2,9 bilhões em 2011, mesmo patamar das desonerações (isenção PIS e Cofins) para a indústria farmacêutica e ligeiramente superior aos incentivos (isenção IRPJ, CSLL e Cofins) dados aos hospitais filantrópicos (R$ 2,2 bilhões).

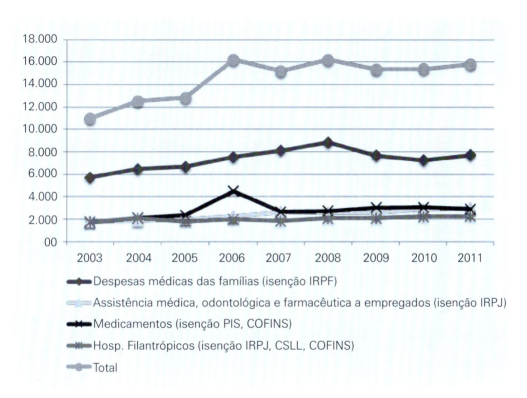

Figura 11.4 – Evolução do gasto tributário federal em saúde, 2003-2011. (Em milhões de R$, de 2011)
Fonte: Adaptado de Ocké-Reis (2012).

■ Conclusões

O financiamento das ações e serviços de saúde se modificou substancialmente na última década, em função do aumento da participação das esferas subnacionais (estados e municípios) no gasto total com saúde e do peso crescente das despesas com assistência à saúde nos orçamentos familiares, principalmente na compra de medicamentos (extratos de menor renda) e seguros/planos de saúde (extratos de maior renda).

Dada a relativa estagnação dos recursos federais para o financiamento da saúde, a maior participação dos municípios nas receitas públicas disponíveis é que possibilitou a extensão e o ritmo da descentralização dos serviços de saúde. Entretanto, o montante atual de recursos públicos ainda é insuficiente para enfrentar o atual quadro de necessidades de saúde da população brasileira. É necessário, entre outras coisas:

- aumentar o gasto governamental *per capita* em saúde e em relação ao PIB, com ampliação da participação do governo federal no gasto total;

- reduzir o peso do gasto privado no gasto total em saúde, principalmente no que se refere às despesas das famílias de rendimentos mais baixos na aquisição de medicamentos;

- discutir o papel desempenhado pelos gastos indiretos do governo (deduções, isenções e outros benefícios fiscais) na expansão do mercado de saúde suplementar (planos de saúde);

- rever os critérios de alocação de recursos às esferas subnacionais, contemplando, entre outros, as necessidades de saúde da população, as capacidades de autofinanciamento de estados e municípios e a distribuição das ações e serviços de saúde no território.

■ Bibliografia consultada

- Couttolenc BF, Zucchi P. Gestão de recursos financeiros. [Série Saúde & Cidadania, Volume 10]. São Paulo: Faculdade de Saúde Pública da Universidade de São Paulo; 1998.
- Dain S. Os vários mundos do financiamento da saúde no Brasil: uma tentativa de integração. Ciência & Saúde Coletiva. 2007;12(Supl.):1851-1864.
- Evans RG. Financing Health Care: Taxation and alternatives. In: Mossialos E, Dixon A, Figueras J, Kutzin J (eds.). Funding health care: Options for Europe. [European Observatory on Health Care Systems series]. Buckingham: Open University Press; 2002. p. 31-58.
- Instituto Brasileiro de Geografia e Estatística – IBGE. Pesquisa de Orçamentos Familiares 2008/2009. Despesas, rendimentos e condições de vida. Rio de Janeiro: IBGE; 2010.
- Instituto de Pesquisa Econômica Aplicada – IPEA. Boletim de políticas sociais: acompanhamento e análise. 2008;15:73-95. Disponível em: <http://www.ipea.gov.br/sites/000/2/publicacoes/bpsociais/bps_15/16_completo.pdf>. Acessado em: 26 ago. 2010.
- Lima LD. Conexões entre o federalismo fiscal e o financiamento da política de saúde no Brasil. Ciência & Saúde Coletiva. 2007;12(2):511-522.
- Lobato AVC, Giovanella L. Sistemas de saúde: origens, components e dinâmica. In: Giovanella et al. (org.). Políticas e sistema de saúde no Brasil. Rio de Janeiro: Editora Fiocruz; 2008. p. 107-140.
- Medici AC. Breves considerações sobre a relação entre financiamento da saúde e direito sanitário no Brasil. In: Santos L. (org). Direito da saúde no Brasil. Campinas: Saberes Editora; 2010. p. 243-278.
- Medici AC. Aspectos teóricos e conceituais do financiamento das políticas de saúde. In: Piola SF, Vianna SM (orgs). Economia da Saúde: conceitos e contribuição para a gestão da saúde. Brasília: IPEA; 1995. p. 23-67.
- Mossialos E, Dixon A. Funding Health Care: An Introduction. In: Mossialos E, Dixon A, Figueras J, Kutzin J (eds.). Funding health care: options for Europe. [European Observatory on Health Care Systems series]. Buckingham: Open University Press; 2002. p. 1-30.
- Musgrove P. Public spending on health care: how are different criteria related? Health Policy. 1999;47(3):207-223.
- Ocké-Reis CA. Mensuração dos gastos tributários: o caso dos planos de saúde – 2003-2011. (Nota Técnica No 5). Brasília: IPEA; 2013.
- Piola SF, Paiva AB, Sá EB, Servo LMS. Financiamento público da saúde: uma história à procura de rumo. Texto para Discussão 1846. Rio de Janeiro: IPEA; 2013.
- Prado S. Transferências fiscais no Brasil: o lado "esquecido" da reforma tributária. In: Biasoto Jr G, Pinto MPA (orgs.). Política fiscal e desenvolvimento no Brasil. Campinas, SP: Editora da Unicamp; 2006.

- Rezende F. (Coord.). Desafios do federalismo fiscal. Rio de Janeiro: Editora FGV; 2006.
- Serra J, Afonso JRR. Federalismo fiscal à brasileira: algumas reflexões. Revista do BNDES. 1999;6(12):3-30.
- Tobar F, Montiel L, Gaya R, Martinez E. Modelos eqüitativos de distribución de recursos sanitários. Organización Panamericana de Salud, 2003. Disponível em: <http://www.opas.org.br/servico/arquivos/Sala5420.pdf> Acessado em: 22 mai. 2009.
- WHO - World Health Organization. World Health Statistics 2015. Disponível em: http://www.who.int/gho/publications/world_health_statistics/2015/en/ Acessado em: 29 mar. 2016.
- WHO - World Health Organization. World Health Report 2000: Health Systems: improving performance. Geneve, 2000. Disponível em: < http://www.who.int/whr/2000/en/whr00_en.pdf> Acessado em: 30 mar. 2016.

12

Assistência farmacêutica – desafios para a qualidade

Julieta Ueta

Resumo

O direito à saúde é um direito humano fundamental assinalado na Carta dos Direitos Humanos. No Brasil, o acesso universal e gratuito, de qualidade e racional, a medicamentos e a serviços de saúde tem garantia constitucional. A implementação de políticas públicas farmacêuticas, a Política Nacional de Medicamentos (PNM) e de Assistência Farmacêutica (AF) em tempos de SUS tem por objetivo a promoção, proteção e recuperação da saúde dos indivíduos e da coletividade, tendo como insumo o medicamento. Por outro lado, os medicamentos são também responsáveis por elevados índices de morbimortalidade em consequência da utilização irracional (inadequada, incorreta, abusiva, etc.), muitas vezes capitaneada por interesses meramente lucrativos da indústria de medicamentos que cooptam prescritores, dispensadores, sistemas de saúde e a população em geral.

No combate à irracionalidade do uso e à desigualdade gritante de acesso aos medicamentos realmente necessários, a OMS criou o conceito de Medicamentos Essenciais, selecionando aqueles considerados eficazes, seguros e custo-efetivos para atender à maioria absoluta da população. A implementação das ações e dos programas da AF no Brasil desde o início do SUS criou impactos positivos de acesso e uso racional. Atualmente a AF está organizada em Componentes e o financiamento das três esferas é pactuado. Graves problemas no acesso ainda existem e a solicitação de medicamentos encabeça os processos judiciais, uma questão de direito, apesar de distorções.

Objetivo educacional

compreender como associar os medicamentos para a atenção integral à saúde da população e de cada indivíduo, a Política Nacional dos Medicamentos (PNM de 1998) e da Assistência Farmacêutica (PNAF de 2003) como parte essencial da Política Nacional de Saúde, portanto do SUS. Entender o conceito de medicamentos essenciais e a prática para alcançar os objetivos da assistência farmacêutica, como a utilização racional dos medicamentos e o acesso àqueles necessários aos indivíduos e à comunidade.

Preâmbulo

Dona Maria aos 72 anos está sentada no sofá de sua pequena sala assistindo mais um capítulo da novela que se arrasta por meses. Já é tarde e muitas vezes, neste horário, está deitada. Por sinal, seu marido, 76 anos, foi para o quarto descansar. Hoje foi um dia mais movimentado porque dona Maria foi caminhando ao médico cardiologista que atende no Posto de Saúde não muito longe de sua casa, para uma consulta de rotina, agendada há 3 meses. O cardiologista fez elogios, disse-lhe que sua saúde está em ordem e se continuar a tomar os medicamentos corretamente vai continuar assim por muito tempo. A equipe do Programa de Saúde da Família (PSF) também a elogiou. São muitos os medicamentos que ela tem que tomar devido à insuficiência cardíaca. Passou na Farmácia da Unidade Básica Distrital de Saúde (UBDS) e o farmacêutico todo atencioso (de Minas Gerais, como ela), entregou-lhe todos os medicamentos, registrou tudo no computador que sabe de tudo de todos os atendidos na rede de saúde, orientou Maria e pediu que lhe mandasse uma mensagem pelo WhatsApp caso tenha qualquer estranheza. Ela realmente se sente bem. Lembra-se de que os tempos difíceis já se foram: quanto cansaço, mal-estar, falta de ar, coração acelerado, os pés inchados, as duas internações e a falta de dinheiro para comprar os remédios todos, sem falar na dificuldade de conseguir as consultas. Correndo atrás de médico, atrás de atendimento, atrás na fila, arrastando-se de um canto pra outro, de fôlego em fôlego. O marido, a mesma história! Hoje ela percebe a diferença. Os céus ouviram suas preces.

A história de dona Maria retrata o longo caminho percorrido pelos usuários dos serviços de saúde para alcançar uma assistência integral à saúde, inclusive a assistência farmacêutica, de qualidade. Há o caso de Ana,[18] para reflexão. Um longo caminho ainda se desenha para os que não têm acesso a esta assistência de qualidade. Há de se conquistar!

Introdução

A assistência farmacêutica está inserida no contexto político, social, cultural, econômico e técnico-científico como parte integrante da assistência à saúde da população. A AF trata de processos de acompanhamento de processos de produzir, adquirir e distribuir medicamentos para a sociedade.

Para se compreender a AF é preciso entender para que, quais, como, para quem e quantos medicamentos. Que benefícios os medicamentos trazem para a sociedade e quem são os que se beneficiam com eles? Não há dúvidas quanto aos incontáveis benefícios dos medicamentos no controle de doenças, no tratamento e cura das pessoas, no alívio de sintomas muitas vezes intoleráveis, como as dores. Os medicamentos alteraram os índices de morbimortalidade, controlaram doenças infectocontagiosas e, junto com outros avanços sociais e tecnológicos, contribuíram para a transição demográfica.

Aqueles que se beneficiam com eles são todos os que têm acesso aos medicamentos de que necessitam e os usam corretamente, na dose certa, na hora certa e pelo tempo necessário. Nem todos os que necessitam conseguem obtê-los, e os que os conseguem não os usam corretamente; muitos que têm acesso a eles não necessitam deles. É parte das desventuras dos medicamentos que transformam o medicamento em vilão. A elaboração de estratégias e ações coordenadas é fundamental para os benefícios sobrepujarem os riscos do uso ou da falta de uso pelos indivíduos.[1]

Em 1998 foi publicada a primeira Política Nacional de Medicamentos (PNM)[2] (Portaria GM/MS n. 3916) e em 2003 a Política Nacional de Assistência Farmacêutica (PNAF) (Resolução CNS nº 338/2004).[3]

Compreende-se como AF: "O grupo de atividades relacionadas com o medicamento destinadas a apoiar as ações de saúde demandadas por uma comunidade. Envolve o abastecimento de medicamentos em todas e em cada uma de suas etapas constitutivas, a conservação e o controle de qualidade, a segurança e a eficácia terapêutica dos medicamentos, o acompanhamento e a avaliação da utilização, a obtenção e a difusão de informação sobre medicamentos e a educação permanente dos profissionais de saúde, do paciente e da comunidade para assegurar o uso racional dos medicamentos". Complementa-se: "o medicamento como insumo essencial e visando o acesso e seu uso racional ... na perspectiva da obtenção de resultados concretos e da melhoria da qualidade de vida da população". A PNM e a PNAF são políticas públicas.

Políticas públicas

Segundo Lucchese,[4] do Projeto Informação para Tomadores de Decisão em Saúde Pública (ITD), políticas públicas se definem como um conjunto de medidas, procedimentos e dispositivos que traduzem a orientação política do Estado e regulam as atividades do governo sobre as tarefas de interesse público. Economia, sociedade, tipo do regime político e nível de atuação e participação dos diferentes atores sociais exercem influência. No caso da saúde pública, elas fazem parte da atuação social do Estado orientada para a melhoria das condições de saúde da população através da organização das funções públicas do governo para a promoção, proteção e recuperação da saúde dos indivíduos e da coletividade, aplicando-se também à assistência farmacêutica e aos medicamentos.

As políticas públicas se materializam através da ação concreta de sujeitos sociais e de atividades institucionais que as realizam em cada contexto e condicionam seus resultados. No contexto do SUS, questiona-se: os brasileiros têm acesso às ações e aos serviços de saúde necessários para a resolução de seus problemas ou ainda existem restrições e importantes barreiras de acesso? As ações e os serviços estão sendo planejados e programados de acordo com as necessidades de saúde da população e com as condições da realidade local? Os recursos mobilizados para o enfrentamento destes problemas são adequados? E se são, são suficientes? É possível identificar ganhos de equidade e qualidade no atendimento ao cidadão? A atuação setorial tem produzido impactos significativos na melhoria das condições de saúde da população e na qualidade do ambiente? Essas indagações e inquietações são pertinentes à AF e aos medicamentos. Essas e outras questões, ainda que de difícil resposta pela variedade de fatores que influenciam direta ou indiretamente a política de saúde, dos medicamentos e da assistência farmacêutica, devem preocupar permanentemente os gestores do SUS no processo de tomada de decisão. Deve-se transformar não somente a efetividade das políticas de saúde, mas também o alcance de objetivos mais amplos, orientados ao desenvolvimento social para reduzir desigualdades sociais e de saúde cada vez mais evidenciadas nos processos simultâneos de globalização e descentralização.

■ O mercado farmacêutico

Ironicamente, no Brasil e também em outros países, a disponibilidade de medicamentos e, portanto, o acesso da população a eles se apresenta de forma irracional. Encontra-se uma excessiva proliferação de farmácias comunitárias, que já alcançam 70 mil estabelecimentos comerciais, maior que postos de gasolina, estimulando a população a práticas de automedicação e empurroterapia, com riscos potenciais à saúde dos indivíduos. A OMS preconiza uma drogaria a cada 8.000 habitantes nos municípios.

Problemas com a formação adequada de prescritores e dispensadores na utilização racional de medicamentos e a falta de informações do paciente contribuem para a irracionalidade. Neste cenário de abundância de oferta e de falsa necessidade atuam a indústria farmacêutica, as agências de propaganda e *marketing* e empresas de comunicação que visam o aumento do consumo de medicamentos. Este conjunto de medicamentos serviria a crianças agitadas demais, às mulheres antes ou na menopausa ou depois; à disfunção sexual, velhice ou caduquice. Felicidade e bem-estar são confeccionados na forma de pílulas milagrosas.

O Brasil encontra-se entre os dez países com maior consumo e, segundo a visão comercial, ainda há espaço para ampliação. Avanços tecnológicos e científicos têm trazido ao mercado novas opções farmacoterapêuticas, destacando-se os imunobiológicos, úteis ao homem. Em sua maioria são somente de alto apelo comercial para estimular o consumo, não ferramentas terapêuticas que apresentam mais benefícios que riscos. Estudos mostram que na França, dos 508 novos produtos farmacêuticos lançados no período de 1975 a 1984, 70% não ofereciam vantagens terapêuticas. Nos EUA, segundo a FDA, de 1981 a 1988, de 348 novos medicamentos, só 3% representaram contribuição importante para tratamentos já existentes, enquanto no Canadá, de 1990 a 2003, de 1.147 patenteados, apenas 5,9% foram considerados realmente inovadores, de 2.871 novas especialidades de 1981 a 2003, somente 2,92% são inovadoras e interessantes (Bonfim JR, 2003).[5]

A indústria farmacêutica é uma indústria altamente lucrativa. Segundo documentos da OMS – *World Medicines Situation*,[6] a média de lucro dos laboratórios farmacêuticos fica entre 17-18,5%, enquanto a mediana para as outras indústrias é de 4,6%. Para manter o lucro, os investimentos mais pesados vão para o *marketing*, e não para pesquisa e desenvolvimento.

O autor da dissertação "Ao Persistirem Os Sintomas O Médico Deverá Ser Consultado". Isto É Regulação?[7] comenta que "esta realidade impõe um desafio: na utilização de medicamentos, até onde prevalece a exigência terapêutica estritamente voltada para o controle de enfermidades e começa a pressão mercadológica a estimular o seu consumo? Por outro lado, a exploração do valor simbólico do medicamento pela grande mídia passa a representar um poderoso instrumento de indução de hábitos para elevar seu consumo".

◼ O consumo e as desventuras dos medicamentos

a estruturação da Assistência Farmacêutica é um dos grandes desafios que se apresenta aos gestores e profissionais do SUS, quer pelos recursos financeiros envolvidos, como pela necessidade de aperfeiçoamento contínuo. Isto através da busca de novas estratégias no seu gerenciamento, com propostas estruturantes, que garantam a eficiência de suas ações, consolidando os vínculos entre os serviços e a população, promovendo, além do acesso, o uso racional dos medicamentos e a inserção efetiva da assistência farmacêutica como uma ação de saúde.

A Figura 12.1 apresenta dados compilados na Cartilha AF no serviço público do CRF-PR,[8] demonstrando as necessidades de medicamentos, os recursos financeiros envolvidos, entre outros dados.

A cada dia ficam mais evidentes os danos que os medicamentos podem causar. Fármacos não são inócuos, sendo capazes de provocar reações adversas às vezes com consequências fatais. Dados do relatório do *Institute of Medicine* norte-americano continuam enfatizando que, somente nos EUA, as reações adversas a medicamentos podem ser responsáveis por mais de 100.000 mortes a cada ano, enquanto 7.000 mortes/ano são consequência de erros com medicamentos. Estes índices estão acima de acidentes automobilísticos, câncer de mama ou AIDS, custando para o sistema de saúde norte-americano uma cifra anual de 76,6 a 136 bilhões de dólares.

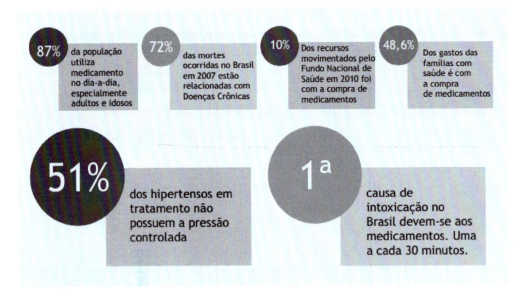

Figura 12.1 – Percentuais de indicadores da saúde no Brasil.

Admissões hospitalares, reinternações, aumento do tempo de estadia em internações, que poderiam ser evitados, representam um custo estimado de 177 bilhões de dólares nos Estados Unidos e 11 bilhões de dólares no Canadá. Estudos sobre problemas relacionados e erros com medicamentos mostram que a maioria deles e as suas consequências são passíveis de prevenção.[1,9] Estes fatos indicam que na organização da AF as ações desenvolvidas não devem se limitar apenas à aquisição e distribuição de medicamentos exigindo, para a sua implementação, a elaboração de planos, programas e atividades específicas, de acordo com as competências estabelecidas para cada esfera de governo que definitivamente visem, além do acesso e o uso racional, a segurança dos indivíduos no processo de utilização dos medicamentos.

Utilização racional

A utilização racional dos medicamentos não é quantitativa, não é uma medida econômica. Racional pode às vezes ser de muitos, pode ser de poucos, de um só ou até nenhum, dependendo do indivíduo, da doença e da condição clínica. Entende-se por processo de utilização de medicamentos o conjunto de etapas de comercialização, aquisição, distribuição e prescrição até o uso pelo paciente e os desfechos clínicos do uso.

Qual é a situação atual da utilização no mundo? A desigualdade fica explícita quando se constata que 15% da população consomem mais de 90% da produção farmacêutica, 25-70% do gasto em saúde nos países em desenvolvimento correspondem a medicamentos, comparados a menos que 15% nos países desenvolvidos. É em geral cultural que os indivíduos vão ao médico esperando tratamento e assim, 50 a 70% das consultas médicas geram prescrição medicamentosa.

O relatório da OMS[6] mostra a composição *per capita* dos recursos financeiros consumidos com medicamentos discriminados pelos gastos públicos e privados (Tabela 12.1).

Tabela 12.1 – Composição dos gastos com medicamentos totais per cápita por grupos de renda, 2006 (em dólares US$ ao valor da taxa de cambio)

Grupo de Renda	N	Total em Medicamentos					Total em despesas com saúde				
		Públicas		Privadas		Total	Públicas	Privadas	Total	
		US$	%	US$	%	US$	US$	US$	US$	N
Alto	42	264,4	61,3	167,2	38,7	431,6	2.473,6	1.597,6	4.071,4	49
Médio Superior	31	32,6	38,8	51,5	61,2	84,1	214,7	184,1	398,8	54
Médio Inferior	34	10,5	33,5	20,8	66,5	31,3	27,5	38,6	66,1	47
Baixo	27	1,76	23,1	5,85	76,9	7,61	19,2	3,7	22,9	41

Fonte: WMS, 2011.[6]

Há sérios problemas de prescrição inadequada (Tabela 12.2), além do fato de 75% das prescrições com antibióticos serem errôneas e a aquisição ocorrer sem prescrição, provocando séria resistência microbiana. Metade de todos os medicamentos é prescrita, dispensada ou vendida inadequadamente e somente 50% dos medicamentos prescritos são usados corretamente.[6]

Estudos analisando a situação no Brasil revelam irracionalidade também: o número médio de medicamentos por prescrição foi de 2,3 (a OMS indica até dois medicamentos/prescrição), 40% das prescrições continham anti-infecciosos, 8% das prescrições continham injetáveis, 80% dos pacientes com febre, em qualquer idade, receberam prescrição de antitérmico, 30% (+ 28%) das crianças com menos de 5 anos apresentando diarreia receberam prescrições de antibióticos.[8]

TABELA 12.2 – Tipos de Prescrições Inadequadas

Prescrição extravagante	• Prescrição de medicamentos mais caros, quando da existência de produtos mais econômicos com eficácia e segurança comparáveis • Utilização de medicamentos de marca, quando equivalentes mais baratos estão disponíveis • Tratamento sintomático de condições leves, pois desvia recursos de doenças sérias
Prescrição excessiva	• Prescrição de medicamentos não necessários • Dose maior do que a suficiente para tratar • Prescrição de medicamentos com período de tratamento maior que o necessário
Prescrição incorreta	• Prescrição de medicamentos para um diagnóstico incorreto • Seleção equivocada do medicamento para uma condição • Prescrição com nome genérico ou comercial incorreto por equívoco • Prescrição confeccionada fora dos padrões de escrita • Ausência de ajustes para fatores do paciente (genéticos, médicos, ambientais, socioeconômicos)
Múltipla prescrição	• Prescrição de dois medicamentos quando somente um teria o mesmo efeito • Prescrição para várias condições relacionadas quando a cura da condição primária melhoraria as demais • Prescrição de dois medicamentos, um com nome comercial e outro com nome genérico • Prescrição de dois medicamentos com nomes comerciais diferentes para um mesmo princípio ativo
Prescrição insuficiente	• Prescrição sem os medicamentos necessários • Prescrição com dose insuficiente de medicamentos • Prescrição de medicamentos com duração do tratamento muito curta

Continua a mobilização mundial na tentativa de promover a utilização racional de medicamentos e a segurança de sua utilização caracterizada, entre outros, por:[9]

1. ampla divulgação do conceito de medicamentos essenciais, apoiada pela prática da medicina baseada em evidências;

2. criação de comissões de farmácia ou medicamentos e terapêutica nos serviços de saúde para estabelecer diretrizes, normas e procedimentos na utilização de medicamentos;

3. enfoque sobre terapêutica medicamentosa e prescrição racional de medicamentos na formação dos profissionais prescritores;

4. formação de farmacêuticos clínicos para atuação junto aos prescritores e ao paciente oferecendo *pharmaceutical care* ou atenção farmacêutica;

5. integração dos diversos níveis de atenção dos sistemas de saúde, com ênfase na atenção primária;

6. criação de sistemas, protocolos e procedimentos como o de dispensação de medicamentos por dose unitária, informatização do processo de utilização de medicamentos, rastreabilidade dos medicamentos e dos pacientes através do sistema de código de barras, elaboração e divulgação de consensos, linhas-guia ou diretrizes com base em sólidas evidências clínicas para transtornos prevalentes. Estas medidas podem responder por redução de 80% dos problemas relacionados aos medicamentos;

7. criação de organizações não governamentais para o desenvolvimento de instrumentos para o monitoramento, estudo e introdução de práticas para a utilização racional, prevenção e redução de erros de medicação (ISMP, NPSF, AHRQ, NCCMERP, IHI, SOBRAVIME);

8. pesquisa sobre o processo para se entender as causas que provocam o uso inapropriado e erros, com vistas à implementação de estratégias e tecnologias inovadoras;

9. reconhecimento pelos profissionais de saúde e pelo público dos dados que mostram a morbimortalidade causada pelos medicamentos.[10]

O que é Uso Racional: "Existe uso racional quando os pacientes recebem os medicamentos apropriados à sua condição clínica, em doses adequadas às suas necessidades individuais, por um período de tempo adequado e ao menor custo possível para eles e sua comunidade". OMS, Conferência Mundial Sobre Uso Racional de Medicamentos, Nairobi, 1985.

■ Seleção e medicamentos essenciais

Do vasto elenco de medicamentos disponíveis no mercado farmacêutico, quais medicamentos escolher para atender a todas as necessidades da população de forma racional e com facilidade de acesso?

A seleção é o eixo do ciclo da Assistência Farmacêutica, pois define uma relação de medicamentos para os diferentes níveis de complexidade do cuidado.

Um bom medicamento, ou melhor, um excelente medicamento apresenta eficácia e segurança, portanto é seguro e eficaz, além de custo-efetivo, devendo ser utilizado na dose certa, na hora certa, no indivíduo certo, no tempo certo... Caso contrário o medicamento deixa de ser seguro e eficaz, tornando-se fator de grande risco.

Desde a década de 1970 a OMS vem discutindo o uso adequado de medicamentos e em 1977 elaborou, com a colaboração de especialistas renomados, sem conflitos de interesse, uma lista modelo de medicamentos que denominou de Lista Modelo de Medicamentos Essenciais (LMME).

> **Medicamentos essenciais** são os que satisfazem às necessidades de atenção à saúde da maioria absoluta da população, selecionados com base em sua relevância na saúde pública, com evidências de eficácia, segurança e custo-efetividade. Devem estar disponíveis em todo momento, nas quantidades adequadas, nas formas farmacêuticas requeridas, com qualidade assegurada e a preços acessíveis para a comunidade.

A OMS vem atualizando constantemente a LMME e desde 1977 foram elaboradas 19 listas. A última foi publicada em 2015, juntamente com a quinta edição de uma Lista para pediatria (http://www.who.int/medicines/publications/essentialmedicines/en/).

■ Promoção da utilização racional

O medicamento inserido em uma política de medicamentos com o objetivo de organizar uma assistência farmacêutica de qualidade pode efetivamente contribuir para a redução dos índices de morbimortalidade, usufruindo dos benefícios dos medicamentos. Quando a organização dos serviços de saúde se fundamenta na promoção do uso racional de medicamentos, alcança a relevância requerida. A OMS (WHO) elaborou uma lista de *12 intervenções para promover o uso mais racional de medicamentos* (WHO, 2002, disponível em: http://www.who.int/medicines/areas/rational_use/en/index.html).

1. Criação de um grupo multidisciplinar nacional para coordenar políticas acerca do uso de medicamentos.
2. Utilização de protocolos clínicos.
3. Confecção e utilização de uma relação nacional de medicamentos essenciais.
4. Criação de comissões de farmácia e terapêutica em distritos e hospitais.
5. Inserção do treinamento em farmacoterapia baseado em problemas nos currículos de graduação.
6. Educação médica permanente em serviço como requisito para registro profissional.
7. Supervisão, auditoria (avaliação) e resposta.
8. Aplicação de informações independentes sobre medicamentos.
9. Educação da população sobre medicamentos.
10. Evitar incentivos financeiros pervertidos.
11. Uso de um sistema de regulação apropriado e fortalecido.
12. Investimentos suficientes dos governos para assegurar a disponibilidade de medicamentos e recursos humanos qualificados.

Acesso aos medicamentos

O acesso aos medicamentos, segundo a OMS, é dependente de quatro fatores que se relacionam conforme mostrado na Figura 12.2. Se houver um problema em qualquer um dos fatores há chances concretas de se caracterizar a falta de acesso para a população. A falta de acesso a medicamentos essenciais alcança uma população de mais de dois bilhões de pessoas mundialmente.[6,11]

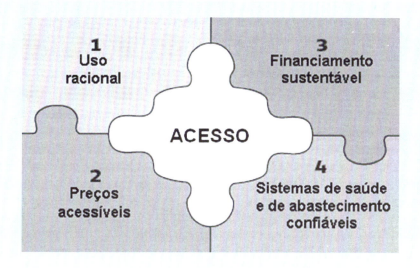

Figura 12.2 – Fatores que afetam o acesso aos medicamentos.
Fonte: WHO, 2003.

Uma história de falta de acesso

Dona Carlota, com 54 anos recém-completados no último dia 6 de janeiro, dia de Reis, sofreu um infarto agudo do miocárdio em março. Não é hipertensa, não é diabética e não apresentou quadro de dislipidemia. Ficou internada em Unidade de Emergência por mais de 2 semanas. Finalmente pôde voltar para casa. Depois de 3 semanas foi reinternada em Unidade de Emergência após ter aguardado vaga por um dia e meio em um Centro de Saúde Distrital.

Na Unidade de Emergência descobriram que ela tinha um trombo e necessitava ser anticoagulada, senão corria um grande risco. Podia até morrer. Foram feitos vários exames e o quadro de anticoagulação foi rigorosamente controlado para evitar novos problemas de formação de trombo. Depois de vários dias no hospital recebeu alta com muitas recomendações sobre o que comer, sobre caminhadas e sobre o uso correto dos medicamentos. Insistiram com ela que se não tomasse corretamente os medicamentos poderia ter problemas de novo.

Dona Carlota está muito preocupada com todos os problemas que tem. Lembra que de repente sofreu um ataque do coração, foi parar no hospital, pensou que ia morrer. Quando achou que estava melhorando percebeu que estava com falta de ar de novo (dispneia), mesmo em repouso. Trabalhava em várias casas como doméstica e com as internações não consegue voltar a trabalhar. Desde que ficou doente ficou sem receber e o pouco dinheiro que tinha na poupança está diminuindo cada vez mais. Tomou os remédios que achou mais importantes, os mais caros, nem pensar... Mas os para o coração e para afinar o sangue achou que tinha tomado o suficiente.

Foi buscar os medicamentos na Farmácia do postinho. Novamente, só conseguiu alguns medicamentos, mas nem todos. A moça que entregou os medicamentos disse que ela podia tentar conseguir os medicamentos que faltam com o pessoal da Assistência Social. Está rezando para ver se consegue porque sem eles pode voltar ao hospital de novo. Está pensando se o dinheiro que tem vai dar para comprar os medicamentos que precisa. Não sabe o que fazer: se ficar nervosa a doença do coração piora, se não tomar os remédios o coração piora. Será que tem alguma solução?

Os dados mundiais continuam indicando a utilização irracional dos medicamentos, onde em países em desenvolvimento 40% dos pacientes em unidades de saúde governamentais e 30% no setor privado para a atenção primária não recebem tratamento de acordo com diretrizes consolidadas. Os antibióticos continuam com uso excessivo e inadequado; a adesão não alcança porcentagem acima de 50% e na dispensação os problemas apontam para a falta de orientação e anotação adequada de posologia(Rational Use of Medicines, 2014, WMS).

Ironicamente, no Brasil, apesar dos direitos alcançados com o SUS, os estabelecimentos farmacêuticos que fornecem medicamentos gratuitos dos programas do governo não conseguem atender à demanda necessária por questões de gestão da AF, ou seja, faltam medicamentos devido a seleção, planejamento, aquisição e recursos do governo.

A AF é uma área estratégica para os sistemas de saúde e alguns desafios nessa área merecem destaque. Entre eles, o de ampliar o acesso da população aos medicamentos que necessita, em especial para aquela camada menos favorecida da sociedade. A AF se constitui em uma das áreas mais complexas do sistema de saúde, pois envolve grande volume de recursos (estimados em mais de R$ 1 trilhão anuais em nível mundial). Desse total, 1/3 é gasto em estratégias de propaganda e indução das prescrições médicas pela indústria farmacêutica, envolvendo o monopólio de marcas e patentes, o conflito de interesses na relação entre profissionais ou entidades de saúde e os laboratórios, a grande relevância e o apelo social pelo medicamento, a cultura medicamentalizante, entre outros.

Portanto, trata-se de uma realidade com múltiplas demandas diante de recursos escassos mundialmente. Assim, há que se ter uma Política Farmacêutica formal, adequada à realidade local e integrada à Política de Saúde instituída, fundamentada na promoção do uso racional de medicamentos – ações que coordenem a prescrição, a dispensação e o consumo – estratégia pela qual se pode garantir a implementação da Política Nacional de Assistência Farmacêutica.[3]

Programas de assistência farmacêutica no SUS

A PNM estabeleceu como uma das diretrizes uma reorientação da AF. O financiamento da AF é de responsabilidade das três esferas do Governo.

Atualmente, a AF em nível nacional está organizada em Componentes: Atenção Básica, Estratégica e Especializada (CEAF). A compreensão e a abrangência de cada um podem ser obtidas através do *site* da AF no portal do Ministério da Saúde (MS). No portal também são disponibilizados gastos com medicamentos, além de Protocolos de Clínicos e Diretrizes Terapêuticas (PCDT). Sobre esta questão e o cuidado, o MS lançou recentemente uma publicação sobre o CEAF,[15] e de forma prática páginas como a do HCFM-RP ou de secretarias municipais de saúde, como a de Ribeirão Preto, oferecem listas e informações necessárias ao acesso.

O Programa de Farmácia Popular (http://portal.saude.gov.br/portal/saude/area.cfm?id_area=1095) foi criado com o objetivo de ampliar o acesso aos medicamentos.

A lista de medicamentos disponibilizados pelo Estado foi selecionada com base na LMME da OMS e através de uma Comissão do Ministério da Saúde (Comare) que elaborava e atualizava a Relação Nacional de Medicamentos Essenciais (Rename) tanto para a atenção básica quanto para condições de maior complexidade clínica.

Com o Decreto 7.508 de 2011, que regulamentou a Lei do SUS (Lei 8.080 de 1990) para a organização do SUS, o planejamento da saúde, a assistência à saúde, em seu artigo 25 estabeleceu que a "RENAME compreende a seleção e a padronização de medicamentos indicados para atendimento de doenças ou de agravos no âmbito do SUS... acompanhada do Formulário Terapêutico Nacional (FTN) que subsidiará a prescrição, dispensação e o uso de seus medicamentos". O Decreto fez mudanças importantes na compreensão dos medicamentos essenciais. Incluiu no elenco de medicamentos do Componente Especializado da Assistência Farmacêutica aqueles que estavam em condição de excepcionalidade de dispensação, reconhecidos como os "de alto custo", bem como os que estavam sujeitos a processos judiciais e apresentavam evidências clínicas de eficácia. Substituiu a Comare pela Comissão Nacional de Incorporação de Tecnologias no SUS CONITEC pela Lei 12.401 de 2011 que "dispõe sobre a assistência terapêutica e incorporação de tecnologias em saúde no âmbito do SUS". A CONITEC assessora o Ministério da Saúde nas atribuições relativas à incorporação, exclusão ou alteração de tecnologias... constituição ou alteração de Protocolos Clínicos e Diretrizes Terapêuticas – PCDT." Os pareceres e as decisões podem ser acessados em: http://conitec.gov.br/decisoes-sobre-incorporacoes

Desta forma, a Rename 2014 é composta de um elenco ampliado de medicamentos. A publicação Componente Especializado da Assistência Farmacêutica: inovação para a garantia do acesso a medicamentos no SUS traz os argumentos para a mudança e complementa a publicação anterior, que trata das linhas de cuidado relacionadas ao Componente Especializado.

Os estados também elaboram suas listas específicas (Resme) para atendimento de sua região em diferentes níveis de atenção. Nos municípios, a Relação Municipal de Medicamentos (Remume) lista medicamentos para serem disponibilizados para atendimento à atenção primária, às vezes secundária e de pronto-atendimento, urgência e emergência.

Para se entender a gestão e cada etapa de organização da AF em nível municipal, regional ou estadual, alguns textos oferecem informações, como o coordenado por Marin,[9] ou organizados pelos Conselhos Federal (2010)[13] ou Regional (2010)[14] de Farmácia, ou da Coleção Progestores do CONASS[15], componente especializado.

■ Os processos judiciais para o acesso a medicamentos

Os medicamentos disponibilizados pela AF atendem às necessidades da população, quer para situações prevalentes como para condições clínicas que requerem medicamentos de custo elevado. É óbvio que a falta de disponibilidade, a falta de medicamentos de qualquer componente da AF, no momento da necessidade do indivíduo, é reflexo de problemas ou de qualidade da gestão da AF. Parece inconcebível que, assegurado o direito aos medicamentos, listados de acordo com critérios de racionalidade, na hora da necessidade não estejam disponíveis ao indivíduo. Muitas vezes são medicamentos de uso contínuo para condições de elevado risco. Há que se garantir o direito ao acesso pela via judicial. Distorções nos processos judiciais são distorções do processo que devem ser devidamente coibidas para se assegurar o direito de cada cidadão à farmacoterapia (racional) necessária à sua condição.[12,16]

Os gastos do Ministério da Saúde com os processos judiciais têm alcançado valores elevados que têm crescido exponencialmente (Figura 12.3).

Quando os atores envolvidos no processo judicial estabelecem parceiras e criam mecanismos adequados para cuidar das pessoas sem onerar indevidamente o Estado, os resultados podem ser eficazes, efetivos e eficientes.[12] Enunciados de sentenças foram aprovados em jornada do Conselho Nacional de Justiça para atender ao paciente e ao sistema de saúde.

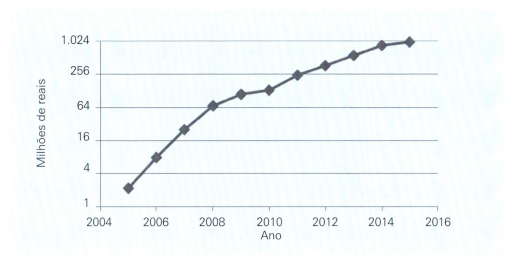

Figura 12.3 – Evolução dos gastos do Ministério da Saúde (em milhões de reais) com processos judiciais, no período de 2005 a 2015.

Fonte: Ministério da Saúde, gráfico confeccionado pela autora.

■ Adesão ao tratamento e o impacto das doenças crônicas

Além de mudanças no tamanho e na distribuição das populações humanas, tem havido uma série de mudanças em alguns fatores de risco que afetam a saúde das populações e que têm uma influência sobre a distribuição da carga de doenças. Em um artigo do Lancet, de 2011, Finucane e cols.[17] informaram que, entre 1980 e 2008, padronizado por idade, o IMC médio mundial aumentou 0,4-0,5 kg/m^2 por década em homens e mulheres. Citando dados de 2008, eles relataram que o IMC em homens foi maior na América do Norte e Australásia. As taxas mais baixas estavam na África subsaariana (para além da África Austral). Mulheres nos EUA, na Nova Zelândia e Austrália tiveram o maior aumento do IMC em países de alta renda.

Através de atividades de prevenção ou tratamento podem-se alterar os padrões de morbidade e mortalidade. Pesquisadores, ao analisarem os percentuais dos determinantes sociais que contribuem para a morte prematura das pessoas em consequência principalmente de doenças crônicas indevidamente cuidadas ou descuidadas (Figura 12.4), perceberam que cinco determinantes contribuem para a morte prematura.

Excluída a predisposição genética (30%) como determinante imutável, aqueles fatores relacionados ao sistema de saúde, exposição ambiental, circunstâncias sociais e padrões de comportamento podem ser modificados se devidamente manejados. O comportamento é o fator mais importante e significativo (40%). Entender, reconhecer e criar recursos que possam aprimorar o impacto destes determinantes na saúde das pessoas que têm acesso aos medicamentos pode se traduzir em melhores desfechos clínicos, com redução de morbimortalidade e de custos para os sistemas de saúde.

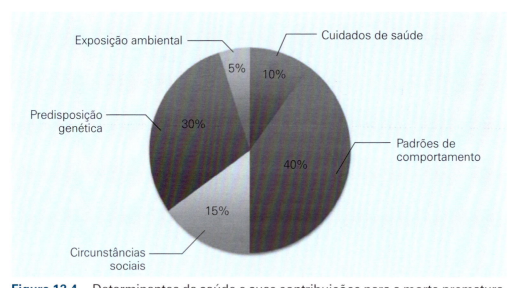

Figura 12.4 – Determinantes da saúde e suas contribuições para a morte prematura.
Fonte: Schroeder SA. Shattuck Lecture. We can do better – improving the health of the American people. N Eng J Med, 2007;357(21):1221-1228.

A adesão ao cuidado exige compromisso das partes envolvidas e corresponsabilidade e a AF não deve focar sua atuação com olhar para o medicamento, mas sim atuar junto às pessoas que usam medicamentos e no processo de educação em saúde, sejam escolares, comunidade ou indivíduos.

Apesar dos avanços alcançados, grandes são os desafios que se impõem na gestão da Assistência Farmacêutica no SUS. A eficácia no gerenciamento dessa área pressupõe, além da disponibilidade de recursos financeiros para aquisição dos medicamentos, a organização dos serviços e, de forma muito especial, pessoal capacitado para coordenar as ações por ela desenvolvidas, com disponibilidade farta e fácil de dados e de informações e o cuidado com o paciente, sua segurança.[9]

■ Fontes de informações

A primeira Lista Modelo de Medicamentos Essenciais (LMME) foi elaborada pela OMS em 1977. Nesta época o Brasil já contava com uma lista padronizada de medicamentos. Enquanto membro da OMS, o Brasil adotava as recomendações da OMS de maneira centralizada. A Relação Nacional dos Medicamentos Essenciais (Rename) esteve desatualizada por duas décadas, antes de se estabelecer uma periodicidade de elaboração e divulgação. De maneira generalizada, desconhecíamos a lista da Rename. Com a socialização da informação é fácil o acesso às informações.

Endereços eletrônicos, portais, páginas, bancos de dados estão disponíveis gratuitamente para os cursos de especialização informais e formais, para a prática clínica segura com os medicamentos, bem como a documentação e regulamentação atualizada relacionada às políticas internacionais, nacionais, regionais e municipais, seja sobre medicamentos ou sobre o sistema de saúde. Os portais da OMS, da OPAS, FDA, NHS, do MS e das Secretarias Estaduais e Municipais de Saúde e dos órgãos de classe são ricos em informações, parte da organização do sistema de saúde e da assistência farmacêutica. Conhecer e reconhecer as informações confiáveis com fácil acesso tornou-se um objetivo quando se fala de medicamentos e de uma assistência farmacêutica organizada.

O acesso e a utilização racionais como metas dos serviços de saúde ou da AF são indicadores de qualidade. Enquanto política pública, a AF no SUS está produzindo impactos significativos na melhoria da qualidade nas condições de saúde da população?

■ Referências bibliográficas

1. cassiani SHB, Ueta J. A segurança do paciente na utilização da medicação. Porto Alegre: Ed. Artes Médicas; 2004.
2. Brasil, 1998 Política Nacional de Medicamentos. Disponível em: http://bvsms.saude.gov.br/bvs/publicacoes/politica_medicamentos.pdf, Acessado em: 29 jul. 2011.
3. Brasil, 2003 Conferência Nacional de Assistência Farmacêutica. Disponível em: http://conselho.saude.gov.br/biblioteca/Relatorios/confer_nacional_de%20medicamentos.pdf Acessado em: 29 jul. 2011.
4. Lucchese PTR. Políticas públicas em Saúde Pública. Lucchese PTR (coord.), Aguiar DA, Wargas T, Lima LD, Magalhães R, Monerat GL. São Paulo: BIREME/OPAS/OMS; 2002.
5. Bonfim JR. Um conflito entre a arte terapêutica e o mercado. Disponível em: https://www.hitpages.com/doc/5808290701246464/1. Acessado em: 20 jul. 2016.
6. WHO. World Medicines Situation. 2004 - Chap 8, Rational Use of Medicines, p. 75-91; 2011 - Chap 10, p. 229-252. Disponível em: http://www.who.int/medicines/areas/policy/world_medicines_situation/en/index.html Acessado em: 20 jul. 2016.
7. Nascimento AC. Ao persistirem os sintomas o médico deverá ser consultado. Isso é regulação? Dissertação de Mestrado. São Paulo: ENSP; 2003.
8. CRF-PR. Cartilha Assistência Farmacêutica no Serviço Público. Disponível em: http://www.crf-pr.org.br/uploads/comissao/10989/Cartilha_Assistencia_Farmaceutica_no_servico_publico.pdf . Acessado em: 20 jul. 2016.
9. Ministério da Saúde. Documento de referência para o Programa Nacional de Segurança do Paciente. Ministério da Saúde; Fundação Oswaldo Cruz; Agência Nacional de Vigilância Sanitária. Brasília. 40p.
10. Ueta J, Patrício KP. Assistência Farmacêutica. In: Política e Gestão Pública em Saúde. Ibanez N, Elias PEM, Seixas PHA (orgs.). São Paulo: Hucitec Editora Cealag; 2011. Cap 16, p. 374-394.
11. Marin N, Luiza VL, Castro CGSO, Santos SM (orgs.). Assistência Farmacêutica para Gerentes Municipais. 2003 Disponível em: http://www.prefeitura.sp.gov.br/cidade/secretarias/upload/saude/arquivos/assistenciafarmaceutica/afgm.pdf Acessado em: 20 jul. 2016.
12. Santos JS, Mestriner DCP, Silva Jr DB, Carlucci NV, Silveira SS, Gandini JAD et al. A via judicial para o acesso aos medicamentos e o equilíbrio entre as necessidades e desejos dos usuários, do Sistema Único de Saúde e da indústria. Direito à vida e à saúde Impactos orçamentário e judicial. Bliacheriene AC, Santos JS (coord.). Ed. Atlas; 2010. p. 277-88. CNJ Enunciados Aprovados na I Jornada de Direito (http://www.cnj.jus.br/images/ENUNCIADOS_APROVADOS_NA_JORNADA_DE_DIREITO_DA_SAUDE_%20PLENRIA_15_5_14_r.pdf) Acessado em: 20 jul. 2016.

13. Conselho Federal de Farmácia. A assistência farmacêutica no SUS/Conselho Federal de Farmácia, Conselho Regional de Farmácia do Paraná; organização Comissão de Saúde Pública do Conselho Federal de Farmácia, Comissão de Assistência Farmacêutica do Serviço Público do CRF-PR. Brasília: Conselho Federal de Farmácia; 2010.
14. Conselho Regional e Farmácia CRF SP. Assistência Farmacêutica Municipal, Diretrizes para Estruturação e Processos de Organização. 2ª edição revisada. GM nº 2981/09 e GM nº 2982/09. Conselho Regional de Farmácia SP; 2010.
15. Brasil. Conselho Nacional de Secretários de Saúde. Assistência Farmacêutica no SUS/Conselho Nacional de Secretários de Saúde. Brasília: CONASS; 2007.
16. Ministério da Saúde. Da excepcionalidade às linhas de cuidado: o Componente Especializado da Assistência Farmacêutica. Brasília: Ministério da Saúde; 2010.
17. Baptista TWF, Machado CV, Lima LD. O Caso de Ana. Disponível em http://www6.ensp.fiocruz.br/repositorio/sites/default/files/arquivos/CasoAna.pdf : http://www5.ensp.fiocruz.br/biblioteca/dados/txt_984376059.pdf Acessado em: 20 jul. 2016.

Ocorrências e custos na atenção à saúde – modelo de simulação

Juan Stuardo Yazlle Rocha

Prover a assistência à saúde de uma dada população envolve, de um lado, as características demográficas e epidemiológicas que determinam o tipo de cuidados e a complexidade das necessidades de saúde que deverão ser assistidas. O mundo vive hoje a chamada transição epidemiológica – passagem do quadro tradicional de doenças infecciosas e parasitárias derivadas das más condições sanitárias, como falta de água potável, esgotos expostos, lixo não recolhido, características de países de baixa renda e baixa esperança de vida – para quadros onde predominam as doenças cardiovasculares, neoplasias e doenças degenerativas, características de países de renda elevada e elevada esperança de vida (WHO, 2009). De outro lado, temos que o nível de riqueza da população determina o volume de recursos que pode ser direcionado para custear a assistência; paradoxalmente, os países de maior renda *per capita* possuem nível de saúde mais elevado – maior esperança de vida e contam com mais recursos para a assistência, embora hoje em dia vivam a dificuldade de cobrir a assistência a problemas crônicos, doenças degenerativas e neoplasias.

A morbidade e mortalidade são determinadas principalmente pelo estilo de vida das populações; os sistemas de saúde no mundo são organizados de acordo com os modelos de sociedade – de bem-estar, afluente ou economias de estado – sistemas nacionais de saúde, sistemas de proteção social ou sistemas estatais. A exceção é representada pelos Estados Unidos da América – país com economia e modelo de saúde centrados no livre mercado – mesmo assim, em fase de transição para a construção de um sistema de saúde fortemente subsidiado pelo Estado. Essas questões são abordadas em detalhes em outros capítulos deste livro.

Seja um sistema estatal ou modelos mistos, com presença de planos privados, as possibilidades de atender às necessidades de saúde da população e de remunerar adequadamente os profissionais da saúde são dois aspectos de uma mesma questão.

Como afirmado pela Diretora da OMS, Dra. Gro Harlem Brundtland, nenhum país do mundo tem condições de atender a toda a população com todos os recursos por todo o tempo (OMS, 1999). Assim, temos que os procedimentos são oferecidos e os serviços são executados por profissionais que aceitam e devem se adequar ao nível de recursos disponíveis e trabalhar com a remuneração possível. Se houver aumento das doenças ou necessidades, o nível de remuneração pode cair; se aumentar a riqueza da população, o nível de remuneração poderá se elevar e os serviços oferecidos podem melhorar.

O modelo de Ocorrências e Custos aqui apresentado é baseado numa planilha estimadora de ocorrências para um planejamento da assistência por serviço público ou de um plano privado de saúde no Brasil. Ele considera uma população ideal com proporção de crianças, adultos jovens e idosos compatível com a população de alguns estados brasileiros. Mantenha as atividades e as frequências (p. ex., consultas, 2000) e experimente mudar o valor unitário (consequentemente o valor total também) – aqui os valores estão subestimados. Insira os valores que na sua opinião deveriam remunerar a assistência à saúde no Brasil. Observe o impacto no custo anual total, custo familiar (três ou quatro pessoas) e o custo *per capita*. Para auxiliar a definição dos valores, veja a Tabela do SUS – pesquise a remuneração de procedimentos acessando o SIGTAP (ver ao final). Está incluída a Tabela , que hierarquiza os procedimentos – multiplique o coeficiente do procedimento por 20 ou 25 para saber o valor da remuneração.

Despesas ambulatoriais: com nossos conhecimentos de epidemiologia podemos prever que no período de 1 ano haverá certo número de nascimentos – que implicam em certo número de consultas de pré-natal, consultas de puericultura, internações em maternidade e partos cirúrgicos. Igualmente podemos prever que haverá necessidade de realizar consultas médicas de seguimento de problemas crônicos como diabetes, hipertensão, tratamentos ambulatoriais, exames radiológicos e tratamentos de fisioterapia.

Despesas com internações clínicas: é estimado o número de internações e a sua duração com os correspondentes dias de medicação e visitas médicas. Em separado é calculado o número médio de serviços auxiliares de diagnóstico e tratamento (SADT).

Despesas internações cirúrgicas: elas são classificadas segundo o porte em ambulatoriais, pequenas, médias e grandes cirurgias; a contabilidade separa as despesas hospitalares (H), honorários médicos incluindo o anestesista (ele cobra separado nas grandes cirurgias), medicação e os serviços auxiliares de diagnóstico e tratamento.

Despesas de assistência maternidade: incluem o número de pré-natais com seis consultas cada um, partos normais e partos cirúrgicos (40%).

Despesas de internações psiquiátricas: incluem internações de longa duração, medicação, acompanhamento médico e SADT.

DEPARTAMENTO DE MEDICINA SOCIAL
MÓDULO DE ORG. E ADM. EM SAÚD – 2010
EXERCÍCIO DE SIMULAÇÃO
MODELO DE OCORRÊNCIAS E CUSTOS
POPULAÇÃO MÉDIA IDEAL, 1.000 PESSOAS/ANO

DESPESAS AMBULATORIAIS		VALOR UNITÁRIO	VALOR TOTAL
2000	CONSULTAS	20	40.000,00
200	TRATAMENTOS	40	8.000,00
800	EXAMES LABORATORIAIS (X)	20	16.000,00
300	EXAMES RADIOLÓGICOS (X)	70	21.000,00
300	TRAT. FISIOTERAPIA	30	9.000,00
200	OUTROS EXAMES (X)	90	18.000,00
DESPESAS INTERNAÇÕES CLÍNICAS			
50	INTERNAÇÕES (6 DIAS) H	180	9.000,00
200	MEDICAÇÃO (DIAS)	30	6.000,00
300	VISITAS MÉDICAS	25	7.500,00
50	SERV. AUX. DIAG. E TRAT. (X)	80	4.000,00
DESPESAS INTERN. CIRÚRGICAS			
10	CIRURG. AMBULATORIAIS	80	800,00
10	HONORÁRIOS MÉDICOS	100	1.000,00
10	SERV. AUX. DIAG E TRAT. (X)	50	500,00
10	PEQUENAS CIRURG. (H)	150	1.500,00
10	MEDICAÇÃO	50	500,00
10	HONORÁRIOS MÉDICOS	150	1.500,00
10	SERV. AUX. DIAG. E TRAT. (X)	80	800,00
15	MÉDIAS CIRURG. (TRÊS DIAS) H	400	6.000,00
45	MEDICAÇÃO DIÁRIA	70	3.150,00
15	HONORÁRIOS MÉDICOS	500	7.500,00
15	SERV. AUX. DIAG E TRAT. (X)	100	1.500,00

(Continua na próxima página)

(Continuação)

DESPESAS INTERN. CIRÚRGICAS		VALOR UNITÁRIO	VALOR TOTAL
5	GRANDES CIRURG. (6 DIAS) H	30 d	800	4.000,00
30	MEDICAÇÃO DIÁRIA		90	2.700,00
5	HONORÁRIOS MÉDICOS		800	4.000,00
5	HONOR. ANESTESISTA		300	1.500,00
5	SERV. AUX. DIAG E TRAT. (X)		250	1.250,00
DESPESAS ASSIST. MATERNIDADE			
25	CONS. PRÉ-NATAL (6 CONS.)	150 com	150	3.750,00
15	PARTOS NORMAIS (H)		150	2.250,00
15	HONORÁRIOS MÉDICOS		330	4.950,00
10	PARTOS CIRÚRGICOS (H)		300	3.000,00
10	HONORÁRIOS MÉDICOS		330	3.300,00
10	HONORÁRIOS ANESTESISTA		150	1.500,00
DESPESAS INTERN. PSIQUIÁTRICAS			
3	INTERNAÇÕES (15 DIAS) H	45 dias	450	1.350,00
200	OUTROS EXAMES (X)		90	18.000,00
DESPESAS INTERNAÇÕES CLÍNICAS			
50	INTERNAÇÕES (6 DIAS) H		180	9.000,00
200	MEDICAÇÃO (DIAS)		30	6.000,00
300	VISITAS MÉDICAS		25	7.500,00
50	SERV. AUX. DIAG. E TRAT. (X)		80	4.000,00
DESPESAS INTERNAÇÕES CLÍNICAS			
10	CIRURG. AMBULATORIAIS		80	800,00
10	HONORÁRIOS MÉDICOS		100	1.000,00
10	SERV. AUX. DIAG. E TRAT. (X)		50	500,00
10	PEQUENAS CIRURG. (H)		150	1.500,00
10	MEDICAÇÃO		50	500,00
10	HONORÁRIOS MÉDICOS		150	1.500,00
10	SERV. AUX. DIAG. E TRAT. (X)		80	800,00

Resumo e conclusões

faça a apreciação das limitações e possibilidades de o exercício refletir as condições reais da assistência à saúde. Aplique o modelo de Ocorrências e Custos da Atenção à Saúde ao município brasileiro da sua escolha utilizando as informações *online* do **Caderno de Informações em Saúde**, onde são apresentados dados atualizados da mortalidade, hospitalizações, etc. Analise o custo total da assistência e quanto foi gasto em cada item. Quanto foi o custo por paciente em cada item? Quanto foi o custo por habitante por ano? Quanto seria o custeio da assistência por família por mês? Quanto aumenta o lucro do plano de saúde quando o mesmo exclui a cobertura a determinados procedimentos? Parâmetros nacionais podem ser obtidos na PNAD SAÚDE de 2013, no volume 2, publicado em 2015 e disponível em: <http://portalsaude.saude.gov.br/index.php/o-ministerio/principal/leia-mais-o-ministerio/673-secretaria-svs/vigilancia-de-a-a-z/doencas-cronicas-nao-transmissiveis/l2-doencas-cronicas-nao-transmissiveis/14127-pesquisa-nacional-de-saude-pns>.

Anexos

Pesquise a remuneração por procedimento:

Digite sigtap.datasus.gov.br => Acessar a Tabela Unificada

clique em procedimento

– depois em publicados => depois em consulta

Selecione Grupo - Subgrupo - os procedimentos são listados ao final da página. Selecione o procedimento desejado e clique na lupa: o sistema apresenta os valores dos serviços ambulatorial, profissional e hospitalar e total.

Bibliografia consultada

- OMS/WHO. Global Health Risks: mortality and burden of disease attributable to selected major risks. 2009.
- OMS/WHO. Making a Difference. World Health Report; 1999.

14

O consultório. Problemas de gestão – exercício de simulação

Juan Stuardo Yazlle Rocha

Objetivo: Projetando o sonho profissional de vir a exercer uma prática liberal com consultório próprio, o exercício pretende alertar para as implicações administrativas, gerenciais e profissionais desta decisão.

O exercício liberal da profissão era o sonho principal dos profissionais, não apenas na área da saúde; ser médico, dentista, psicólogo, terapeuta ocupacional e outros, ainda estão associados à ideia de ter um consultório onde o profissional pode exercitar a sua prática. O grande atrativo desse tipo de prática é ter a liberdade de escolher os horários de trabalho, prescrever condutas diagnósticas e terapêuticas de acordo com a própria consciência e fixar o valor dos próprios honorários. Os grandes desenvolvimentos científicos e tecnológicos tornaram os profissionais da saúde dependentes de instrumentais, equipamentos, instalações complexas e custosas que limitaram a possibilidade do trabalho "particular". Hoje os profissionais são compelidos a trabalhar em instituições públicas ou privadas, integrando equipes, participando de algumas das etapas da assistência geral ao paciente e, sobretudo, obedecendo às determinações da forma de trabalhar exaradas por donos de serviços ou dirigentes de instituições públicas. Qual o significado de querer investir e iniciar o trabalho em consultório próprio? A esse respeito, veja a seguir um exercício de simulação e selecione as alternativas desejadas no seu perfil profissional.

■ O Consultório Médico. A saga do Dr. Roberto

Dr. Roberto é um médico jovem, formado em uma conceituada Escola Médica brasileira, com [2, 3, 4, 5] anos de especialização num importante Hospital Universitário do país onde obteve o título de especialista em [Cardiologia, Obstetrícia e Ginecologia, Oftalmologia, etc.]. Idealista, desejoso de trabalhar para atenuar o sofrimento dos seus concidadãos, escolheu para clinicar uma cidade [pequena, média, grande] com aproximadamente [15 mil, 100 mil, mais de 250.000] habitantes. Julgou que ali seus préstimos seriam mais úteis e obteria mais facilmente o reconhecimento social. Para instalar seu consultório optou por uma área [antiga, tradicional, nova] da cidade; certamente ali o valor dos aluguéis e serviços é [menor, maior] do que no resto da cidade mas, pensou ele, isto será compensado porque ali terei mais pacientes e poderei, certamente cobrar honorários [maiores, iguais, menores]. Desta forma, para seu consultório resolveu [comprar, alugar] um(a) [casa, apartamento] ao custo de [500, 1.000, 3.000] reais por mês.

Considerando a existência de outros profissionais que atuavam na mesma área, decidiu que [não, sim] valia a pena investir e abrir uma clínica [tradicional, moderna] com recursos [mínimos, iguais, acima da média]; para isso teve de [financiar, gastar] [10.000, 20.000, 50.000] reais adquirindo [eletrocardiógrafo, ultrassom, consultório de oftalmologia]. Ficou muito contente com a decisão que tomou e percebeu que para esse padrão de serviço teria de adquirir mobiliário compatível, isto é [modesto, luxuoso], o que representou despesas de mais [2.000, 10.000, 30.000] reais: [escritório, cadeiras, divãs, sala de estar, aparelhagem de som, televisão, etc.]

Quando se aproximava a data da inauguração, teve de pensar na contratação do pessoal necessário. Algumas pessoas são essenciais, tais como [secretária, enfermeira, técnico de enfermagem]. Lembrou, porém, que uma das queixas frequentes na saúde refere-se ao tempo de espera e ao mau atendimento. Na minha clínica, pensou, não será assim! Resolveu então contratar pessoal preparado, treinado adequadamente para receber e tratar pessoas carentes, aflitas, sofridas, incluindo [psicólogo, assistente social, técnico de laboratório]. Finalmente, viu que não poderia dispensar o trabalho de [servente, vigia, jardineiro].

A inauguração foi uma festa. Nos primeiros dias a seguir, como nas semanas antecedentes, teve que dedicar muito tempo a relações públicas: queria tornar-se conhecido dos colegas que poderiam encaminhar-lhe pacientes. Trabalhava nos hospitais da cidade e não perdia a oportunidade de dar a conhecer, e oferecer, seus serviços. Não queria, inicialmente, trabalhar com pacientes de convênios, muito menos do SUS. Tinha recusado a oferta de empregos públicos que prometiam salários de [1.000, 2.000, 3.000] reais porque considerava que poderia ganhar muito mais do que isso. Não no começo, que é sempre difícil, mas com alguns meses, esperava, poderia atingir a receita que esperava. Contava com algumas economias [5.000, 10.000, 20.000] para aguentar-se por uns 3 meses.

No primeiro mês o movimento de pacientes no consultório foi [nenhum, fraco, intenso]. Seu consolo foi que os gastos de manutenção do consultório com telefone [70, 200, 400], água, esgoto, luz [150] e o imposto de renda e outros [300, 500, 1.000] foram muito menores do que imaginara. No segundo mês cresceu [30] por cento e no terceiro mais [30]. Nos meses seguintes, o volume de atendimentos ficou oscilando um pouco acima ou abaixo do que fora no terceiro mês.

Com auxílio do anexo e da planilha de custos apresentada a seguir, faça as contas segundo a realidade que você imaginou e responda:
O que aconteceu ao Dr. Roberto?

- Quantos pacientes e exames deveria realizar e a que valor para não ter prejuízo? Quais os limites? Quais as consequências?
- Como poderia diminuir ou dividir as suas despesas?
- Quanto deveria ser a sua receita bruta para ganhar o equivalente ao emprego público? Teria sido melhor aceitar o emprego?
- Quanto poderia aumentar o preço da consulta e dos exames? Quais as consequências?

PLANILHA DE CUSTOS DO CONSULTÓRIO MÉDICO APM - CAMPINAS, SP (c/ acréscimos*)		
PESSOAL	SALÁRIOS/CUSTO UNITÁRIO	CUSTO TOTAL
Enfermeira* op.	1.071	
Secretária	300	
Servente/Auxiliar	200	
Técnico Enfermagem* op.	588	
Auxiliar Enfermagem* op.	533	
Técnico Laboratório* op.	546	
Vigia* op.	624	
ENCARGOS SOCIAIS		
Férias, FGTS, INSS, 13º	243,05	
DESPESAS ADMINISTRATIVAS		
Aluguel	500	
Telefone	100	
Condomínio	170	
Energia	70	
Transporte	53	
Imposto Predial	106	
INSS autônomo	80	

(Continua na próxima página)

PLANILHA DE CUSTOS DO CONSULTÓRIO MÉDICO APM - CAMPINAS, SP (c/ acréscimos*)		
PESSOAL	**SALÁRIOS/CUSTO UNITÁRIO**	**CUSTO TOTAL**
Contador	100	
CRM, AS. MÉD., SIMESP, etc.	76	
Outras despesas	35	
MATERIAL OPERACIONAL		
Material consumo	70	
EQUIPAMENTOS*	Depreciação *	
A (valor 15.000)	1/60 =	
B (valor 5.000)	1/60 =	
C (valor 2.500)	1/60 =	
Amortização financiamento*		
TOTAL		
SALDO		
VALOR LÍQUIDO POR CONSULTA		

SALÁRIO S.M.S./R.P. 20 h. SEMANAIS
EXERCÍCIO DE SIMULAÇÃO por Juan S. Yazlle Rocha
e-mail: jsyrocha @ www.fmrp.usp.br

■ Anexo

- PLANEJAMENTO DA RECEITA - PARÂMETROS DA APM, Campinas
- Até oito consultas/dia; 22 dias/mês = [176] consultas; APM = [150]
- Consulta = 100 CH; CH = R$ 0,20 = [20] reais
- Receita mensal bruta das consultas = [3.000] reais

■ Bibliografia consultada

- Melo K. Como abrir um consultório de Psicologia. Disponível em: http://kanzlermelo.com/2009/10/06/como-abrir-um-consultorio-de-psicologia/ Acessado em: 11/07/2016.
- Mont'Alvão RA. Planejamento e Gestão de Consultórios Médicos, INGP, São José dos Campos, 2010. Disponível em: http://www.webartigos.com/anexos/ssijwjc054.pdf Acessado em: 11/07/2016.
- Muller, Alexande. Como montar seu consultório odontológico. Disponível em: http://www.odontoblogia.com.br/pesquisa/montar-consultorio-odontologico-parte-1/ Acessado em: 13/06/2016.
- Portal Educação. Uma abordagem sobre a instalação de consultório odontológico. Disponível em: http://www.portaleducacao.com.br/odontologia/artigos/3684/uma-abordagem-sobre-a-instalacao-do-consultorio-odontologico Acessado em: 15/06/2016.

15

Sistemas de informação em saúde

Janise Braga Barros Ferreira
Maria Cristiane Barbosa Galvão
Fernanda Bergamini Vicentini

Introdução

Numa sociedade dita *sociedade da informação* é normal que todas as pessoas se autoavaliem como capazes em produzir, buscar e utilizar informação. Todavia, este pensamento comum em nossos dias tem sido estudado e as descobertas têm sido muito relevantes.

Em pesquisa realizada sobre a competência informacional de 400 alunos das ciências da saúde de uma universidade americana, verificou-se que a maioria dos alunos (84%) considerava suas competências em busca por informações boas ou excelentes. No entanto, muitos deles (89%), ao longo do estudo, foram incapazes de realizar estratégias avançadas de busca por informação, bem como apresentaram dificuldades para julgar a confiabilidade de fontes de informação relacionadas ao campo da saúde (Ivanitskaya et al., 2006).

Em estudo comparativo realizado por Davies (2011) acerca do uso de informação por médicos dos Estados Unidos, Canadá e Reino Unido, observou-se que as principais barreiras para estes profissionais acessarem informação nos três países são o tempo de busca por informação, a existência de muita informação clinicamente não relevante e a dificuldade de uso e acesso às fontes de informação eletrônicas.

Tais estudos evidenciam que a sociedade da informação demanda por **competências** que não são assimiladas naturalmente, requerendo educação formal. Neste sentido, a Proclamação de Alexandria de 2005, adotada pela UNESCO, entende que **competência informacional** é a capacidade que o indivíduo possui para: reconhecer suas próprias necessidades informacionais; localizar e avaliar a qualidade da informação; organizar e recuperar informação; fazer uso efetivo e ético da informação; aplicar a informação para gerar novos conhecimentos, bem como comunicar informação.

Deste modo, o uso genérico e isolado de engenhos de busca disponíveis na Internet não se caracteriza como competência informacional. Também não se caracteriza como competência informacional o uso avançado de tecnologia da informação, embora a competência tecnológica, no contexto da sociedade da informação, seja estritamente relacionada à competência informacional (Catts e Lau, 2009)

No campo da saúde há dois contextos em que a competência informacional é de grande importância. O primeiro está relacionado aos profissionais de saúde (incluindo-se aqui médicos de todas as especialidades, enfermeiros, fisioterapeutas, nutricionistas, psicólogos, odontólogos, assistentes sociais, terapeutas ocupacionais, farmacêuticos, fonoaudiólogos, biomédicos, bem como gestores da saúde), no qual a produção, busca e uso da informação é de grande importância para a prestação de serviços de qualidade e para o desenvolvimento do trabalho por uma equipe multiprofissional informada. Por exemplo, um sistema de informação clínico, em suporte de papel ou em suporte eletrônico, no qual a informação registrada é incompreensível para os demais profissionais pode indicar uma ausência de competência informacional por parte do profissional que realizou o registro.

No segundo contexto, mas não menos importante, encontra-se a população para quem o acesso à informação pode significar manutenção e/ou incremento do bem-estar, da saúde física e mental. Segundo Catts e Lau (2009), no caso das nações mais pobres, em que a alfabetização básica continua sendo um desafio, e onde o acesso à informação pode ser restrito em comunidades rurais e especialmente entre as mulheres, a competência informacional é entendida como a capacidade do indivíduo para obter, interpretar e compreender as informações básicas de saúde e serviços de saúde, e pela competência de utilizar essa informação e serviços de modo a melhorar sua saúde. Esta capacidade compreende saber distinguir entre as informações provenientes de fontes confiáveis e seguras daquelas disponibilizadas por empresas com fins comerciais que objetivam exclusivamente a venda de produtos, medicamentos e suprimentos relacionados à saúde.

Pelo exposto, considerando a importância da temática, este capítulo tem por objetivo apresentar conceitos básicos relacionados aos sistemas de informação em saúde, bem como apresentar os sistemas de informação em saúde mais necessários para o desenvolvimento adequado da atenção em saúde no contexto brasileiro, com ênfase, sobretudo, no Sistema Único de Saúde (SUS), esperando-se contribuir para o incremento da competência informacional no contexto da saúde.

■ Conceitos básicos sobre sistemas de informação em saúde

Os sistemas de informação possuem entrada de informações e dados, armazenamento de informações e dados e saída de informações e dados. Se as informações e os dados não são inseridos de forma adequada no momento da entrada, isto afetará a qualidade das informações recuperadas no momento da saída. Se as informações e os dados são inseridos corretamente no sistema de informação, mas são incorretamente armazenados, este fato também prejudicará a qualidade das informações recuperadas no momento de saída. Se as informações e os dados são inseridos e armazenados corretamente, mas o usuário do sistema de informação não sabe como buscar a informação ou o sistema não disponibiliza ferramentas de busca, dificilmente as informações serão recuperadas adequadamente. Assim, pode-se dizer que os sistemas de informação, informatizados ou não, refletem, em grande medida, o comportamento informacional humano nos processos de entrada, armazenamento e saída de informações e dados.

Em qualquer sistema de informação de caráter institucional, os produtores da informação (aqueles que inserem informações e dados no sistema) e os usuários dos sistemas de informação (aqueles que procuram dados e informações no sistema) podem não ser os mesmos.

Assim, os produtores de informação precisam ter em mente que a informação ou dado registrado no sistema, em momento futuro, será procurado ou usado por outros, com o mesmo perfil profissional, educacional e social dos produtores da informação ou não.

Não se pode imaginar, portanto, que um conteúdo informacional ininteligível até mesmo para o produtor da informação será passível de ser recuperado e usado por outros usuários da informação. No contexto brasileiro, a equipe multiprofissional de saúde, os gestores de saúde, os pacientes e seus familiares, os pesquisadores e estudantes de saúde, os juízes, os advogados, e os auditores são os principais usuários dos sistemas de informação em saúde.

Os sistemas de informação em saúde podem ser de responsabilidade de uma unidade de saúde, ou de um conjunto de unidades de saúde, de uma localidade, de uma região, de um país ou de um conjunto de países. Dessa forma, para que estes sistemas atinjam seus objetivos de produção, sistematização, disseminação e intercâmbio de dados e informações em saúde, sejam eles relacionados à prevenção, à assistência ou ao bem-estar de pacientes, comunidades e/ou populações, um conjunto de normas e padrões técnicos e éticos deve ser seguido em todas as dimensões do fluxo informacional: entrada, armazenagem e saída de dados e informações.

Logo, os sistemas de informação em saúde devem ser planejados, desenvolvidos e mantidos para garantir a confiabilidade, a segurança e a privacidade das informações referentes aos pacientes, dos profissionais de saúde e das instituições de saúde, evitando que informações privadas ou sigilosas caiam em domínio público, prejudicando a vida social ou psicológica dos pacientes, e que informações sejam alteradas, modificadas, omitidas ou perdidas, igualmente prejudicando o paciente, bem como a qualidade da assistência.

Algumas destas problemáticas podem ser solucionadas com o desenvolvimento de *hardware*, *software* e modelos tecnológicos adequados (Gritzalis, 2005). No entanto, isto não elimina a responsabilidade humana no uso adequado de tais sistemas.

Por exemplo, um sistema pode ser extremamente seguro do ponto de vista tecnológico, mas a partir do momento que um profissional de saúde empresta informalmente sua senha para outro profissional, está alterando o patamar de segurança do sistema de informação. Além disso, este simples empréstimo pode lhe render muitos problemas, inclusive judiciais, já que responderá por qualquer erro cometido pelo seu colega que usou a senha compartilhada indevidamente sem conhecimento e autorização da instituição.

No que se refere aos conteúdos inseridos em sistemas de informações em saúde, estes devem seguir padrões terminológicos a fim de que possam ser inteligíveis e intercambiáveis de uma unidade de saúde para outras ou entre as esferas da gestão do sistema de saúde. Estão aqui as classificações e terminologias referentes a achados clínicos, ambientes e/ou localizações geográficas, contextos sociais, escalas e estágios, espécimes, estruturas do corpo, eventos externos, entidades observáveis, força física, materiais, objetos físicos (instrumentos), organismos, procedimentos, produtos farmacêuticos e/ou biológicos e substâncias. Algumas destas terminologias, como a *Systematized Nomenclature of Medicine-Clinical Terms* (SNOMED-CT) possuem códigos legíveis por computador que facilitam o intercâmbio de dados e informações entre os sistemas que adotam o mesmo padrão terminológico (International, 2011; Sullivan, Wyatt, 2006).

Com relação ao uso de terminologias e classificações, há novamente uma importante dimensão humana. A instituição de saúde pode adotar um padrão terminológico ou classificatório para ser empregado em seu sistema de informação, todavia, se este padrão não for utilizado de forma adequada pelos profissionais de saúde que inserem informações no sistema, a qualidade do sistema de informação ficará comprometida.

Por exemplo, o paciente pode ter vários diagnósticos relacionados e pode ser medicado com diferentes medicamentos. Caso algum diagnóstico e/ou medicamento não seja registrado no sistema, ou não seja corretamente especificado, a informação estará incompleta. Igualmente, se o profissional de saúde repassa a atividade de registro da informação no sistema para um profissional não habilitado a fazê-lo, compromete o sistema de informação como um todo.

Logo, a adoção de padrões e terminologias deve estar acompanhada de um amplo treinamento e educação permanente dos profissionais da saúde para que façam o melhor uso possível destes padrões. É necessário que os profissionais de saúde entendam os efeitos de seu comportamento informacional para a vida dos pacientes, das instituições de saúde e da população como um todo.

No contexto da saúde pública, Tulchinsky e Varavikova (2009) consideram como funções dos sistemas de informação em saúde:

- permitir comparações. Se estes sistemas usarem padrões históricos, regionais, nacionais e internacionais em saúde, pode-se comparar o estado de saúde de um segmento da população com outro segmento da população (local, regional, nacional ou internacional);

- permitir avaliações. Considerando as informações e os dados armazenados nos sistemas de informações, acrescidos do conhecimento da literatura especializada, entrevistas com os profissionais da saúde e com representantes das comunidades, por exemplo, pode-se chegar a uma visão geral do estado de saúde de uma população;

- monitoramento. Como as informações e os dados disponíveis, pode-se monitorar o uso dos recursos, a *performance* da assistência e os resultados de programas, chegando-se a uma melhor qualidade da gestão;

- predição. Usando informações e dados de forma correta pode-se prever tendências na saúde da população, bem como se pode propor uma formulação de políticas, prioridades a serem estabelecidas, custos envolvidos e resultados esperados de programas;

- explanação. A relação entre diferentes informações e dados permite uma melhor compreensão dos fatores de risco, dos serviços usados e demandados por uma população, e das melhores formas de intervenção;

- planejamento. Informações e dados em saúde são necessários para planejar respostas aos problemas de saúde e, por exemplo, monitorar resultados de intervenções.

Pelo exposto, deriva-se que a qualidade do sistema de informação em saúde interfere nos processos de assistência, gestão, autocuidado, pesquisa em saúde e controle social. São responsáveis por esta qualidade todos aqueles que produzem e registram informações e dados em saúde nos respectivos sistemas: as instituições de saúde; os pacientes; e os gestores. O registro equivocado, a omissão do registro, o registro falso, o registro incompleto e o registro ininteligível podem gerar erros prestados pela equipe de saúde, com eventuais danos à saúde de um paciente, de um grupo de pacientes ou de uma comunidade.

■ A informação em saúde no contexto do SUS

O SUS adota como diretriz organizativa a descentralização da saúde, impondo aos gestores de cada esfera de governo muitas responsabilidades, dentre elas a de planejar o seu sistema de serviços de saúde e a de avaliar o seu desempenho, principalmente no âmbito dos territórios locais e regionais, ações diretamente dependentes de informação (Carnut, Figueiredo e Goes, 2010; Barros, 2006). Outra diretriz importante do SUS refere-se à construção das redes de atenção à saúde nos territórios locais e regionais, subordinadas ao apoio logístico para a sua sustentação, o qual se ampara nas tecnologias da informação e da informática em saúde.

Desta forma, na arquitetura do SUS, no tocante à gestão da informação em saúde, compete aos gestores incorporar a produção e a análise das informações como suporte das funções assistenciais e gestoras, com destaque para a tomada de decisão, reconhecendo a informação como produto obtido a partir de uma determinada combinação de dados e do juízo que se faz sobre determinada situação (Carnut, Figueiredo e Goes, 2010; Barros, 2006). A elaboração de sistemas de informação no setor persegue o objetivo de torná-los ferramentas para o diagnóstico de necessidades/problemas de saúde individuais e coletivos, propiciando elementos para a análise da situação da saúde, o desenho de estratégias de intervenção assistenciais e gerenciais, o conhecimento dos resultados e da satisfação dos usuários com o desempenho do sistema de saúde. Neste sentido, o investimento no desenvolvimento da competência informacional dos agentes do sistema de saúde tem relação direta com o aperfeiçoamento da gestão da informação em saúde, que por sua vez influencia o alcance dos princípios do SUS, tais como: a integralidade, a equidade, a eficiência e a efetividade.

Desde a promulgação da Lei 8.080/90 (Lei Orgânica da Saúde), a temática da informação em saúde foi discutida e difundida em todas as esferas da gestão do SUS (Brasil, 1991). Mais recentemente, em 2003, o Ministério da Saúde (MS) criou a Área de Informação e Informática do SUS buscando materializar o desafio de estabelecer uma Política Nacional de Informação e Informática em Saúde, incluindo o controle social e todos aqueles compromissados em fortalecer e implementar o sistema público de saúde nacional.

Entretanto, um olhar mais apurado dessas práticas indica que a gestão da informação não tem sido capaz de contribuir com todo o seu potencial para o fortalecimento do SUS (Carnut, Figueiredo e Goes, 2010).

Muitos são os desafios em relação à gestão da informação, sendo um dos principais, "a adequação da informação produzida ao processo de descentralização e gestão participativa, integrando conceitual e/ou operacionalmente a informação gerada pelos sistemas de informação em saúde" (Conferência, 2004).

Atualmente, a legislação do SUS, as deliberações das Conferências de Saúde e outras normativas operacionais do sistema indicam a necessidade de significativas mudanças na direção de se agregar à informação em saúde toda a potência que ela pode ter como instrumento colaborativo ao avanço do SUS.

A seguir, serão apresentados fontes de informação e sistemas de informação em saúde, relacionados ao SUS, com o objetivo de despertar o interesse dos leitores para o maior conhecimento desta temática no contexto do sistema público de saúde nacional.

Fontes de informação em saúde e o SUS

Uma das importantes fontes de informação para o SUS é o Instituto Brasileiro de Geografia e Estatística (IBGE). O IBGE produz, analisa e dissemina informação demográfica, social, econômica, geográfica, cartográfica, entre outras. Entre seus produtos informacionais de interesse para a saúde destacam-se: o anuário estatístico, o censo demográfico, a Pesquisa Nacional por Amostra de Domicílios (PNAD) que apresenta o panorama da saúde no Brasil, com caracterização do acesso e utilização dos serviços, condições de saúde e fatores de risco e proteção à saúde (Branco, 2004; Instituto, 2011).

No campo específico da saúde tem-se a Rede Interagencial de Informações para a Saúde (RIPSA), uma iniciativa do Ministério da Saúde juntamente com a Organização Pan-americana da Saúde (OPAS). Esta rede atua na sistematização de informações relevantes sobre a saúde e seus determinantes (sociais, econômicos e ambientais) para uso na formulação, gestão e avaliação das políticas de saúde. A RIPSA em sua composição agrega representantes da gestão do SUS e de instituições de pesquisa e tem como uma de suas principais publicações o livro "Indicadores e Dados Básicos para a Saúde no Brasil – IDB" (Brasil, 2009a; Brasil, 2009b; Risi Júnior, 2006, Rede, 2011).

O Departamento de Informática do SUS (DATASUS) é o órgão que comporta grandes bancos de dados em saúde, sendo responsável pelo suporte às diversas áreas do sistema de saúde e seus respectivos sistemas de informação. O DATASUS, por sua dimensão, contribui para a construção consistente de uma análise acerca da situação de saúde, no Brasil, favorecendo a tomada de decisão baseada em evidência e para o desenvolvimento de tecnologias inovadoras de informação. Por meio do DATASUS tem-se acesso a: estatísticas vitais; informações epidemiológicas e de morbidade; indicadores de saúde; informações sobre a assistência à saúde; informações sobre a rede assistencial; informações sobre recursos financeiros no SUS e informações demográficas e socioeconômicas. Informações sobre a Saúde Suplementar também podem ser acessadas no portal do DATASUS (Brasil, 2009a, Brasil, 2011a).

O Ministério da Saúde, por meio de seu portal, caracteriza-se como um importante veículo de disseminação da política de saúde nacional com conteúdo informacional que descreve a estrutura, missão e principais políticas das áreas técnicas que compõem este Ministério, dispondo de interface dirigida aos profissionais da saúde, gestores, população, pesquisadores e estudantes (Brasil, 2011b).

Sistemas de Informação em Saúde e o SUS

Carvalho e Eduardo (1998) classificam os sistemas de informação em saúde em:

- sistemas de informações estatístico-epidemiológicas. Tratam do padrão de mortalidade e morbidade, do grau de acesso da população aos serviços de saúde, dos procedimentos realizados, dos aspectos demográficos, sociais e econômicos e suas relações com o processo saúde-doença e do grau de satisfação dos usuários;

- sistemas de informações clínicas. Têm como objeto a identificação dos problemas de saúde, os diagnósticos, os exames clínicos, laboratoriais e radiológicos, os procedimentos cirúrgicos e os medicamentos prescritos;

- sistemas de informações administrativas. Enfocam, principalmente, a gestão financeira e orçamentária, a gestão de recursos humanos, o controle de estoque de materiais de consumo, os bens patrimoniais e equipamentos.

O SUS dispõe de um conjunto de sistemas de informação em saúde que produz uma diversidade de dados em função das inúmeras ações (assistencial, gerencial, de controle social, de pesquisa, de ensino, etc.) desenvolvidas no setor saúde. Em que pese toda a discussão sobre as fragilidades dos sistemas de informação do SUS, destacando-se a pequena interoperabilidade entre os sistemas, problemas com a atualização, qualidade e cobertura dos dados, suas lógicas biologicistas e a baixa utilização dos sistemas nos processos decisórios, há que se reconhecer a progressão da incorporação de dados e informações importantes para o desenvolvimento das atividades do campo da saúde (Carnut, Figueiredo e Goes, 2010; Barros, 2006).

Nos parágrafos seguintes serão apresentados sistemas de informações em saúde do SUS, de caráter universal e abrangência nacional, com repercussão direta nos processos de assistência e gestão.

O Sistema de Informação sobre Mortalidade (SIM) tem a finalidade de captar os dados sobre os óbitos no país. Ele usa como principal fonte de coleta de dados a Declaração de Óbito (DO). O SIM permite análises estatísticas, epidemiológicas e demográficas sobre mortalidade e a construção de vários indicadores, como por exemplo: mortalidade proporcional, mortalidade materna e infantil e óbitos por causas mal definidas (Trocolli, 2011; Brasil, 2009a; Brasil, 2009b; Branco, 2004).

O Sistema de Informações sobre Nascidos Vivos (SINASC) comporta informações epidemiológicas referentes aos nascimentos informados ocorridos nos domicílios e hospitais. A principal fonte de coleta de dados do SINASC é a Declaração de Nascido Vivo (DNV) que está padronizada em todo o país. Este sistema de informação possibilita acompanhar aspectos da saúde da mulher (condições da gestação e do parto) e da criança (caracterização do recém-nascido) favorecendo políticas específicas relacionadas às gestantes e aos recém-nascidos (Trocolli, 2011; Brasil, 2009a; Brasil, 2009b; Branco, 2004).

O Sistema de Informação de Agravos de Notificação (SINAN) trata da notificação e da investigação de casos de doenças e agravos incluídos na lista nacional de doenças de notificação compulsória e de outros agravos. A fonte principal de coleta de dados do sistema é a Ficha Individual de Notificação (FIN), que é preenchida pelas unidades assistenciais quando há suspeita de ocorrência de um problema de saúde, de notificação compulsória ou de interesse nacional, estadual ou municipal. O SINAN possibilita a construção de indicadores sobre incidência, prevalência e letalidade de doenças e agravos. Interessante notar que o sistema tem uma abrangência significativa, cabendo às unidades assistenciais o preenchimento da Ficha de Notificação Negativa (FNN) mesmo quando não há nenhuma suspeita de doença, mantendo em alerta o sistema de vigilância. O SINAN também disponibiliza um roteiro para a investigação de doenças, as possíveis fontes de infecção e os mecanismos de transmissão, denominada Ficha Individual de Investigação (FII) (Trocolli, 2011; Brasil, 2009a; Brasil, 2009b; Branco, 2004).

O Sistema de Informação do Programa Nacional de Imunizações (SI-PNI) agrega informações sobre a cobertura vacinal e o quantitativo de imunobiológicos aplicados por faixa etária, área geográfica e período de tempo. Estas informações subsidiam a análise de risco pelos gestores quanto ao surgimento de processos epidêmicos. O sistema foi desenvolvido para dar suporte às ações do Programa Nacional de Imunizações (PNI). Sua estrutura também favorece o gerenciamento dos imunobiológicos quanto à programação da aquisição e distribuição dos imunos na rede pública de saúde (Trocolli, 2011; Brasil, 2009a; Brasil, 2009b; Branco, 2004).

O Sistema de Informação da Atenção Básica (SIAB) fornece informações sobre a situação de saúde, cadastros de famílias, condições de moradia, saneamento, produção e composição das equipes da saúde da família. Com estas informações podem ser construídos indicadores sobre cobertura populacional da estratégia da saúde da família, cobertura vacinal, aleitamento materno, mortalidade infantil, visitas domiciliares, desnutrição, pré-natal, hospitalizações, etc. Assim, o SIAB possibilita o acompanhamento da Estratégia da Saúde da Família, desagregando os dados de modo a favorecer a microespacialização de problemas de saúde e a programação de intervenções no território, traduzindo-se em um instrumento gerencial para as suas equipes (Trocolli, 2011; Brasil, 2009a; Brasil, 2009b; Branco, 2004).

O Sistema de Informação do Câncer do Colo do Útero (SISCOLO) e o Sistema de Informação do Câncer de Mama (SISMAMA) capturam dados sobre a mulher e os exames citopatológicos e histopatológicos realizados na rede SUS. Estas informações conformam uma importante fonte de dados para o monitoramento e a avaliação da ocorrência do câncer de colo do útero e de mama, fundamentando medidas de prevenção a estas doenças (Trocolli, 2011; Branco, 2004).

O Sistema de Cadastramento e Acompanhamento de Hipertensos e Diabéticos (HIPERDIA) permite o cadastramento dos portadores de hipertensão arterial e/ou diabetes *mellitus* atendidos na rede ambulatorial do SUS. A agregação das informações do sistema possibilita a rápida identificação dos casos de hipertensão arterial e de diabetes *mellitus*, facilitando o controle destas doenças na população atendida pelo SUS, além de subsidiar a logística para a aquisição, dispensação e distribuição de medicamentos aos pacientes cadastrados (Trocolli, 2011; Branco, 2004).

O Sistema de Acompanhamento do Programa de Humanização no Pré-Natal e no Nascimento (SISPRENATAL) compreende informações sobre a gravidez e o puerpério, das gestantes inseridas no Programa de Humanização no Pré-Natal e Nascimento (PHPN), do SUS, possibilitando um gerenciamento da assistência materna e neonatal (Trocolli, 2011; Branco, 2004).

O Sistema de Informação Ambulatorial (SIA) captura dados da assistência ambulatorial e executa o processamento da produção ambulatorial dos estabelecimentos de saúde da rede SUS. Para tanto, armazena dados dos estabelecimentos de saúde, dos profissionais e de procedimentos ambulatoriais realizados. O SIA permite a construção de indicadores, tais como: nº de consultas por estabelecimento assistencial, nº de consultas por habitante/ano, nº de exames por especialidade e nº de procedimentos por estabelecimento de saúde (Trocolli, 2011; Branco, 2004).

O Sistema de Informações Hospitalares Descentralizado (SIHD) armazena informações sobre causas de internações, frequência de procedimentos realizados nas internações, tempo médio de internação, nº de leitos hospitalares e recursos destinados às internações, nos hospitais da rede SUS. A causa da internação é codificada segundo a Classificação Internacional de Doenças (CID-10). O sistema ainda processa informações que possibilitam efetuar o pagamento dos estabelecimentos hospitalares, por meio dos dados registrados na Autorização de Internação Hospitalar (AIH). Ainda, permite a construção de indicadores para a avaliação da assistência hospitalar, tais como: valor da internação, coeficientes de morbidade e mortalidade hospitalar e tempo de permanência no hospital (Trocolli, 2011; Brasil, 2009a; Brasil, 2009b; Branco, 2004).

O Sistema de Comunicação de Internação Hospitalar (CIH) registra as internações não pagas pelo SUS e é utilizado pela Agência Nacional de Saúde Suplementar (ANS) para monitoramento das internações hospitalares dos usuários de planos privados de saúde. Vale lembrar que compete à ANS integrar aos bancos de dados do SUS, as informações das internações ofertadas pelos planos privados, ação que amplia as possibilidades de um amplo diagnóstico epidemiológico e de gestão, fundamentando estratégias de avaliação e de regulação da assistência hospitalar (Trocolli, 2011; Benevides, 2009).

O Sistema de Informações sobre Orçamento Público em Saúde (SIOPS) é destinado à apuração das receitas totais e dos gastos em ações e serviços públicos de saúde nas três esferas de governo. A agregação dos dados permite a construção de indicadores importantes para a gestão do SUS, como por exemplo: o percentual de recursos próprios aplicados em saúde pelas esferas governamentais, segundo a Emenda Constitucional nº 29/2000; as receitas de impostos e transferências constitucionais e legais; a despesa total com saúde; a despesa com recursos próprios, com pessoal e com medicamentos. Por suas características o sistema pode ser uma ferramenta de controle social para os Conselhos de Saúde e toda a sociedade, na medida em que torna mais transparente a aplicação de recursos financeiros no setor público de saúde (Trocolli, 2011; Branco, 2004).

O Sistema de Cadastro Nacional de Estabelecimentos de Saúde (SCNES) permite o cadastramento de estabelecimentos assistenciais de saúde e de seus profissionais em todo o país, abrangendo qualquer estabelecimento de saúde público ou privado, desde um consultório até um grande hospital. Os seus dados são organizados em módulos que caracterizam o estabelecimento assistencial segundo: localização, área física, recursos humanos, equipamentos, serviços ambulatoriais e de internação. O SCNES possibilita o conhecimento da capacidade instalada da rede assistencial, tornando-se um importante instrumento de gestão (Trocolli, 2011).

O Sistema de Cadastramento Nacional de Usuários do SUS (SCNS) inclui o cadastramento dos usuários do sistema e de seus locais de residência. O SCNS está atrelado à emissão do Cartão Nacional de Saúde (CNS) para os usuários e à ligação de cada usuário ao seu domicílio. Por esta característica permite o monitoramento das ações de saúde individuais e coletivas realizadas pelos serviços de saúde da rede SUS. O CNS, quando efetivado, possibilitará a vinculação dos procedimentos executados na rede SUS ao usuário, ao profissional e ao estabelecimento de saúde onde foram realizados, desde que todos estejam cadastrados no sistema. A análise deste conjunto informacional fornecerá uma visão ampliada da capacidade produtiva da rede assistencial, subsidiando os gestores com informações estratégicas para o planejamento e a avaliação das ações de saúde em todo o território nacional (Trocolli, 2011; Branco, 2004).

O Sistema do Programa Nacional de Avaliação de Serviços de Saúde (SIPNASS) comporta as informações do Programa Nacional de Avaliação dos Serviços de Saúde (PNASS), que foi desenvolvido para ser um instrumento de avaliação dos serviços de saúde e da satisfação dos usuários do SUS. O PNASS permite avaliar os serviços de saúde na perspectiva do gestor, do usuário e dos responsáveis pelos serviços de saúde por meio de instrumentos de autoavaliação, avaliação técnica do gestor, pesquisas de satisfação dos usuários, análise das relações e condições de trabalho e de indicadores de saúde (Brasil, 2005).

O Sistema de Apoio à Construção do Relatório de Gestão (SARGSUS) caracteriza-se por ser um instrumento informatizado para a elaboração do Relatório Anual de Gestão, principal documento, atualmente, de avaliação da gestão do SUS. Este sistema utiliza bases de dados nacionais de outros sistemas do SUS, contribuindo para o monitoramento da gestão na medida em que disponibiliza de forma ágil informações estratégicas, favorecendo o controle social e a qualificação dos processos avaliativos e de planejamento no SUS (Trocolli, 2011).

■ Considerações finais

Apresentou-se o conceito de competência informacional no contexto de saúde e seus desdobramentos para a produção e o uso dos sistemas de informação. No que tange à saúde no Brasil, apresentaram-se as principais fontes de informação e sistemas de informação em saúde que fornecem subsídios para a assistência, a pesquisa, a gestão em saúde e o controle social, sobretudo aqueles relacionados ao SUS. A existência de tais sistemas revela o esforço nacional para a produção de dados, informações e indicadores que possam ser utilizados no provimento de uma saúde de melhor qualidade.

No entanto, muitos desafios informacionais precisam ser vencidos neste século, no Brasil, dentre os quais: uma maior racionalidade na produção e no uso de dados e informações; produção de informações com melhor qualidade, mais inteligíveis e acessíveis a todos; integração e interoperabilidade dos sistemas existentes para que os dados e as informações sejam mais facilmente utilizáveis; produção de interfaces e sistemas de recuperação de dados e informações de melhor qualidade. Embora não se tenha explorado todos estes aspectos no presente capítulo, encontra-se aqui um ponto de partida para se compreender os sistemas de informação em saúde, sobretudo aqueles produzidos em nosso país.

■ Bibliografia consultada

- Barros AJD. São grandes os desafios para o Sistema Nacional de Informações em Saúde. Rev C S Col. 2006; Ciênc. saúde coletiva vol.11 no.4 Rio de Janeiro Oct./Dec. 2006.
- Benevides PRS. Sistema de comunicação de internação hospitalar: avaliação da qualidade das informações. Rio de Janeiro; 2009. [Dissertação]. 106 p.
- Branco MAF. Uso da informação em saúde na gestão municipal: para além da norma. In: Freese E. (org.). Municípios a gestão da mudança em saúde. Recife: Universitária; 2004. p. 77-89.
- Brasil. Ministério da Saúde. Departamento de Informática do SUS. Portal. Brasília: DATASUS, 2011. Disponível em: http://www.datasus.gov.br Acessado em: 6 jul. 2007.
- ___. Portaria nº 382/GM, de 10 de março de 2005. Institui o Programa Nacional de Avaliação dos Serviços de Saúde (PNASS) e dá outras providências. Brasília, 10 mar. 2005. Disponível em: http//www.saude.gov.br. Acessado em: 10 abr. 2011.
- ___. A experiência brasileira em sistemas de informação em saúde: produção e disseminação de informações sobre saúde no Brasil. Brasília; MS; 2009a. 148 p. 1v.
- ___. A experiência brasileira em sistemas de informação em saúde: falando sobre os sistemas de informação em saúde no Brasil. Brasília; MS; 2009b. 148 p. 2v.
- Carnut L, Figueiredo N, Goes PSA. Saúde bucal na atenção primária brasileira: em busca de um sistema de informação em saúde. J Manag Prim Health Care. 2010;1(1):8-13.
- Carvalho AO, Eduardo MBP. Sistemas de Informação em Saúde para Municípios. São Paulo: Faculdade de Saúde Pública da Universidade de São Paulo; 1998.
- Catts R, Lau J. Towards information literacy indicators. UNESCO: Paris; 2008.
- Conferência Nacional DE Saúde Sergio Arouca, 12, 2003. Relatório final. Brasília: Ministério da Saúde; 2004.
- Davies KS. Physicians and their use of information: a survey comparison between the United States, Canada, and the United Kingdom. J Med Libr Assoc. Jan. 2011;99(1):88-91.
- Gritzalis S, Lambrinoudakis C, Lekkas D, Defteras SN. Technical guidelines for enhancing privacy and data protection in modern electronic medical environments. IEEE Transactions on Information Technology in Biomedicine. 2005;9(3):413-23.
- Instituto Brasileiro de Geografia e Estatística. Portal. Brasília: IBGE; 2011. Disponível em: http://www.ibge.gov.br. Acessado em: jul. 2011.
- International Health Terminology Standards Development Organisation. Systematized Nomenclature of Medicine-Clinical Terms. Copenhágen: IHTSDO; 2011.
- Rede Interagencial de Informações para a Saúde. Portal. Brasília: RIPSA; 2011. Disponível em: http://www.ripsa.org.br. Acessado em: jul. 2011.
- Risi Junior JB. Informação em saúde no Brasil: a contribuição da Ripsa. Rev Ciência e Saúde Coletiva. 2006;11(4):1049-1053.
- Sullivan F, Wyatt J. Abc of health informatics. Malden: Blackwell; 2006.
- Trocolli FT. Sistemas de informação. In: Ibañez N, Elias PEM, Seixas PHD (org.) Política e gestão pública em saúde. São Paulo: Hucitec, Cealag; 2011. p. 407-445.
- Tulchinsky T, Varavikova EA. Health information systems. In: The new public health. 2. ed. Burlington: Elsevier; 2009. p. 105-108.
- Vanitskaya L, O´Boyle I, Casey AM et al. Health information literacy and competencies of information age students: results from the interactive online Research Readiness Self-Assessment (RRSA). J Med Internet Res. 2006;8(2)e6.

Introdução ao planejamento em saúde no Brasil

Juan Stuardo Yazlle Rocha

O que é Planejar? Ferreira[1] diz que planejar é o contrário de improvisar. *Uma ação planejada é uma ação não improvisada. Uma ação improvisada é uma ação não planejada*[1]. Hospitais, clínicas, centros de saúde são planejados, isto é, quando construídos havia na mente dos responsáveis um objetivo ou meta e um conjunto de ações e requisitos necessários para conseguir alcançar as metas e os objetivos. O planejamento como atribuição do Estado surgiu nas primeiras décadas do século XX, quando se percebeu que o mercado não era capaz de regular a economia e evitar as crises do sistema; muda também o papel do Estado, que se transforma em agente econômico para suportar os elevados custos da produção moderna e algumas das suas funções são ampliadas, passando a assumir a responsabilidade na promoção e recuperação da saúde (Estado de Bem-Estar, Pereira[2]).

No Brasil, o planejamento estatal (oficial) surge com o Plano SALTE (1950 a 1954) voltado a promover Saúde, Alimentação, Transporte e Energia. E é definitivamente instaurado com o Plano de Metas do governo Juscelino Kubitschek (1956-1961) seguido do Plano Trienal do governo João Goulart e depois dos Planos de Ação Econômica do Governo adotados pelos governos militares depois do golpe de estado de 1964, época marcada pela crise do modelo desenvolvimentista e pela tentativa de revitalizar as economias latino-americanas. Nesta conjuntura os países do continente assistiram ao triunfo da Revolução Cubana seguida depois da guinada política do estado cubano para transformar-se no primeiro país socialista das Américas.

As crescentes demandas sociais de participação social e econômica não podiam ser atendidas por economias enfraquecidas e havia o perigo de as ideias socialistas contaminarem trabalhadores e classes médias do continente; a resposta da Organização de Estados Americanos (OEA) à crise econômica e social foi promover em 1961, em Punta Del Este (Uruguai), a Conferência de primeiros ministros que criou a "Aliança para o Progresso" fixando metas de desenvolvimento para todos os países. Foi aceito por todos que o crescimento econômico não ocorreria se não fosse acompanhado ao mesmo tempo pelo desenvolvimento social, com redução da mortalidade infantil e melhoria dos indicadores de saúde – sendo o *planejamento* econômico o instrumento para estas transformações.

Como resultado desse esforço, foi publicada 2 anos mais tarde a *Tecnica de Programación de la Salud,* também conhecida como Técnica CENDES-OPAS, primeira metodologia de planejamento voltada exclusivamente à saúde. Ela representou um grande avanço ao incluir, no diagnóstico de saúde, aspectos sociais que até então não eram considerados no setor; propôs um modelo técnico de definição das prioridades de saúde; também criou um modelo de instrumentação dos recursos que permite o estudo da eficácia e eficiência das técnicas aplicadas. Todavia era centrada numa visão "economicista" – criação de modelos matemático-econômicos – e acabou sendo abandonada por não dar a resposta adequada aos problemas do setor. Naquela época os países latino-americanos eram dominados em grande parte por ditaduras ou governos autoritários e o anseio por democracia e participação social viria a influenciar as ideias no setor da saúde, levando à procura de modelos participativos e democráticos, incorporando ao planejamento os componentes políticos de que as sociedades em geral careciam. A incorporação da política ao planejamento – uma tentativa de instrumentalização da política ou a confusão do planejamento com a política já foram discutidos em outra parte – ver a esse respeito os modelos teóricos de planejamento em saúde na América Latina.[3]

Na atual conjuntura brasileira, como sabemos, o planejamento oficial no SUS contempla esferas específicas de debate e legitimação de projetos e propostas, constituídas por colegiados municipais, estaduais e nacional, com ampla representação da sociedade civil.

O ciclo do planejamento

O modelo geral do planejamento segue as etapas de racionalidade comuns a investigações ou projetos, isto é, definir o problema, julgar e depois decidir o tipo de ação a executar. O ciclo do planejamento, como proposto por Gillings & Douglass,[7] compreende quatro etapas com dez passos: I. *a análise do problema* ou diagnóstico da situação com três passos: (1) reconhecer a existência do problema, (2) colher informações a respeito e (3) definir a natureza do problema. Aqui o importante é construir o *entendimento* do que é o problema: como se explica a sua existência (ou persistência) e quais os fatores envolvidos; a forma como entendemos o problema determinará as medidas que iremos postular para a sua solução e diferenças de entendimento geram a necessidade de diálogo e, não raro, de negociação política também. A etapa II é a *definição dos objetivos* e consiste na (4) seleção geral e específica de objetivos e (5) a escolha de prioridades e metas.

A definição de prioridades e metas é sempre política, por mais que pareça aos técnicos uma decisão lógica baseada no conhecimento e entendimento dos problemas. Na etapa III ocorre a *seleção dos métodos* ou técnicas melhores para alcançar os objetivos e compreende (6) a pesquisa de alternativas e (7) a opção por uma ou combinação daquelas consideradas melhores. Trata-se de detectar as melhores soluções tecnológicas ou organizacionais que se comprovaram eficientes e acessíveis financeiramente, bem como compatíveis com a cultura da população-alvo. A seguir vem uma etapa extra: *a realização do plano*, representada no ciclo como um setor situado fora do círculo do planejamento; mesmo externo à atividade específica ele está incluído no ciclo porque o desenvolvimento do plano deve ser seguido de perto (8 – implementação) pelos planejadores no sentido de verificar (9 – controlar) se a execução se dá conforme o planejado; só assim será possível atribuir o sucesso ou fracasso do mesmo às virtudes ou defeitos do plano.

A etapa IV é *a avaliação* e consiste em comparar a situação final com o diagnóstico inicial. Houve mudanças? As mudanças observadas ao final refletem o sucesso do plano? O planejamento oficial executado nas instâncias administrativas públicas é um processo *circular e acumulativo* que é repetido periodicamente, sendo que a cada nova edição melhora o conhecimento da realidade do setor e há a oportunidade de corrigir as prioridades e técnicas – aferidas agora com base na experiência obtida em todo o processo (Figura 16.1).

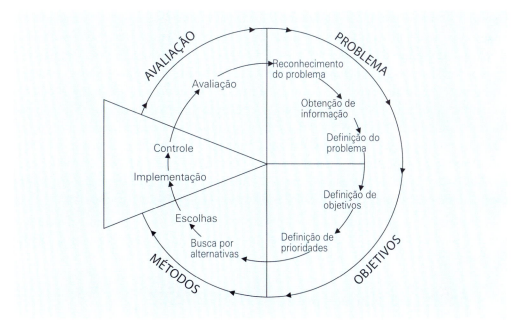

Figura 16.1 – Ciclo do planejamento segundo Gillings DB & Douglass CW.

O sistema único de saúde e o planejamento

O Planejamento em Saúde é constitutivo do arcabouço legal do SUS, que atribuiu à Direção Nacional do SUS a responsabilidade de elaborar o planejamento estratégico estabelecendo, no art. 36 da Lei 8.080/90, que os planos de saúde serão a base das atividades e programações de cada nível de direção e seu financiamento será previsto na respectiva proposta orçamentária. O art. 4° da Lei 8.142/90 estabeleceu entre os requisitos para o recebimento dos recursos provenientes do Fundo Nacional de Saúde que *os municípios, estados e o Distrito Federal devem contar com plano de saúde e relatório de gestão* que permitam o acompanhamento pelo Ministério da Saúde, da aplicação de recursos repassados na conformidade da programação aprovada.

Estas determinações legais ganhariam força com o avanço da descentralização e municipalização da saúde, principalmente depois da edição da NOB/96, que estabeleceu as regras para a integração de estabelecimentos e programas de saúde no mesmo nível de governo, criando assim, pela primeira vez, os sistemas de saúde sob comando único, levantando a *gestão do sistema* como nova questão.[14]

O planejamento e a gestão em saúde

a gestão trouxe consigo as tarefas inerentes à função da gestão da saúde: a *direção* do sistema – avaliar o funcionamento, determinar as prioridades, formular, analisar e avaliar as políticas gerais e setoriais; a *regulação* – aperfeiçoar a legislação da saúde, analisar, exercer a regulação sanitária e fiscalizar os "mercados"; desenvolver as *funções essenciais da saúde pública* – seguimento, avaliação e análise da situação de saúde, vigilância da saúde, investigação e controle de riscos e danos; promoção da saúde; participação da comunidade; desenvolver a capacidade institucional de planejamento e gestão; fortalecer a capacidade de regulamentar e fiscalizar a saúde pública; avaliar e promover a equidade; desenvolver recursos humanos; garantir e melhorar a qualidade dos serviços individuais e coletivos; promover a investigação em saúde; reduzir o impacto de emergências e desastres em saúde; o *financiamento* – criar fundos autônomos de saúde. Aumentar a proporção do financiamento setorial público; a *cobertura* da saúde – aumentar a cobertura. Garantir o acesso. Definir o conteúdo básico da assistência; a *prestação de serviços* – descentralizar e desconcentrar os serviços de saúde. Orquestrar adequadamente os múltiplos prestadores de serviços públicos e privados.

Em síntese, a gestão de saúde é a *inteligência* constitutiva do sistema de saúde e absorve totalmente as atividades do planejamento em saúde, agregando as articulações políticas e as ações de implementação dos planos.

A prática do planejamento – PLANEJASUS

A descentralização e municipalização da saúde, somada à exigência de ter planos de saúde e de relatórios de gestão para habilitar-se a receber recursos do Fundo

Nacional de Saúde, certamente veio estimular os municípios e estados para o desenvolvimento das práticas de planejamento em saúde, tornando-o ferramenta oficial do sistema – mesmo que consideremos que muitas vezes estes planos e relatórios tenham sido realizados pelas autoridades sanitárias com auxílio de universidades, centros de pesquisa, assessorias públicas e privadas e contratação de consultores (*ibidem*).

Em 2006, o Sistema de Planejamento do SUS realizou uma pesquisa acerca das condições existentes para a realização das atividades de planejamento em saúde, amostrando os 5.563 municípios brasileiros e obtendo respostas de 3.278 deles. Os resultados estão publicados no número 5 da série Cadernos de Planejamento – Perfil da atividade de planejamento no Sistema Único de Saúde,[17] revelando que oficinas, treinamento e cursos de especialização representam 60% das expectativas dos profissionais com atuação na área de planejamento. O modelo oficial de Planejamento em Saúde no Brasil é institucionalizado junto com a Portaria nº 399 que, junto com o Pacto pela Saúde, determinou os pontos prioritários para o Planejamento:

- adoção das necessidades de saúde da população como critério para o processo de planejamento no âmbito do SUS;
- integração dos instrumentos de planejamento, tanto no contexto de cada esfera de gestão quanto do SUS como um todo;
- institucionalização e fortalecimento do Sistema de Planejamento do SUS, com adoção do processo de planejamento, neste incluídos o monitoramento e a avaliação como instrumentos estratégicos de gestão do SUS.

Os instrumentos do Sistema de Planejamento do SUS são o Plano de Saúde, a Programação Anual de Saúde e o Relatório Anual de Gestão.[16]

Plano de saúde

No âmbito do Sistema de Planejamento do SUS, define-se como *Plano de Saúde* o instrumento que, a partir de uma análise situacional, apresenta as intenções e os resultados a serem buscados no período de 4 anos, expressos em *objetivos, diretrizes e metas.*

O Plano de Saúde deve ser a expressão das políticas e dos compromissos de saúde numa determinada esfera de gestão. Para a elaboração do Plano de Saúde, é necessário: identificar problemas, identificar as causas que determinam aquela situação, escolher as possíveis soluções e monitorar as ações e os resultados. No PlanejaSUS isso é realizado mediante a análise da situação e a formulação de objetivos, diretrizes e metas.

O objetivo da análise situacional é permitir a identificação dos problemas e orientar a definição das medidas a serem adotadas. No âmbito do planejamento em saúde, entende-se como problema uma situação que se afasta, negativamente, de um estado desejado. Por exemplo: uma taxa de mortalidade infantil que supere os valores esperados em função dos conhecimentos e das técnicas disponíveis.

Condições de saúde da população

Para obter informações que permitam identificar os principais problemas no que se refere às condições de saúde, é necessário desenhar o perfil demográfico, socioeconômico e epidemiológico da população.

Com relação aos dados demográficos, devem ser contemplados, entre outros: o crescimento populacional; o índice de envelhecimento; a estrutura etária da população; a taxa de fecundidade; a mortalidade proporcional por idade; a esperança de vida ao nascer; a taxa bruta de mortalidade.

Com relação aos dados socioeconômicos, devem ser contemplados, entre outros: a razão de renda; a taxa de desemprego; os níveis de escolaridade; a taxa de analfabetismo; e o índice de desenvolvimento humano (IDH).

Com relação aos dados epidemiológicos, devem ser contemplados, entre outros: a mortalidade por grupo de causas segundo raça, sexo e faixa etária; a morbidade, segundo raça, sexo e faixa etária; e a identificação de grupos.

A análise situacional, além daqueles acima explicitados, compreenderá também as vertentes identificadas a seguir: vigilância em saúde, atenção básica, assistência ambulatorial especializada, assistência hospitalar, urgências e emergências e assistência farmacêutica.

Gestão em saúde

Nessa análise estarão compreendidos o planejamento, a descentralização/ regionalização, o financiamento, a participação social, a gestão do trabalho e da educação em saúde, a infraestrutura e a informação em saúde.

Formulação dos objetivos, diretrizes e metas

Os *objetivos* expressam o que se pretende fazer acontecer a fim de superar, reduzir, eliminar ou controlar os problemas identificados.

As *diretrizes* são formulações que indicam as linhas de ação a serem seguidas. São expressas de forma objetiva – sob a forma de um enunciado-síntese – e visam delimitar a estratégia geral e as prioridades do Plano de Saúde.

As *metas* são expressões quantitativas de um objetivo. As *metas* concretizam o objetivo no tempo e esclarecem e quantificam "o que", "para quem", "quando".

No âmbito do Plano de Saúde, a definição de metas para o período de 4 anos deve ser feita com especial atenção, visto que dizem respeito à efetividade das medidas adotadas sobre a situação de saúde da população e da gestão do Sistema de Saúde. *Assim, as metas devem ser devidamente qualificadas, o que significa analisar de que forma elas serão apuradas.* Por exemplo: que indicadores serão usados e quais são as fontes de dados ou que estudos deverão ser desenvolvidos, inclusive como, quando e quem os desenvolverá.

Programação Anual de Saúde

Na Programação Anual de Saúde são detalhados – a partir dos objetivos, das diretrizes e metas do Plano de Saúde – as ações, as metas anuais e os recursos financeiros que operacionalizam o respectivo Plano. É importante identificar também as áreas responsáveis e as parcerias necessárias para a execução das ações, as quais representam o que se pretende fazer para o alcance dos objetivos.

Em síntese, do ponto de vista da estrutura, a *Programação Anual de Saúde* conterá, minimamente, o seguinte formato:

- definição das ações que, no ano específico, irão garantir o alcance dos objetivos e o cumprimento das metas do Plano de Saúde;
- estabelecimento das metas anuais;
- definição dos recursos orçamentários necessários ao cumprimento da Programação.

As **ações** são as medidas ou iniciativas concretas a serem desenvolvidas e que deverão contribuir para o alcance dos objetivos e das metas propostos no Plano de Saúde.

Relatório Anual de Gestão

O Relatório Anual de Gestão é o instrumento que apresenta os resultados alcançados com a execução da Programação Anual de Saúde (Art. 4º da Portaria 3.332/2006).

Os resultados alcançados são apurados com base no conjunto de ações e metas que foi definido na Programação Anual de Saúde.

Cabe destacar que, ao final do período de vigência do Plano de Saúde, é necessário que seja feita a sua avaliação, retratando os resultados efetivamente alcançados, de modo a subsidiar a elaboração do novo Plano, com as correções de rumos que se fizerem necessárias e a inserção de novos desafios ou inovações.

Em síntese, do ponto de vista da estrutura, o *Relatório Anual de Gestão* conterá, minimamente:

- o resultado da apuração do cumprimento do conjunto das ações e metas contido na Programação Anual;
- a análise da execução da programação (física e orçamentária/financeira);
- as recomendações (p. ex., revisão dos indicadores, reprogramação).

Portanto, além de apresentar o desempenho da execução das ações e o grau de cumprimento das metas da Programação Anual de Saúde, o Relatório Anual de Gestão fornece as bases para o ajuste do Plano e indica os rumos para a programação do ano seguinte.

Considerações finais

A prática do planejamento instituída no Brasil deu tratamento específico à questão da periodicidade e da subdivisão das suas tarefas. Aqui o planejamento em saúde se desdobra nos três "instrumentos" acima apresentados e é fácil entender que isto é uma necessidade emanada da prática: planos são projetos para períodos mais longos do que o ano orçamentário; no entanto, há necessidade de programar e avaliar as atividades periodicamente e, no caso, seguindo o formato de anos calendários da administração em geral.

Finalmente, assim como a gestão da saúde mostrou a necessidade de abrir caminhos de pactuação entre entes federados, assim a prática do planejamento em saúde demonstrará a necessidade de aprofundar a organização do sistema e a racionalização das práticas na saúde. É neste contexto que teorias e práticas se encontram e potencializam-se mutuamente e é por aí que o PlanejaSUS mostrará seus acertos e problemas. A tarefa imediata é cuidar da capacitação do pessoal com atuação na área do planejamento e observar os resultados no desenvolvimento do SUS e na elevação do nível de saúde da população brasileira.

Referências bibliograficas

1. Ferreira FW. Planejamento sim e não. Um modo de agir num mundo em permanente mudança. Rio de Janeiro: Ed. Paz e Terra; 1983.
2. Pereira L. História e Planificação. In: Ensaios de Sociologia do Desenvolvimento. São Paulo: Pioneira Editora; 1970. cap. 1.
3. Rocha JSY. Análise Crítica dos Modelos de Planejamento em Saúde na América Latina - Educação Médica y Salud. 1992;26(2):206-224. Disponível em: http://www.fmrp.usp.br/rms/upload/file/Analisecriticamodelos.pdf Acessado em: 25/11/2011.
4. Hall TL. The Political Aspects of Health Planning. In: Reinke WA, Williams KN. Health Planning. Qualitative Aspects and Quantitative Techniques. The Johns Hopkins University. School of Hygiene and Public Health. Baltimore, Maryland. USA, 1972.
5. Rocha JSY. Saúde e Planejamento: novos paradigmas. RAP – Revista de Administração Pública. 1998;32(2):135-146.
6. Melo EM. Fundamentos para uma Proposta Democrática de Saúde: a Teoria da Ação Comunicativa de Habermas. Tese de Doutorado. Saúde na Comunidade. Departamento de Medicina Social. Faculdade de Medicina de Ribeirão Preto, USP;1999.
7. Gillings DB, Douglass CW. The Structure of Health Services Research. Working papers in Health Services Research. University of North Carolina at Chapel Hill, USA, 1973.
8. Ahumada J, Guzman AA, Duran H, Pizzi M,Sarue E, Testa M. Problemas Conceptuales y Metodológicos de la Programación de la Salud. Organização Pan- Americana da Saúde, Washington, D.C. 1965. publicação científica nº 111.
9. Organización Panamericana de la Salud & Centro Latinoamericano de Planificación de La Salud – Formulación de Políticas de Salud – Santiago do Chile, Chile, 1975.
10. Matus C. Fundamentos da Planificação Situacional. In: Rivera FJU (org.) Planejamento e Programação em Saúde - Um Enfoque Estratégico. São Paulo: Cortez Editores; 1989.
11. Testa M. Pensar em Salud.. ABRASCO. Porto Alegre: Artes Médicas; 1992.
12. Campos RO. Planejamento e razão instrumental: uma análise da produção teórica sobre planejamento estratégico em saúde nos anos noventa no Brasil. Cad Saúde Pública, Rio de Janeiro. jul-set, 2000;16(3):723-731.

13. Brasil. Sistema de Planejamento do SUS: uma construção coletiva: Organização e Funcionamento. Vol 1. Brasília: Ministério da Saúde; 2008.
14. Rocha JSY. A Gestão da Saúde no Brasil, Relatório Técnico Nº 9. Departamento de Medicina Social da Faculdade de Medicina de Ribeirão Preto. Disponível em: http://www.fmrp.usp.br/rms/upload/file/Publicacoes/GESTAODASAUDEBRASIL.pdf - 2005 Acessado em: 25/11/2011.
15. Brasil. Sistema de Planejamento do SUS: uma construção coletiva: Estudo sobre o arcabouço legislativo do planejamento da saúde. Vol. 3.Brasília: Ministério da Saúde; 2008.
16. Brasil. Sistema de Planejamento do SUS: uma construção coletiva: Instrumentos Básicos. Vol. 2. Brasília: Ministério da Saúde; 2009.
17. Brasil. Sistema de Planejamento do SUS: uma construção coletiva: perfil da atividade do planejamento no Sistema Único de Saúde: resultados da pesquisa – esfera municipal. Vol. 5. Brasília: Ministério da Saúde; 2008. Disponível em: Cadernos Planejasus in: http://portal.saude.gov.br/portal/saude/profissional/area.cfm?id_area=1098 Acessado em: 12/11/2011.

17

Programação e avaliação da assistência

Oswaldo Yoshimi Tanaka

Resumo

O presente capítulo apresenta os conceitos básicos de programação e de avaliação da assistência visando o cuidado de saúde. Inicialmente retomamos o conceito de assistência, por ser o objeto principal, e para que tenhamos claro do que estamos falando. A partir desta se define a programação e é apresentado um breve histórico desta. Para a avaliação da assistência apresentamos um referencial teórico-metodológico que ajudará a compreender o alcance e a utilização da avaliação no processo de decisão para uma melhoria da qualidade da assistência prestada aos usuários dos serviços e sistemas de saúde.

■ Objetivo educacional

Ao final da leitura deste capítulo será possível adquirir os conhecimentos básicos para entender e participar na construção de uma programação da assistência e elaborar um esquema básico de avaliação, com a adoção de uma abordagem metodológica simples, de fácil aplicação para o monitoramento e a avaliação de ações, atividades e metas de assistência em saúde realizados por serviços e sistemas de saúde.

■ Introdução

Assistência é o ato ou efeito de assistir, proteger ou vir a auxílio de alguém ou de algo.[1] Assim, assistir em saúde corresponde às ações e atividades brindadas por um profissional de saúde a um usuário de um serviço que se espera seja parte de um serviço/sistema/redes de saúde.[2]

Programação da assistência é um processo para o qual se prevê e se determinam os passos, ações, a sequência destes e os recursos necessários para modificar uma situação de saúde-doença apresentada pelo usuário do serviço visando a promoção, proteção, prevenção e/ou recuperação da saúde.[3]

Avaliação da assistência corresponde ao processo de análise realizado para a tomada de decisão visando modificações no atendimento, isto é, na interação entre o usuário e o profissional de saúde que realizou a assistência,[4] considerando toda a tecnologia *soft* e *hard* disponível no serviço de saúde.[5]

Programação da assistência

A programação da assistência deverá ter objetivos bem definidos e claros que retratam os propósitos dos planos de saúde que definem as políticas de saúde. Os objetivos devem estar direcionados a atender as necessidades de saúde, definidos a partir de indicadores epidemiológicos e sociodemográficos. Portanto, os objetivos de uma programação devem ter uma população definida e claramente identificada para que se possa prever as ações, atividades, sequência e recursos necessários para a implementação da programação.

A partir das necessidades identificadas será preciso definir as tecnologias, sejam *hard*, como: equipamentos e insumos, ou *soft* como: competências pessoais e profissionais necessárias a serem construídas para dar conta da assistência à saúde identificada no diagnostico de necessidades de saúde, tanto biológicos como psicossociais, de uma população determinada.

Cabe realçar que a programação da assistência visa racionalizar, tornar mais objetiva e busca aumentar a eficiência da assistência oferecida de forma individual ao usuário. A programação é a forma como se organizam as tecnologias disponíveis em uma sequência lógica que possibilite alcançar o melhor resultado possível com os recursos disponíveis para enfrentar os problemas de saúde identificados.

A programação da assistência tem o objetivo de atingir o maior número de usuários possíveis e desta maneira se esperam resultados em uma coletividade, em uma população definida. Esse resultado, que pode também ser considerado o impacto da programação, deve retratar mudanças importantes em indicadores epidemiológicos, e não apenas na saúde individual.

A forma clássica de realizar a programação em saúde é realizá-la por agravo de saúde ou por problema identificado. Essa abordagem permite um foco mais preciso nos resultados esperados no processo saúde-doença. No entanto, ao focar problemas de saúde, o que facilita a busca de resultados, haverá sempre o risco de que se apresente como um processo fragmentado da assistência, comprometendo a integralidade da atenção brindada.

A sequência de atividades e as ações que devem compor cada atividade são o núcleo da programação da assistência. Para tanto será necessário o conhecimento dos desequilíbrios no processo saúde-doença que ocorrem nesta população definida e quais os instrumentos de intervenção, aqui definidos como tecnologias *hard* e *soft*, serão necessários para que haja uma interação adequada no processo de assistência desenvolvido.

A programação, ao definir quais atividades, a sequência destas e as tecnologias empregadas e, por conseguinte qual o resultado esperado, define as metas a serem atingidas, tanto de atividades como de resultados na população. Ao comparar as metas com o realizado teremos as condições necessárias para a avaliação da programação da assistência. A avaliação da programação da assistência tem sido habitualmente normativa, utilizando critérios e normas definidas pela programação.[6]

◼ Avaliação da assistência

A avaliação da assistência é um processo técnico-administrativo destinado à tomada de decisão. Envolve os seguintes componentes:

- medir;
- comparar;
- emitir juízo de valor;
- tomar decisão.

Avaliação é um processo de tomada de decisão e é diferente de diagnóstico, que se caracteriza por uma coleta extensa de dados em que se mede muito, há comparações e algumas vezes são realizados julgamentos, mas que serve essencialmente para o reconhecimento de necessidades de saúde e problemas a serem enfrentados na assistência.

O juízo de valor emitido no processo de avaliação possibilitará a tomada de decisão visando identificar se a assistência brindada ao usuário do serviço ou sistema de saúde está sendo suficiente para modificar o processo de desequilíbrio do processo saúde-doença que o levou a procurar a assistência.[7] Nesse sentido, o julgamento de valor emitido pela avaliação busca modificar/influenciar a utilização da tecnologia *soft* e *hard* utilizada na prestação da assistência.

Nesse sentido, Contandriopoulos[8] (2002), define: "Avaliar consiste fundamentalmente em fazer um julgamento de valor a respeito de uma intervenção ou sobre qualquer um dos seus componentes com o objetivo de ajudar na tomada de decisão".

Hoje em dia a avaliação se apresenta incorporada à programação da assistência e está direcionada a revisar de forma constante e contínua as diretrizes utilizadas para a formulação da programação.

A tomada de decisão resultante da avaliação tem como objetivo mobilizar recursos, inicialmente e sobretudo os humanos, diretamente envolvidos na assistência.

Como exemplo de utilização da avaliação na assistência poderia ser: impulsionar um profissional a atender de uma forma mais humanizada com mais escuta ou mesmo com maior oferta de vagas para atender à demanda reprimida.

A avaliação também deve propiciar a mobilização de recursos financeiros e materiais que possam significar melhoria no processo de assistência. Nesse sentido, a avaliação da assistência deve propiciar o envolvimento de todos os interessados, direta ou indiretamente, na atenção brindada.[9]Habitualmente os recursos financeiros e materiais não estão necessariamente sob a governabilidade dos diretamente envolvidos na assistência, assim se faz necessário que se identifique com clareza qual a audiência, isto é, os atores que devem estar envolvidos na avaliação que possam mobilizar esses recursos.

Assim, a avaliação não é só para mostrar "como estamos", mas visa aumentar a capacidade de mobilizar recursos potencialmente disponíveis para brindar uma melhor assistência. Tendo em vista que a avaliação tem como objetivo a mobilização de recursos e vários são os atores sociais que detêm poder para tal, será importante utilizar uma abordagem participativa em avaliação, de maneira a facilitar o necessário envolvimento dos interessados que, ao final, serão os atores principais na mobilização de recursos visando a melhoria de qualidade da assistência prestada.[10]O marco referencial teórico mais pragmático para a avaliação de assistência é a concepção de avaliação de qualidade proposta por Donabedian[11] e modificada por Tanaka e Melo,[12] com os seguintes componentes: Processo-Estrutura-Resultado. A adoção desta abordagem facilita e permite melhor sistematização do processo de avaliação, sendo uma escolha intencional tendo em vista o objeto da avaliação e considerando as distintas abordagens metodológicas disponíveis.[13]A avaliação deve ser iniciada pelo Processo, por se constituir no componente essencial onde a interação com o usuário concretiza a ação de saúde. Ao optar por este componente, parte-se do princípio que a interação deverá ser o espaço em que os profissionais dos serviços de saúde levarão em conta o motivo da procura da assistência e utilizarão de forma mais objetiva e racional das tecnologias *soft* e *hard* disponíveis no serviço para modificar o desequilíbrio do processo saúde-doença apresentado pelo usuário. Ao adotar essa abordagem a tomada de decisão, ou seja, a mobilização de recursos propiciará de forma oportuna os ajustes em pleno processo de assistência. Assim, ao iniciar a avaliação pelo processo será possível identificar os resultados esperados nos motivos de busca da atenção, facilitando e definindo claramente o resultado da assistência.

Iniciar a avaliação pelo processo e a seguir medir, comparar e emitir o juízo de valor sobre o resultado alcançado facilitará o entendimento da relação entre processo-resultado. Pois o resultado alcançado dependerá da adequada execução do processo, conforme a programação, e caso o resultado observado não seja o esperado, será possível identificar as possíveis modificações necessárias na utilização das tecnologias e/ou na sequência de atividades programadas.

Ao completar a avaliação pelo componente da estrutura, que compreende: equipamentos, insumos e competências profissionais, já teremos o juízo de valor quanto ao processo e o resultado alcançado por este. Assim, a avaliação de estrutura propiciará inicialmente a tomada de decisão direcionada à otimização dos recursos existentes, que estão sob a governabilidade dos responsáveis diretos pela assistência. De forma complementar, permitirá a identificação da necessidade de recursos de investimento, sejam humanos ou materiais que, de maneira geral, não estão sob a governabilidade direta dos que assistem ao usuário.

A avaliação da assistência deverá ser iniciada por uma abordagem quantitativa. Essa proposta se baseia no fato de que há dados suficientes e disponíveis nos serviços/sistema de saúde de qualquer nível e de qualquer tipo, tendo em vista a lógica da programação da assistência em saúde. Além disso, os sistemas de controle dos serviços de saúde habitualmente estão focados no acompanhamento de produção e produtividade dos serviços, disponibilizando uma grande quantidade de dados dos serviços de saúde.[14]Na abordagem quantitativa há a necessidade de selecionar o indicador, que é uma variável ou característica de cada um dos componentes (Processo-Resultado-Estrutura), capaz de retratar o que de mais importante há neste componente. Na realidade, considera-se importante a modificação mais sensível do indicador que possa estar mostrando mudança esperada ou inesperada de funcionamento da programação em cada um destes componentes. O indicador pode ser um número absoluto ou relativo, dependendo do que se almeja captar com o indicador.

A escolha do indicador numérico possibilita analisar diretamente os dados disponíveis e possui um forte efeito demonstrativo, muito útil, pois permite fazer generalizações ou mesmo comparar sua realidade com outras. Habitualmente a utilização de indicadores de processo permite maior governabilidade por parte de quem realiza a avaliação da assistência, enquanto os indicadores de resultados, sobretudo na saúde, sofrem influencia de outras variáveis sociais que extrapolam a assistência, necessitando de maior cuidado na interpretação destes dados.

No entanto, as peculiaridades da assistência e a diversidade de problemas de saúde apresentados pelos usuários podem limitar o alcance da análise quantitativa da assistência e em várias situações não são suficientes para uma tomada de decisão com o necessário consenso entre os distintos interessados. Essa situação se apresenta nos casos em que o resultado tem maior dependência do produto da interação interpessoal dos profissionais da equipe de saúde com o usuário, principalmente no uso da tecnologia soft, na qual a abordagem quantitativa não consegue retratar adequadamente.

Assim, será necessário utilizar de forma complementar a abordagem qualitativa na avaliação de processo e resultado, de maneira que retrate as peculiaridades da inter-relação ocorrida na assistência em que a subjetividade dos usuários tenha sido identificada, acolhida e trabalhada de maneira que, durante o processo de assistência, haja sido construído de forma interativa o resultado esperado.

A abordagem qualitativa utilizada de forma complementar à quantitativa possibilitará compreender em maior profundidade a dinâmica interna e, por conseguinte, entender o significado dos múltiplos aspectos envolvidos na assistência dos usuários nos serviços/sistemas de saúde.[15]

A avaliação deve ser um procedimento habitual, cotidiano, na programação, e deve estar articulado com as ações técnicas e administrativas desenvolvidas na assistência. Para tanto a avaliação deve ser realizada dentro das disponibilidades de tempo e recursos disponíveis para que seja factível e oportuna ao processo de tomada de decisão.

■ Referências bibliográficas

1. Dicionárioweb, assistência - disponível em dicionarioweb.com.br/assistencia. Disponível em: www.dicionarioweb.com.br/assistenciahtml Acessado em: 7 jul. 2011.
2. Mendes EV. As redes de atenção à saúde. Belo Horizonte: ESP-MG, 2009.
3. Schraiber LB, org. Programação em Saúde Hoje. São Paulo: Hucitec; 1989. p. 76.
4. Tanaka OY, Melo C. Avaliação de programas de saúde do adolescente: um modo de fazer. São Paulo: EDUSP/OPS; 2004.
5. Mehry EE. Saúde: a cartografia do trabalho vivo em ato. 3ª ed. São Paulo: Hucitec; 2007.
6. Hartz Z, Champagne F, Contandriopoulus A, Leal M. Avaliação do programa materno-infantil: analise de implantação em sistemas locais de saúde no nordeste do Brasil. In: Hartz ZAM, org. Avaliação em saúde: dos modelos conceituais à prática na analise da implantação de programas. 1ª ed. Rio de Janeiro: Fiocruz; 1997. p. 89-131.
7. Samico I, Felisberto E, Figueiró AC, Frias PG. In: Samico I et al. Avaliação em saúde: bases conceituais e operacionais. Rio de Janeiro: Medbook; 2010. p. 1-13.
8. Brousselle A, Champagne F, Contandriopoulos AP, Hartz Z. A avaliação na área da saúde: conceitos e métodos. In: Hartz Z et al. org. Avaliação em saúde: dos modelos conceituais à prática na implantação de programas. 3ª ed. Rio de Janeiro: Fiocruz; 2002. p. 29-46.
9. Tanaka OY, Melo C. Avaliação de serviços e programas de saúde para a tomada de decisão. In: Rocha AA, César CLG. Saúde pública: Bases conceituais. São Paulo: Atheneu; 2008. p. 119-131.
10. Guba EG, Lincoln YS. Fourth generation evaluation. Newbury Park, CA: Sage Publications; 1989.
11. Donabedian A. Prioridades para el progreso en la avaluación y monitoreo de la atención. Salud Públ Méx. 1993;35(1):94-7.
12. Tanaka OY, Melo C. Reflexões sobre a avaliação de programas e serviços de saúde e a adoção das abordagens qualitativa e quantitativa. In: Bosi MLM, Mercado FJ, orgs. Pesquisa Qualitativa de Serviços de Saúde. Petrópolis: Vozes; 2004. p. 121-136.
13. Figueiró AC, Felisberto E, Samico I, Frias PG. Abordagens metodologicas na avaliacao em saúde. In: Samico I et al. Avaliação em saúde: bases conceituais e operacionais. Rio de Janeiro: Medbook; 2010. p. 15-28.
14. Tanaka ou, Drumond Jr, M. Análise descritiva da utilização de serviços ambulatoriais no Sistema Único de Saúde segundo o porte do município, São Paulo, 2000 a 2007. Epidemiologia e Serviços de Saúde. 2010;19(4):355-66,.
15. Creswell JW. Projeto de pesquisa: métodos qualitativo, quantitativo e misto. Porto Alegre: Artmed; 2007. p. 111.

A participação e o Controle Social e seu papel na construção da Saúde

Maria do Carmo Guimarães Caccia Bava
Juan Stuardo Yazlle Rocha

Temas de relevância e frequentemente presentes no campo da Saúde, a participação social e o controle social são muitas vezes tomados como sinônimos.

Autores fazem uma distinção entre ambos, ao destacarem que a participação popular envolve compartilhamento de poder político entre o Estado e pessoas estranhas a este, enquanto o Controle Social representa o direito de manter o estado sob fiscalização. Enquanto a primeira pode contribuir com a formação das normas do Estado, o segundo submete o Estado ao controle dos cidadãos por meio das normas geradas. Assim, "O Controle Social expressa uma forma de governar em que os cidadãos podem atuar como sujeitos políticos capazes de orientar e fiscalizar a ação do estado, estabelecendo novas relações entre Estado-Sociedade"[1].

Estes autores classificam o controle público em institucional (interno ou externo) e em controle social. Este pode exercido individualmente, quando feito por quem não seja agente público no exercício de sua função, ou coletivamente, por órgão que não seja integralmente do próprio Estado, como no caso dos Conselhos de Saúde que têm composição paritária[1].

O termo controle social comporta significados ambíguos: tanto pode designar o controle do Estado sobre a sociedade ou, ao contrário, o controle de setores organizados na sociedade sobre as ações do Estado. Atualmente vem sendo objeto das discussões e práticas de vários setores da sociedade, tomados como sinônimo de participação social nas políticas públicas[2].

Nos anos de vigência da ditadura militar em nosso país, o controle social era exercido sobre o conjunto da sociedade pelo Estado autoritário, por meio de medidas repressivas, mesmo que se valendo de um aparato legal, como decretos, atos secretos e atos institucionais. A revitalização do processo de redemocratização no Brasil criou na sociedade uma relação polarizada entre o Estado portador desse projeto e a sociedade civil que almejava transformações profundas no cenário político e social, resgatando sua participação e liberdade civis.[2]

As discussões sobre a participação social retornam ao centro do cenário, portanto, no momento de democratização do país, em um contexto de efervescência política fortalecido a partir da segunda metade da década de 1980, no sentido de fazer vigir o controle da sociedade civil organizada sobre o Estado. O controle social passa a agregar uma dimensão de participação também na concepção e formulação de planos, programas e projetos de interesse coletivo, bem como no seu acompanhamento de forma a garantir que as escolhas relativas à definição da alocação de recursos pudessem voltar-se e corresponder às suas necessidades.[3]

Essa ausência de um monitoramento sistemático permitiu, por exemplo, a retirada reiterada de recursos públicos da saúde na década dos anos 1970, usados para financiar outros projetos governamentais alheios aos interesses populares, como usinas, estradas ou setores empresariais e lucrativos na área da saúde. Esses desvios, associados à crise do capitalismo internacional que levava a um crescente número de trabalhadores sem registro formal de trabalho e sem direito à assistência previdenciária falida, agravou enormemente a desassistência.

Esse contexto onde predominavam a ausência de racionalidade da saúde, a corrupção e a exclusão era objeto de extrema insatisfação e, ao mesmo tempo, propulsor de mobilização pela Reforma Sanitária. Este movimento envolveu vários segmentos da sociedade, como as Comunidades Eclesiais de Base, os movimentos populares de saúde, integrantes dos Departamentos de Medicina Preventiva de várias universidades, intelectuais e membros de partidos políticos progressistas, articulando-se contra o modelo assistencial excludente e segmentado, e em prol de um sistema de saúde voltado a todos os cidadãos, qualificado e participativo.

A VIII Conferência Nacional de Saúde, realizada em 1986, representou um marco histórico na luta desenvolvida pelos militantes desse movimento sanitário. Nela se conseguiu debater e dar visibilidade a esse projeto político, no qual a participação e o controle social já eram as bases inegociáveis. Naquele espaço, pressupostos relevantes foram referendados, como a ampliação do conceito de saúde, que passa a ser entendida como direito do cidadão e dever do estado; a organização do sistema de saúde a partir do princípio da integralidade da assistência e da superação das iniquidades presentes em nossa sociedade. Estes princípios éticos foram instituídos na Constituição Federal de 1988, merecidamente reconhecida como Constituição Cidadã.[4]

As conferências e os conselhos de saúde representaram e ainda são importantes espaços para que a participação e o controle social sejam exercidos, quer no nível municipal, estadual ou federal. Destinam-se a avaliar e debater as dificuldades e avanços do sistema de saúde, propondo e formulando diretrizes para seu aperfeiçoamento.

Ao contrário do que muitos pensam, esse espaço político não é recente. A primeira Conferência Nacional de Saúde foi convocada no ano de 1941, pelo então Ministro da Educação, quando a Saúde ainda era um Departamento deste Ministério. Foi seguida de muitas outras, discutindo temas ainda não superados no processo de construção do nosso sistema de saúde. A Tabela 18.1 apresenta uma síntese das Conferências ocorridas até o momento em nosso país.

TABELA 18.1 – Conferências Nacionais de Saúde havidas no Brasil, e respectivas datas, temários e autoridades à época. Brasil, 2016

Conferência	Data	Temário	Ministro da Saúde	Presidente da República
1ª	06/1941	1. Organização sanitária estadual e municipal 2. Ampliação e sistematização das campanhas nacionais contra a lepra e a tuberculose 3. Determinação das medidas para desenvolvimento dos serviços básicos de saneamento 4. Plano de desenvolvimento da obra nacional de proteção à maternidade, à infância e à adolescência http://www.conselho.saude.gov.br/biblioteca/Relatorios/relatorio_1.pdf	Gustavo Capanema (Educação)	Getúlio Vargas
2ª	12/1950	1. Malária 2. Segurança do trabalho 3. Condições de prestação de assistência médica sanitária e preventiva para trabalhadores e gestantes Não produziu Relatório Final, não teve Texto Base e nem Regimento	Pedro Calmon M. de Bittencourt	Eurico Gaspar Dutra
3ª	06/1963	1. Análise da situação sanitária 2. Reorganização do sistema de saúde, com propostas de descentralização e de redefinição dos papéis das esferas de governo 3. Proposição de um plano nacional de saúde http://bvsms.saude.gov.br/bvs/publicacoes/cd07_01.pdf	Wilson Fadul	João Belchior Goulart

(continua na próxima página)

(continuação)

TABELA 18.1 – Conferências Nacionais de Saúde havidas no Brasil, e respectivas datas, temários e autoridades à época. Brasil, 2016

Conferência	Data	Temário	Ministro da Saúde	Presidente da República
4ª	08/09/1967	1. Recursos Humanos para as atividades de Saúde, necessidades de formação de recursos humanos e as responsabilidades do Ministério da Saúde e das instituições de ensino superior da área na capacitação de profissionais e no desenvolvimento da política de saúde 2. Política e realizações da Organização Pan-americana de Saúde (Opas) 3. Experiências sanitárias da Venezuela e da Colômbia http://bvsms.saude.gov.br/bvs/publicacoes/anais_4_conferencia_nacional_saude.pdf	Leonel Tavares Miranda	Arthur da Costa e Silva
5ª	08/1975	Composto por cinco temas: 1. Implementação da Lei n. 6.229/75 de julho de 1975 criando o Sistema Nacional de Saúde e distribuindo as atribuições entre o Ministério da Saúde (ações coletivas de saúde) e o sistema de assistência médica previdenciário (ações de assistência à saúde individual) 2. Implementação do programa de Saúde Materno-Infantil 3. Programa de Controle de Grandes Endemias 4. Programa de Extensão das Ações de Saúde às Populações Rurais 5. Implantação do Sistema Nacional de Vigilância Epidemiológica http://conselho.saude.gov.br/biblioteca/Relatorios/relatorio_5.pdf	Paulo de Almeida Machado	Ernesto Geisel
6ª	08/1977	Avaliação e análise de estratégias de implantação de programas governamentais: 1. A situação do controle das grandes endemias 2. A operacionalização de novos diplomas legais básicos aprovados pelo governo federal em matéria de saúde, e o Programa Interiorização das Ações e dos Serviços de Saúde (PIASS) 3. Debate sobre a necessidade de uma Política Nacional de Saúde http://conselho.saude.gov.br/biblioteca/Relatorios/relatorio_6.pdf	Paulo de Almeida Machado	Ernesto Geisel

(continua na próxima página)

(continuação)

TABELA 18.1 – Conferências Nacionais de Saúde havidas no Brasil, e respectivas datas, temários e autoridades à época. Brasil, 2016

Confe-rência	Data	Temário	Ministro da Saúde	Presidente da República
7ª	03/1980	4. A extensão das ações de saúde através dos serviços básicos: articulação intersetorial, recursos humanos, financiamento, participação comunitária, tendo como o eixo dos debates a formulação e implantação de um Programa Nacional de Serviços Básicos de Saúde (Prev-Saúde), para a reestruturação e ampliação dos serviços de saúde à população, com a criação de uma rede básica de saúde de cobertura universal 5. Debate da proposta do presidente do Instituto Nacional de Assistência Médica da Previdência Social (INAMPS) de criação de seguro-saúde http://bvsms.saude.gov.br/bvs/publicacoes/7_conferencia_nacional_saude_anais.pdf	Waldyr Mendes Arcoverde	João Batista Figueiredo
8ª	03/1986	1. Saúde como direito 2. Reformulação do Sistema Nacional de Saúde 3. Financiamento do setor saúde https://infocomsaude.wordpress.com/2011/08/11/relatorio-final-da-8%C2%AA-conferencia-nacional-de-saude/	Roberto Figueira Santos	José Sarney
9ª	08/1992	Tema central: Municipalização é o caminho. Temas específicos: 1. Sociedade, governo e saúde 2. Implantações do SUS 3. Controle social http://conselho.saude.gov.br/biblioteca/Relatorios/relatorio_9.pdf	Adib Domingos Jatene	Fernando Collor de Mello
10ª	09/1996	1. Saúde, cidadania e políticas públicas 2. Gestão e organização dos serviços de saúde 3. Controle social na saúde 4. Financiamento da saúde 5. Recursos humanos para a saúde 6. Atenção integral à saúde http://conselho.saude.gov.br/biblioteca/Relatorios/relatorio_10.pdf	Adib Domingos Jatene	Fernando Henrique Cardoso

(continua na próxima página)

(continuação)

TABELA 18.1 – Conferências Nacionais de Saúde havidas no Brasil, e respectivas datas, temários e autoridades à época. Brasil, 2016

Conferência	Data	Temário	Ministro da Saúde	Presidente da República
11ª	12/2000	Tema central: Efetivando o SUS – Acesso, qualidade e humanização na atenção à saúde com controle social Temas específicos: 1. Controle social 2. Financiamento da atenção à saúde no Brasil 3. Modelo assistencial e de gestão para garantir acesso, qualidade e humanização na atenção à saúde, com controle social 4. Recursos humanos 5. Políticas de Informação, Educação e Comunicação no SUS http://conselho.saude.gov.br/biblioteca/Relatorios/relatorio_11.pdf	José Serra	Fernando Henrique Cardoso
12ª	12/2003	Tema central: Saúde direito de todos e dever do Estado, o SUS que temos e o SUS que queremos Eixos temáticos: 1. Direito à saúde 2. A Seguridade Social e a saúde 3. A intersetorialidade das ações de saúde 4. As três esferas de governo e a construção do SUS 5. A organização da atenção à saúde 6. Controle social e gestão participativa 7. O trabalho na saúde 8. Ciência e tecnologia e a saúde 9. O financiamento da saúde 10. Comunicação e informação em saúde http://conselho.saude.gov.br/biblioteca/Relatorios/relatorio_12.pdf	Humberto Sérgio Costa Lima	Luís Inácio Lula da Silva
13ª	11/2007	Tema central: Saúde e qualidade de vida, políticas de estado e desenvolvimento Eixos temáticos: 1. Desafios para a efetivação do direito humano à saúde no século XXI: Estado, sociedade e padrões de desenvolvimento 2. Políticas públicas para a saúde e qualidade de vida: o SUS na Seguridade Social e o pacto pela saúde 3. A participação da sociedade na efetivação do direito humano à saúde http://conselho.saude.gov.br/biblioteca/Relatorios/13cns_M.pdf	José Gomes Temporão	Luís Inácio Lula da Silva

(continua na próxima página)

(continuação)

TABELA 18.1 – Conferências Nacionais de Saúde havidas no Brasil, e respectivas datas, temários e autoridades à época. Brasil, 2016

Conferência	Data	Temário	Ministro da Saúde	Presidente da República
14ª	11/2011	Tema Central: Todos usam o SUS! SUS na Seguridade Social, Política Pública e Patrimônio do Povo Brasileiro - Acesso e acolhimento com qualidade http://conselho.saude.gov.br/14cns/docs/Relatorio_final.pdf	Alexandre Padilha	Dilma Roussef
15ª	12/2015	Tema Central: Saúde Pública de Qualidade para cuidar bem das pessoas. Direito do povo brasileiro Eixos temáticos: 1. Direito à Saúde, garantia de acesso e atenção de qualidade 2. Participação social 3. Valorização do trabalho e da educação em saúde 4. Financiamento do SUS e relação público-privado 5. Gestão do SUS e modelos de atenção à saúde 6. Informação, educação e política de comunicação do SUS 7. Ciência, tecnologia e inovação no SUS 8. Reformas democráticas e populares do Estado	Arthur Chioro	Dilma Roussef

Fonte: Adaptado de Brasil, 2009 e atualizado pelos autores.

A realização dessas Conferências tem sido precedida pelas etapas municipais, regionais e estaduais, mobilizando nacionalmente, milhares de participantes em torno de temários que buscam o reconhecimento do SUS como política de proteção social, de combate às iniquidades e de ampliação do acesso e qualificação da atenção à saúde para todos os cidadãos. Nesse contexto impõe-se uma questão: qual tem sido o poder que essa mobilização colossal tem gerado no sentido de viabilizar o projeto ético-político do SUS?

Os Conselhos como ferramentas da participação e controle da sociedade

Estudiosos apontam que os conselhos têm suas origens em três direções distintas: a primeira como uma forma de organização revolucionária, configurando-se tanto como uma instância de poder, quanto como um sistema de representação. Tem como exemplos emblemáticos os Conselhos da Comuna de Paris (1871) e os *soviets* da revolução Russa (1917). Na segunda direção, como instâncias de poder nos locais de trabalho, organizados por assembleias operárias e sistemas representativos, têm como exemplos os Conselhos de Fábrica (1919) da Itália, as *Comisiones Obreras* espanholas de 1900, que participaram ativamente da luta contra o regime franquista, e os Conselhos poloneses nascidos na década de 1950, que mais tarde se constituíram no sindicato Solidariedade. Na terceira direção os conselhos surgem nos países capitalistas com a finalidade de negociar demandas de trabalhadores, usuários e outros grupos de pressão relacionados ao consumo de serviços e bens coletivos.[5]

No Brasil, os Conselhos têm origem em experiências informais sustentadas por movimentos sociais, a exemplo do movimento de Saúde da Zona Leste de São Paulo, ou como estratégia de luta operária, na forma de Comissões de Fábrica.

Esses conselhos surgem nos anos 1980 como marcos da luta contra a ditadura e pela redemocratização do Estado e da sociedade. Com força suficiente para fazer incorporar na Constituição Federal de 1988, mecanismos democratizadores e descentralizadores nas políticas sociais ampliaram direitos sociais e a responsabilidade social do Estado. Entretanto, pode-se dizer que o processo brasileiro vinha na contramão do plano internacional, onde se configurava uma crise, tanto no Estado de Bem-Estar Social, quanto no Estado Socialista. A crise mais ampla que emergiu deste processo culmina no chamado projeto neoliberal e nas propostas de redução do Estado e seu papel social, interferindo na democratização das políticas sociais.[6]

A Lei 8.142/90 institucionalizou os conselhos e conferências de saúde, definindo-os como instâncias de participação da sociedade organizada na gestão do SUS.[7] As Leis Orgânicas 8.080 e 8.142 iniciam toda uma experiência de descentralização e participação social, muito relevantes para a construção do projeto ético-político da Saúde, universal, integral e equânime.

No ano 2000 estimava-se a presença de mais de quatro mil conselhos municipais implantados, perfazendo um contingente de cerca de 60 mil conselheiros mobilizados permanentemente. Ponderava-se que esse tipo de participação tinha aspectos positivos e negativos, mas que o resultado final apontava para que se insistisse nessa lógica de funcionamento.[8] Autores destacam que esse fenômeno vem após muitas décadas de organização e crescimento dos movimentos sociais. Nas décadas de 1920 e 1930 houve as primeiras conquistas da sociedade organizada por meio de sindicatos urbanos para que os empresários formassem o sistema de aposentadorias e pensões, criando-se as Caixas e os Institutos. Nestes, por meio dos Conselhos Tripartites, contou-se com a participação ativa dos trabalhadores, conquistando o controle social de sua própria riqueza.[8]

Os Conselhos são considerados tanto sociedade civil quanto Estado e suas deliberações homologadas tornam-se um ato de governo. Entre estudiosos, é presente a crítica ao comportamento das entidades representativas dos usuários e dos profissionais prestadores de serviços da saúde no Conselho, que mesmo as mais politizadas se afastam das discussões ao elegerem seus representantes, esquecendo-se que a "força política da representação social está na mobilização dos movimentos sociais e das entidades na rua, na imprensa, na mídia". Como características essenciais, os conselhos devem fundamentar-se no pluralismo, na paridade, no exercício da prerrogativa legal de formular estratégias para as políticas públicas de saúde, administrar os recursos públicos financeiros, transformando o orçamento em resultados para a população. O caráter deliberativo e não apenas consultivo foi uma conquista legal e social relevante.[8]

Há estimativas de que a sociedade brasileira organizada representa apenas 15% da população do país, sendo que na Europa 80% da população estão ligados a alguma forma de organização.[8]

Herbert de Souza já pregava que a democracia tem como princípios a igualdade, a liberdade, a diversidade, a solidariedade e a participação. Entretanto, sem esta, considerava não ser possível transformar em realidade, em parte da história humana, nenhum dos outros princípios. Assim, ressaltava que melhorar as condições de vida da população brasileira requer as iniciativas e os esforços de intensa participação social, pautada pela ética, pela reflexão crítica e por práticas concretas.[9]

Considerando que "Democratizar é ampliar a participação da sociedade nas políticas públicas", integrantes do ParticipaNetSUS apontam dados de sua investigação: há, atualmente, 5.463 Conselhos Municipais de Saúde, sendo a maioria deles instituído entre 1991 e 1997. Conta com 72 mil conselheiros titulares, dos quais 36 mil representam os usuários. Adotando indicadores de Pleno Funcionamento dos Conselhos, obtiveram que 87% têm reuniões abertas; em 76% a população tem direito a voz; 70% realizam eleição para presidente; 61% contam com linha telefônica; 45% com internet; 40% têm mesa diretora; 90,47% tiveram suas resoluções cumpridas; 17% têm sede e 9% têm recurso financeiro.[10]

Considerando-se que a transição democrática no Brasil ocorreu em meados da década de 1980, que a primeira eleição presidencial direta pós-governos militares ocorreu em 1989 e o *impeachment* deste presidente em 1992, vemos que só perto de 20 anos vivemos num regime democrático mais estável. Na história republicana o país viveu breves períodos democráticos intercalados com outros ditatoriais, além de que mesmo antes da república o país se constituiu a partir de uma cultura autoritária, patrimonialista e elitista. Assim, valores antidemocráticos estão fortemente presentes nos alicerces das relações sociais. Eles interferem de forma negativa para que as transformações ocorridas nos últimos 20 anos sejam capazes de alterar de maneira mais radical as relações sociais e econômicas. Mesmo em espaços inovadores como os Conselhos de Saúde e as Conferências, esses valores ainda prevalecem, fazendo com que esses espaços estejam entre a inovação e a reprodução da cultura política. Reconhece-se que, embora sofram de todos os males que caracterizam a matriz cultural da sociedade brasileira, são também o germe de sua transformação.[11]

Na vida cotidiana, nas unidades de saúde ou em outros setores, a disposição de monitorar de forma comprometida o andamento dos serviços coletivos, aprimorar a qualidade dos cuidados ofertados, conhecer ideias, propostas, projetos, disponibilidade e uso efetivo dos recursos existentes deve ser parte da vida de todo cidadão. A consciência sobre a natureza, sobre a vida em sociedade, sobre a inclusão e exclusão social, a defesa do patrimônio material e cultural da comunidade, se transformados em práticas concretas, pode gerar uma vida mais digna, rica, participativa e solidária.

É reconhecido, entretanto, que a participação e o controle social não ocorrem de forma efetiva e plena. Essa dificuldade é atribuída tanto à falta de informação quanto à existência de interesses outros para que os cidadãos desconheçam e exijam seus direitos.[12]

Por outro lado, segmentos alinhados com a lógica e com o amadurecimento do processo participativo buscam produzir materiais informativos de qualidade para instruir conselheiros e a sociedade em geral sobre como participar de maneira crítica desses espaços coletivos. Pode-se localizar materiais de boa qualidade instruindo como analisar relatórios de gestão, como organizar conferências municipais de saúde, dando o passo a passo dessas ações.[13]

Em uma sociedade de tantas iniquidades como a nossa, as disputas sociais podem se intensificar e as posições legítimas de instâncias legalmente reconhecidas, ser desrespeitadas. Recentemente, vimos lutas e manifestações populares importantes em prol de maiores investimentos na área da saúde sendo desconsideradas. Como exemplo, podemos citar a grande mobilização popular que arrecadou 2,2 milhões de assinaturas apoiando projeto que obriga a União a investir 10% de suas Receitas Correntes Brutas na Saúde, recompondo os valores disponíveis da década de 1990. Entretanto, esse movimento, conhecido como Saúde + 10 foi preterido pela aprovação, no apagar das luzes do ano de 2014, do Orçamento Impositivo, nome dado à Emenda Constitucional nº 86, que impôs perda de R$ 7 bilhões por ano, por 5 anos, para o SUS. Outros estão em disputa no cenário político do país.

Antes de desanimar frente a essa constatação, devemos reconhecer que só a intensificação da participação social pode contribuir com a democratização das relações na sociedade, imprimir legitimidade ao incluir novos participantes no processo de gestão do sistema de saúde e superar tais dificuldades: questionar, propor, construir, comprometer-se, criar uma nova cultura, mudar. Estimular e investir sistematicamente no compromisso coletivo por uma sociedade mais solidária e participativa pode levar a novos resultados que superem o clientelismo, o corporativismo, a captura de parte dos nossos representantes pelo poder econômico, transformando, assim, consumidores de bens e serviços em cidadãos conscientes e críticos.

Entidades de vanguarda que militam na área da Saúde como a ABRASCO (Associação Brasileira de Saúde Coletiva), a APSP (Associação Paulista de Saúde Pública), o CEBES (Centro Brasileiro de Estudos de Saúde), a ABRES (Associação Brasileira de Economia da Saúde, o IDISA (Instituto de Direito Sanitário Aplicado) e a AMPASA (Associação Nacional do Ministério Público de Defesa da Saúde) têm defendido de forma enfática que os Conselhos assumam papel ativo no resgate dos movimentos da sociedade civil, buscando fortalecer a tomada de consciência quanto aos direitos sociais e à construção da cidadania. Essa mobilização busca obter avanços no processo de democratização do Estado e a ampliação, consolidação e qualificação de políticas com cunho universal. Os conselheiros, apoiados pelas entidades que representam, devem focar também na formulação de estratégias, superando uma posição meramente reativa frente ao que é apresentado pelo Estado e pelas políticas governamentais.

■ Referências bibliográficas

1. Sá MJCN, Porto MTDFPM. Controle público e o SUS. In: Ibañez N, Elias PEM, Seixas PHD, orgs.). Política e gestão pública em Saúde. São Paulo: Hucitec Editora, Cealag; 2011. p. 399.
2. Correia, MVC. Que é Controle Social? Os conselhos de saúde como instrumento. 1ª reimpressão. Rio de Janeiro: Editora Fiocruz; 2003.
3. Correia, MVC. Os conselhos de saúde como instrumento. Rio de Janeiro: Editora Fiocruz; 2000.
4. Brasil. Conselho Nacional de Secretários de Saúde. As Conferências Nacionais de Saúde: Evolução e perspectivas./Conselho Nacional de Secretários de Saúde. Brasília: CONASS, 2009.100 p. (CONASS Documenta; 18).
5. Teixeira, EC. Sistematização: efetividade e eficácia dos Conselhos. In: Carvalho, MCAA, Teixeira, ACC, orgs. Conselhos gestores de políticas públicas. São Paulo: Polis; 2000. p. 92-96.
6. Raichelis, R. Sistematização: Os conselhos de gestão no contexto internacional. In: Carvalho, MCAA, Teixeira, ACC, orgs. Conselhos gestores de políticas públicas. São Paulo: Polis; 2000. p. 41-46.
7. Moreira, MR. Democracia participativa, democracia representativa e conselhos de saúde no contexto da reforma política. In: Divulgação em Saúde para Debate, Rio de Janeiro. jun. 2008;43:15-22.
8. Santos NR. Implantação e funcionamento dos Conselhos de Saúde no Brasil. In: Carvalho MCAA, Teixeira ACC, orgs. Conselhos gestores de políticas públicas. São Paulo: Polis; 2000. p. 15-21.
9. Souza H. Participação. Disponível em: http://www.tecsi.fea.usp.br/eventos/Contecsi2004/BrasilEmFoco/port/polsoc/partic/apresent/apresent.htm . Acessado em: 20 jun. 2011.
10. Moreira MR. Participação nos conselhos municipais de saúde de municípios brasileiros com mais de cem mil habitantes. In: Divulgação em Saúde para Debate, Rio de Janeiro. jun. 2008;43:48-61.
11. Escorel S. Debates com o artigo. Conselhos de Saúde: entre a inovação e a reprodução da cultura política. In: Divulgação em Saúde para Debate, Rio de Janeiro. jun. 2008;43:23-28.
12. Rolim, LB; Cruz, RSBLC, Sampaio, KJAJ. Participação popular e o controle social como diretriz do SUS: uma revisão narrativa. Saúde em Debate. Rio de Janeiro. jan./mar. 2013;37(96):139-147.
13. Brasil. Ministério da Saúde. Para entender o controle social na saúde / Ministério da Saúde, Conselho Nacional de Saúde. Brasília: Ministério da Saúde; 2013.

227

A Política de Saúde no Brasil

Ligia Bahia

As atividades relacionadas com os problemas e cuidados à saúde são relevantes na história do Brasil e na nossa vida em sociedade. Admitindo-se que a política de saúde é uma resposta organizada da sociedade, especialmente do Estado, aos problemas de saúde, percebe-se que os eventos relacionados com o adoecimento e morte, bem como as tentativas para solucioná-los marcaram a história do Brasil. A necessidade de enfrentar ameaças comuns ao coletivo firmaram-se como elementos importantes na constituição da nação brasileira.

Os traços mais marcantes do desenvolvimento da política de saúde são a expansão dos elos sociais de interdependência estabelecidos em torno da necessidade de um empenho duradouro e coletivo para controlar problemas de saúde. Assim, inicialmente as instituições estatais de saúde pública dedicaram-se às tentativas de debelar as epidemias que grassavam nas principais cidades brasileiras. Posteriormente, foram criados órgãos encarregados do atendimento aos trabalhadores vinculados ao mercado formal e mais recentemente a saúde passou a integrar o sistema de seguridade social. Antes do SUS, a organização dos serviços de saúde dividia-se em ações voltadas para a prevenção e ações curativas para determinados segmentos populacionais.

Em linhas gerais, a trajetória da política de saúde no Brasil não difere daquela percorrida nos países industrializados. Desde o final da II Guerra Mundial o direito à saúde como condição essencial para o exercício da cidadania inspirou a organização de sistemas universais na Europa e em outros continentes. No entanto, o processo brasileiro de formulação e implementação de políticas publicas de saúde integradas e abrangentes é recente.

O panorama da Saúde no Brasil Colonial

A descoberta da América (1492) e do Brasil (1500) alterou radicalmente as condições de saúde dos habitantes do continente. Os tripulantes das caravelas trouxeram vírus e bactérias que, junto com o emprego da pólvora e da espada, dizimaram populações nativas.

No período colonial que se estende do século XVI ao XIX a terapêutica popular predominou como prática curativa para a maioria da população, formada principalmente por índios, negros e colonos pobres. Os portugueses mais abastados dispunham de atendimento de profissionais autorizados pela corte para o exercício profissional. Havia uma hierarquia profissional e divisão de atribuições entre médicos, cirurgiões, barbeiros e boticários.

Os médicos situavam-se no topo da pirâmide e eram encarregados de diagnosticar, prescrever e acompanhar o tratamento dos pacientes. Aos cirurgiões competia a cura de feridas e fraturas que exigiam o uso de lancetas, tesouras, agulhas, cautérios e escalpelos, sendo-lhes vedada a administração de medicamentos de uso interno. Aos boticários cabiam as atividades de preparo dos medicamentos. Os barbeiros, além dos cortes de cabelo e barba, realizavam sangrias e curativos, aplicavam ventosas e sanguessugas e extraiam dentes.

Nesse período, a maioria das pessoas recebia atendimento em casa, apenas os pobres em situação de indigência recebiam assistência espiritual e médica em hospitais da Irmandade da Misericórdia, nos quais a terapia ministrada consistia precipuamente em dietas, sangrias e purgas, executadas por barbeiros. Nessas instituições a presença de um médico e um cirurgião era ocasional e efetivada mediante visitas diárias. Os militares eram atendidos em instalações separadas em hospitais da Santa Casa. O atendimento de integrantes de milícias de praça e equipagem das naus da Coroa era custeado por um subsídio pago pela administração pública por cada soldado doente. Na primeira metade do século XVIII foram construídos hospitais militares exclusivos para atender ao grande número de enfermos trazidos nas viagens demoradas, submetidos às péssimas condições higiênicas e alimentares.

Doenças infecciosas como sarampo, varíola, escarlatina, tuberculose, febre tifoide, sífilis malária, disenteria, ancilostomíasee gripe; e carenciais, como escorbuto, acometiam a população indistintamente. No entanto, o exaustivo regime de trabalho e a má alimentação dos escravos no cultivo da terra e na mineração geraram riscos específicos à saúde e às condições de vida dos negros.

Ao longo da maior parte do período colonial, o crescimento populacional foi discreto. Os ciclos econômicos da madeira, do açúcar e do ouro, embora singulares em termos de ocupação territorial, não alteraram significativamente os padrões de morbidade e mortalidade. A fixação da Família Real portuguesa no país e um novo ciclo de agricultura diversificada, no qual o tabaco, o algodão, o cacau e o gado passaram a ter papeis importantes, alteraram a organização administrativa e as taxas de crescimento da população.

A criação das primeiras escolas de medicina e cirurgia no país, em 1808, assinala a extensão e intensificação da intervenção estatal na assistência à saúde no Brasil. A principal medida adotada para o controle sanitário foi a restrição do exercício da medicina àqueles que fossem reconhecidos pelas escolas médicas. Assim, a organização da ação estatal positiva exigiu que a medicina se encarregasse de supervisionar a saúde da população, estendendo sua jurisdição do bem-estar dos indivíduos doentes para a da prosperidade e segurança do Estado. Após a independência, em 1826 os professores das escolas de medicina passaram a controlar a emissão de diplomas para o exercício da medicina. Em 1829 foi fundada a Sociedade de Medicina e Cirurgia do Rio de Janeiro, renomeada Academia Imperial de Medicina em 1835, com a incumbência de regulamentar os códigos sanitários e constituir comissões para normatizar condutas relacionadas com: moléstias reinantes; vacinas; consultas gratuitas e salubridade, bem como defender a medicina e combater o charlatanismo. Os curandeiros e sangradores foram proibidos de exercer atividades relacionadas com o tratamento de doenças.

Em termos de assistência médica, verificaram-se mudanças no atendimento aos então denominados alienados. A inauguração do Hospício Pedro II, em 1841, com finalidades de custodiar e asilar representou a institucionalização da atenção a insanos que anteriormente perambulavam pelas ruas das principais cidades e vilas ou eram segregados em solitárias ou quartos-fortes nos fundos dos quintais das famílias. Em 1849, após uma violenta epidemia de febre amarela no Rio de Janeiro, o governo imperial solicitou à Academia de Medicina um plano para reorganizar a higiene pública. A sugestão de criação de um órgão dirigente da saúde – com responsabilidade pelo esquadrinhamento urbano; assistência gratuita aos pobres; inspeção sanitária; registro médico e fiscalização do exercício da medicina – inspirou a criação da **Junta Central de Higiene Pública. Embora composta por apenas cinco membros e pouco efetiva na resolução dos problemas de saúde, essa instituição** marcou uma nova etapa na organização da higiene pública no Brasil.

■ As Instituições de Saúde Pública na Primeira República

A proclamação da República em 1889 herdou o passado escravista e colonial. Na república nascente, a urbanização, o crescimento populacional nas cidades para as quais acorrem escravos libertos, após a Lei Áurea de 1988, destituídos de garantias legais mínimas de subsistência, aliados à carência de infraestrutura básica resultaram no agravamento das condições sanitárias.

A precariedade das condições sanitárias ameaçou a migração e o crédito. O fato de companhias de navegação, estratégicas para o dinamismo do comércio externo, recusarem-se a estabelecer rotas que contemplassem portos brasileiros, estimulou a ampliação da intervenção estatal na saúde. A febre amarela era especialmente preocupante, por se associar à reputação do Rio de Janeiro, à época principal porto do país, de túmulo dos estrangeiros.

Para enfrentar os desafios de reordenar as cidades, a aproximação entre a administração pública e a medicina tornou-se ainda mais estreita. As concepções sobre o processo de saúde e doença dos médicos passaram a fundamentar as ações estatais e o reconhecimento por parte do poder público da autoridade científica da medicina conferiu prestígio aos seus profissionais. Embora duas teorias científicas – miasmática, segundo a qual a má qualidade do ar oriundo dos pântanos e de matérias em decomposição era responsável pelas más condições de saúde, e microbiana, baseada na existência de microrganismos causadores de doenças infecciosas – disputassem a primazia das explicações sobre a ocorrência de doenças, predominava o consenso sobre a necessidade das políticas higienistas.

No início do século XX, as epidemias representaram um entrave à economia cafeeira. A política de estímulo à imigração promovida pelos agricultores era prejudicada pelas doenças prevalentes como febre amarela, varíola e peste. Na medida em que a teoria microbiana tornou-se hegemônica e seus desdobramentos abriram perspectivas de enfrentamento eficaz de epidemias, discípulos de Pasteur no Brasil – tais como Adolfo Lutz, Emilio Ribas, Oswaldo Cruz e Vital Brasil – envolveram-se com a organização de instituições de saúde pública: o Instituto Soroterápico em São Paulo, atualmente Instituto Butantã (1900) e o Instituto Soroterápico Federal, atualmente Fundação Oswaldo Cruz (1901). Ambos os institutos possuíam laboratórios para preparar soros e desenvolveram competências na pesquisa e no ensino de saúde pública.

Durante o mandato do Presidente Rodrigues Alves (1902 a 1906), Oswaldo Cruz assumiu a Direção Geral de Saúde Pública (cargo que nos dias atuais equivaleria ao de Ministro da Saúde), com a missão de realizar a reforma sanitária da cidade e combater, principalmente, a febre amarela, a peste bubônica e a varíola. Em meio a muitas controvérsias e manifestações contrárias às medidas de reforma urbana e vacinação obrigatória (a mais célebre, conhecida como a revolta da vacina, ocorreu no Rio de Janeiro em 1904), a atuação dos sanitaristas afirmou-se como elemento de integração de contingentes populacionais doentes e analfabetos nos marcos do projeto republicano de modernização e nacionalidade.

A descoberta da tripanossomíase americana por Carlos Chagas, médico e pesquisador do Instituto Oswaldo Cruz em 1909, obteve grande reconhecimento no exterior e motivou o denominado movimento pelo saneamento no Brasil que, entre 1916 e 1920, reuniu cientistas, intelectuais e políticos que postulavam a necessidade de reverter o descaso com a população do interior do país. Nesse período, no qual se verifica a aproximação do Brasil com os EUA em função da I Guerra Mundial, chegou ao Brasil a missão da *Rockefeller Foundation* com o objetivo de diagnosticar, prevenir e combater as endemias.

Em 1918, a gripe espanhola se disseminou atingindo proporções catastróficas no Rio de Janeiro e em São Paulo. Como resposta às denúncias da situação das endemias rurais, à recomendação dos especialistas estrangeiros e à magnitude dos problemas de saúde, foi criado em 1920 o Departamento Nacional de Saúde Pública, composto por órgãos de fiscalização responsáveis pelo exercício da medicina, alimentos e portos, do qual Carlos Chagas foi o primeiro diretor.

As repercussões da I Guerra Mundial e, inclusive no que concerne à organização política das classes trabalhadoras e médias urbanas, o movimento pró-saneamento e as dificuldades de atendimento aos doentes concorreram para a consolidação de um processo de institucionalização nacional da política de saúde e organização daquela que é considerada a instituição precursora da Previdência Social: a Caixa de Aposentadoria e Pensão dos Ferroviários, em 1923. Assim, no início da década de 1920, a emergência da institucionalização da política sanitária nacional foi contextualizada pela transição de um país essencialmente agrário para a implantação das bases do começo do processo de industrialização.

■ A Saúde Pública e a Medicina Previdenciária

A partir do final da década de 1920 houve profundas mudanças no cenário nacional. Nessa época, embora mantendo sua base agrária, o Brasil já possuía 20% de sua população nas cidades. Foram criadas caixas de assistência e pensão (CAPs) para atender às necessidades de saúde de trabalhadores da indústria emergente e funcionários públicos. Em 1932 havia 140 CAPs organizadas por empresas.

Getúlio Vargas chegou à presidência em 1930 e promoveu uma intensa política de apoio a criação de infraestrutura para a industrialização. A ascensão de um ideário voltado à valorização do trabalho operariado urbano expressou-se na criação de Institutos de Aposentadorias e Pensões (IAPs). Os IAPs passaram a congregar trabalhadores por categorias profissionais e romperam com os moldes de organização e das CAPs. Estas eram estruturadas e financiadas no âmbito das empresas por empregadores e empregados. Os IAPs basearam-se na tripartição das atribuições de natureza previdenciária direcionadas aos trabalhadores urbanos.

A expansão da previdência social, ainda que limitada à parcela dos trabalhadores vinculados a contratos formais de trabalho de caráter assalariado e a uma estrutura sindical verticalizada e atrelada ao Estado, impulsionou o incremento da assistência médica individual. Os trabalhadores rurais, subempregados e desempregados, ficaram à margem dos benefícios previdenciários.

O aparato previdenciário instituído a partir de 1933 no governo Vargas foi acoplado ao Ministério do Trabalho, Indústria e Comércio e paulatinamente unificou e absorveu as CAPs. A política de estabelecer direitos para parte dos trabalhadores associados com a modernização e industrialização do país questionou as teses baseadas na percepção da interdependência das diversas regiões do país em relação aos problemas de saúde.

Como a tradição agrária-exportadora baseada no trabalho escravo e de migrantes legou condições de inserção social desfavoráveis à inscrição dessa mão-de-obra nas atividades industriais modernas, a estruturação de um sistema de proteção social exclusivo para determinadas categorias profissionais estabeleceu uma política social diferenciada para os brasileiros. Os trabalhadores urbanos vinculados à indústria de transformação e funcionários públicos estavam protegidos por uma legislação trabalhista e previdenciária não extensiva aos demais estratos da população. Institui-se assim uma política de saúde segmentada que se tornou uma das principais marcas da construção e ampliação do sistema de saúde brasileiro. A criação do Ministério da Educação e Saúde Pública (MESP) em 1930 e diversos órgãos nacionais voltados a atuar sobre doenças específicas não rompeu a dicotomia saúde pública e medicina previdenciária.

No âmbito da saúde pública, serviços foram criados e reorganizados pelo MESP. A epidemia 1927-1928 e a constatação da dispersão do vetor induziu a reativação do Serviço Nacional de Febre Amarela. Em 1937 criou-se o Serviço de Malária do Nordeste – ambos os órgãos em convênio com a Fundação Rockfeller. Por volta de 1940 a saúde pública contava com os seguintes serviços e departamentos e instituições: divisão de organização sanitária; divisão de organização hospitalar; departamento nacional da criança, Instituto Oswaldo Cruz; Serviço Nacional de Lepra; Serviço Nacional de Tuberculose; Serviço Nacional de Febre Amarela; Serviço Nacional de Malária; Serviço Nacional de Peste; Serviço Nacional de Doenças Mentais; Serviço Nacional do Câncer; Serviço Nacional de Educação Sanitária; Serviço Nacional de Fiscalização de Medicina; Serviço de Saúde dos Portos; Serviço Federal de Águas e Esgotos; Serviço Federal de Bioestatística; e sete Delegacias Federais de Saúde. Em 1942, no contexto da II Guerra Mundial, foi constituído o Serviço Especial de Saúde Pública (SESP), em cooperação com o *Institute of Interamerican Affairs*, do governo americano, visando o desenvolvimento de atividades de saneamento, profilaxia da malária e assistência médico-sanitária às populações da Amazônia e do Vale do Rio Doce, regiões que possuíam borracha e ferro estratégicos aos esforços de guerra.

Paralelamente, os IAPs se consolidaram como alternativa de assistência à saúde para as categorias de trabalhadores estratégicas à economia. Em 1945, inativos e pensionistas foram incorporados à legislação do trabalho e à Previdência Social. No início da década de 1950 havia seis grandes IAPs: marítimos; bancários, comerciários, industriários, servidores do Estado; transportadores de cargas e estivadores e ferroviários.

Durante o segundo governo de Getúlio Vargas (1951-1954) foi criado, em 1953, o Ministério da Saúde (MS) independente do Ministério da Educação. Nesse mesmo ano, a iodação do sal de cozinha destinado a consumo alimentar, para combater o bócio, tornou-se obrigatória. Nesse período ocorreu a redução de casos de doenças transmitidas por insetos e de tuberculose. Os objetivos da política de saúde eram o controle das endemias rurais, da tuberculose e extensão de serviços de saúde às populações rurais. Nos 10 primeiros anos de funcionamento passaram pelo Ministério da Saúde 14 ministros. Essa institucionalidade caracterizada pela descontinuidade administrativa e o uso da pasta como objeto de acordos políticos tornou-se uma das marcas da política de saúde nos anos seguintes.

No governo de Juscelino Kubitscheck (1956-1960) houve a unificação de diversos órgãos encarregados de controlar e erradicar doenças por meio da criação do Departamento Nacional de Endemias Rurais (DNERu). Ao longo do período desenvolvimentista, nos denominados "anos JK" foram tomadas medidas para erradicar a varíola e a malária. Em 1960 foi promulgada a Lei Orgânica da Previdência Social (LOPS) uniformizando os direitos, antes diferenciados por categoria profissional, para todos os segurados dos IAPs (trabalhadores com vínculo formal ao mercado de trabalho e seus familiares). No entanto, os esforços para organizar a assistência à saúde foram desenvolvidos por instituições governamentais direta e indiretamente responsáveis pela saúde com objetivos bastante distintos. Enquanto os IAPs desenvolveram a "assistência médica, cirúrgica e hospitalar", o Ministério da Saúde dedicou-se à "defesa da saúde". Enquanto, nos anos 1950, diversos países da Europa organizaram seus sistemas nacionais de saúde, o Brasil consolidou a separação entre a atenção para trabalhadores com vínculos formais ao mercado de trabalho e o restante da população.

A Tabela 19.1, que sintetiza informações sobre a oferta de serviços de saúde, sugere que a organização do sistema de saúde brasileiro mediante o seguro social dos Institutos e Aposentadorias e Pensões (IAP's) e de ações do Ministério da Saúde conformou um padrão de oferta de serviços de saúde caracterizado, fundamentalmente, pelo predomínio de estabelecimentos públicos (69,5% em 1960) e leitos privados (64,5% do total em 1960) e por uma relação de postos de trabalho de profissionais de saúde por habitante bastante inferior à de países como Portugal e Inglaterra, que em 1960 possuíam o dobro do número de médicos por habitantes que o Brasil. Essa divisão de atribuições da oferta de serviços de saúde: o público responsável principalmente por centros e postos de saúde e o privado pelos hospitais, atendia à lógica de contratação desses últimos pelos IAPs. Assim, a política de saúde no Brasil estimulou, via instituições previdenciárias, a privatização dos hospitais e por meio das organizações de saúde pública a criação de estabelecimentos voltados à prevenção de epidemias e endemias.

TABELA 19.1 – Numero de Estabelecimentos, Leitos e Postos de Trabalho Brasil (1950 e 1960)

Oferta de Serviços de Saúde	(1950)	Leitos e Médicos por 1.000 hab.	(1960)	Leitos e Médicos por 1.000 hab.
População	51.944.397		95.262.000	
Estabelecimentos de Saúde	4.950		6.271	
Públicos	2.514		4.364	
Particulares	2.436		1.907	
Leitos (1951)	171.237	3,3	216.378	2,3
Públicos	76.560		76.799	
Particulares	94.667		139.579	
Postos de Trabalho				
Médicos	23.010	0,4	31.367	0,3
Pessoal de Enfermagem	25.392	0,5	33.867	0,4
Enfermeiros*	12.110		10.809	
Auxiliares de Enfermagem	13.282		23.058	
Dentistas** (1951)	1.101	0,02	1711	0,02

* A classificação enfermeiro-enfermeiro diplomado sofreu modificações no período.
** Dentistas apenas de parte dos Estabelecimentos.

Fontes: IBGE, Anuário Estatístico 1950, 1951 e 1962.

◼ O empresariamento privado da assistência à saúde no regime militar

Ao longo do regime militar (1964-1985), o relativo equilíbrio entre a saúde pública e a previdenciária foi profundamente alterado. As mudanças nas instituições e expansão das coberturas das instituições previdenciárias acompanharam os processos de modernização, privatização, individualização dos riscos e centralização autoritária da política brasileira de saúde.

O governo ditatorial suprimiu direitos políticos e civis para levar adiante um projeto de desenvolvimento econômico baseado na articulação entre o capital internacional, grande capital nacional e na tecnoburocracia civil e militar. Nesse contexto de ruptura com a ordem democrática a gestão tripartite e corporativista (trabalhadores, empresas e governo), sob a qual estava assentada a estrutura das instituições previdenciárias, foi radicalmente alterada. Em 1966, por meio do Decreto-lei nº 72, os institutos de apo-

A Política de Saúde no Brasil

sentadorias e pensões foram unificados e a participação dos sindicatos de empregados excluída. A criação do Instituto Nacional de Previdência Social (INPS), implantado em 1967, ocorreu mediante a centralização administrativa e financeira e uniformização dos benefícios.

Aos poucos, outros benefícios e outros segmentos de trabalhadores foram incorporados. Em 1967 o seguro de acidente do trabalho foi estatizado e passou a integrar o repertório dos benefícios previdenciários. Em 1971, o Programa de Assistência ao Trabalhador Rural (Prorural) e o Fundo de Assistência ao Trabalhador Rural estabelecem as bases para que os trabalhadores rurais passassem a receber benefícios previdenciários, mas diferenciados daqueles previstos para os urbanos a partir de 1974. Os empregados domésticos e trabalhadores autônomos puderam se vincular à Previdência Social a partir de 1972 e 1973 por meio de contribuições pagas diretamente ao INPS. O restante da população não beneficiária da Previdência Social poderia obter atendimento à saúde em centros e postos de saúde, hospitais estaduais, municipais e alguns poucos estabelecimentos federais universitários ou não e em instituições filantrópicas.

O significativo crescimento das coberturas da Previdência Social e o das demandas por assistência à saúde foram equacionados pelos incentivos à privatização da oferta de serviços e comercialização de planos privados de saúde. Já no início dos anos 1970, o INPS se tornou o principal comprador e estimulador da organização da prática médica orientada pelo lucro. Outra vertente de privatização sustentada pela Previdência Social consistiu na realização de convênios com entidades de planos privados de saúde destinados ao atendimento de trabalhadores especializados das empresas de grande porte, sobretudo aquelas localizadas na região metropolitana de São Paulo.

Em função do crescimento da medicina previdenciária, o Ministério da Saúde tornou-se uma instituição com recursos muito menores do que aqueles movimentados na rede de serviços credenciada pelo INPS e com atuação restrita em termos territoriais e de iniciativas referentes à melhoria efetiva de saúde da população. O denominado "Massacre de Manguinhos" – que resultou na aposentadoria e proibição de trabalhar no país de dez cientistas do Instituto Oswaldo Cruz – legitimado pelo Ministério da Saúde, ilustra a destruição e decadência das instituições de saúde pública. A face mais positiva das ações desenvolvidas pelas instituições de saúde pública foi a criação, em 1973, do Programa Nacional de Imunização (PNI).

Na segunda metade dos anos 1970 a mobilização popular pela redemocratização do Brasil se rearticulou. Movimentos contra o custo de vida, de estudantes e a greve de trabalhadores no ABC paulista em 1978 evidenciaram a forte oposição ao regime militar. Na área da saúde foram criadas duas entidades que tiveram muita importância para a articulação dos temas da saúde às reivindicações por melhores condições de vida e pela democracia: o Centro Brasileiro de Saúde Coletiva (Cebes) e a Associação Brasileira de Pós-Graduação em Saúde Coletiva, criados em 1976 e 1979, respectivamente. Os integrantes dessas entidades, munidos pelos estudos sobre as condições de

237

saúde, sistemas de saúde e diretrizes de instituições internacionais como a Organização Mundial de Saúde (que promoveu, em 1978, uma Conferência Mundial na cidade de Alma-Ata sobre extensão de cobertura com base na atenção primária), conseguiram formular um projeto de Reforma Sanitária para o Brasil. A capacidade para intervir no debate sobre as principais questões ligadas à saúde conduziu diversos profissionais de saúde a ocupar cargos nas instituições governamentais e intervir nas decisões parlamentares.

Entre as críticas ao modelo de medicina previdenciária do regime militar, situavam-se sua incapacidade de responder às necessidades de saúde do total da população, o forte teor sintomático-curativo de suas atividades e as fraudes geradas pelas cobranças indevidas da rede privada. A criação do SINPAS (Sistema Nacional de Previdência e Assistência Social) em 1977, tendo como objetivo a reorganização da Previdência Social e a extensão de ações para toda a população, expressou a tentativa do regime militar de impor a ordem e buscar coesão social em meio aos sinais de esgotamento do modelo econômico e político. As falhas na atenção à saúde foram respondidas por meio de propostas voltadas ao fortalecimento da rede pública e da descentralização das ações de saúde.

Em 1983, por iniciativa de profissionais de saúde comprometidos com o projeto de Reforma Sanitária que ocuparam cargos de direção na Previdência Social, começaram a ser implementadas as Ações Integradas de Saúde (AIS), cujas principais diretrizes eram a universalização, a acessibilidade, a descentralização, a integralidade e a participação comunitária. No entanto, ao longo de quase 30 anos os investimentos prioritários do país foram direcionados para o fortalecimento da rede privada.

A Tabela 19.2, baseada na evolução da capacidade instalada de recursos físicos e humanos entre 1970 e 1985, evidencia que as políticas de saúde do regime militar induziram a privatização da oferta de recursos físicos. Tomando como referência o período anterior, observa-se que o padrão da rede de serviços caracterizado pelo predomínio de hospitais privados e unidades ambulatoriais públicas foi alterado em prol da intensificação da privatização. Os indicadores mais expressivos da tendência de expansão de serviços privados financiados pela Previdência Social são o aumento da proporção de leitos privados de 64,5% em 1960 para 74,2% em 1985 e da parcela de hospitais privados com fins lucrativos de 44,6% em 1970 para 52,5% em 1985. Observa-se ainda um expressivo incremento de unidades ambulatoriais públicas, especialmente entre 1980 e 1985.

No que se refere especificamente às políticas de formação de recursos humanos para o sistema de saúde, nota-se que o incremento de postos de trabalho de nível técnico foi muito superior àqueles de nível superior e elementar, sugerindo a exigência de profissionalização das atividades assistenciais. Além disso, a quantidade de postos de trabalho para profissionais formados no período acompanhou o crescimento populacional. Entre 1970 e 1985 as taxas de profissionais por habitante aumentaram de:

A POLÍTICA DE SAÚDE NO BRASIL

TABELA 19.2 – Numero de Estabelecimentos, Leitos e Postos de Trabalho Brasil 1970, 1976, 1980 e 1985

	1970	%	1976	%	1980	%	1985	%
Estabelecimentos de Saúde								
Hospitais	3.830		5.311		6.110		5.909	
Públicos	584	15,2	960	18,1	1.217	19,9	952	16,1
Privados	3.246	84,8	4.351	81,9	4.893	80,1	4.957	83,9
Com Fins Lucrativos	1.708	44,6	2.319	43,7	2.816	46,1	3.105	52,5
Filantrópicos	1.538	40,2	2.032	38,3	2.077	34,0	1.852	31,3
Unidades Ambulatoriais	6.425		6.043		12.379		22.294	
Públicas	5.030	78,29	5.219	86,4	8.828	71,3	15.607	70,0
Privadas	1.395	27,73	824	15,8	3.551	28,7	6.687	30,0
Leitos			443.888		509.105		532.283	
Públicos	......		119.062	26,8	122.722	24,1	137.543	25,8
Privados	......		324.826	73,2	386.383	75,9	394.740	74,2
Postos de Trabalho								
Total de Postos de Trabalho	319.641*	100					659.465	100
Nível Superior	123.978	38,8					281.813	42,7
Médicos	103.696	32,4	......	......	......	......	198.329	30,1
Dentistas	7.124	2,2	......	......	......	......	25.830	3,9
Farmacêuticos	1.599	0,5	......	......	......	......	5.136	0,8
Enfermeiros	8.655	2,7	......	......	......	......	23.942	3,6
Assistentes Sociais	1.902	0,6	......	......	......	......	7.606	1,2
Nutricionistas	1.002	0,3	......	......	......	......	2.981	0,5
Psicólogos	......	......					3.152	0,5
Fisioterapia							2.246	0,3
Fonoaudiologia							1.142	0,2
Terapia Ocupacional	......	......					828	0,1
Outros	......	......					10.621	1,6

(Continua na próxima página)

239

(Continuação)

TABELA 19.2 – Numero de Estabelecimentos, Leitos e Postos de Trabalho Brasil 1970, 1976, 1980 e 1985

	1970	%	1976	%	1980	%	1985	%
Postos de Trabalho								
Nível Técnico e Auxiliar	37.555	11,7					161.178	24,4
Enfermagem	28.814	9,0	......	......	......	......	100.922	15,3
Outros (Laboratório, raios X e outros)	8.741	2,7					60.256	9,1
Nível Elementar	158.108	49,5					216.474	32,8
Atendentes	62.327	19,5	......	......	......	......	177.662	26,9
Parteiras	2.259	0,7	......	......	......	......	4.666	0,7
Outros auxiliares	83.089	26,0	......	......	......	......	14.844	2,3
Visitadores	1.924	0,6	......	......	......	......	1.772	0,3
Guardas	8.509		......	......	......	......	......	......
Agentes de Saúde Pública	......	......	......	......	......	......	17.530	2,7

*Dados referentes a 1969.

Fontes: IBGE (Anuário Estatístico 1972 e 1973, Pesquisa Assistência Médico-Sanitária 1976,1980 e 1985).

médicos, 1,1 para 1,5; odontólogos, 0,1 para 0,2; enfermeiros, 0,1 para 0,2; técnicos de enfermagem, 0,3 para 1; e atendentes de enfermagem, 0,1 para 1,3. No entanto, o crescimento entre as diversas profissões foi heterogêneo. Tal assimetria, facilmente identificada para dentistas e enfermeiros, expõe a orientação de uma política de recursos humanos voltada essencialmente para a formação de profissionais mais facilmente absorvíveis pelo mercado de trabalho organizado pela rede privada de serviços de saúde.

No final do regime militar, o sistema brasileiro de saúde caracterizava-se pela existência de múltiplas instituições que por vezes visavam atender às mesmas clientelas e segmentos populacionais excluídos da atenção ou expostos ao atendimento de baixa qualidade. As propostas de articulação e integração das instituições públicas iniciadas com as AIS e as críticas à fragmentação das políticas de saúde estimularam a formulação do SUS, em 1979.

A Constituição de 1988 e o SUS

Embora, o direito à saúde já fosse amplamente reconhecido em diversos países, o Brasil só o reconheceu como direito social na Constituição de 1988. Para tanto foi necessária uma intensa mobilização de entidades de profissionais de saúde, associações científicas, sindicatos de trabalhadores, associações de moradores de bairro e parlamentares. Esse conjunto de organizações organizou, em 1986, a 8ª Conferência Nacional de Saúde com ampla participação popular. Ao contrário das conferências anteriores, integradas por técnicos e autoridades governamentais, a 8ª Conferência Nacional contou com cerca de cinco mil participantes que discutiram e deliberaram propostas para o capítulo sobre saúde da Constituição de 1988.

Em função dessa marca de origem, o direito à saúde e o SUS adquiriram o *status* de direito social e política de Estado, concretizados pela decisão adotada pelo Congresso Nacional de incluir a saúde como integrante da seguridade social, ao promulgar a denominada "Constituição Cidadã". A desmercantilização, ou seja, a garantia do direito à saúde independentemente da capacidade de pagamento, aproximou o marco jurídico brasileiro aos princípios do Estado de Bem-Estar-social (*Welfare State*). A formalização constitucional da universalidade e a integralidade da atenção à saúde da população no contexto de associação da democracia política com acesso à riqueza produzida pela sociedade foi polêmica. Naquele momento, as distintas concepções acerca da saúde e da natureza das relações entre público e privado foram debatidas acaloradamente. Entre as alternativas discutidas, o SUS foi consagrado como a política e a organização institucional mais adequada para reduzir riscos à saúde e efetivar o acesso às ações e aos cuidados para todos os brasileiros.

Assim, a expressão Sistema Único de Saúde (SUS) encerra duas dimensões: os processos jurídico-institucionais e administrativos compatíveis com a universalização do direito à saúde e à rede de instituições – serviços e ações – responsável pela garantia do acesso aos cuidados e atenção à saúde. Os termos que compõem a expressão SUS espelham positivamente críticas à organização pretérita da assistência médico-hospitalar brasileira. **Sistema,** entendido como o conjunto de ações e instituições, que ordenadamente e de forma entrelaçada contribuem para uma finalidade comum, conota a perspectiva de ruptura com os esquemas assistenciais direcionados a segmentos populacionais específicos, quer recortados segundo critérios socioeconômicos, quer definidos a partir de fundamentos nosológicos. **Único,** referido à unificação de dois sistemas: o previdenciário e o do Ministério da Saúde e secretarias estaduais e municipais de saúde, consubstanciada na incorporação do Instituto Nacional de Assistência Médica da Previdência Social (Inamps) pelo Ministério da Saúde e universalização do acesso a todas ações e cuidados da rede assistencial pública e privada contratada e ao comando único em cada esfera de governo. **Saúde,** compreendida como resultante e condicionante de condições de vida, trabalho e acesso a bens e serviços e, portanto, componente essencial da cidadania e democracia, e não apenas como ausência de doença e objeto de intervenção da medicina.

O SUS, responsável pela garantia do exercício do direito à saúde, tem como suportes doutrinários: o direito universal e dever do Estado (artigo 196): a integralidade das ações de saúde; a descentralização, com direção única em cada esfera de poder e a participação da sociedade (artigo 198). Em termos operacionais, trata-se de um sistema unificado, regionalizado, com atribuições definidas por esfera de governo, financiamento compartilhado entre União, estados e municípios e áreas de competências e abrangência firmadas. A saúde passa a ter o estatuto de bem de relevância pública, tal como previsto no artigo 197, que define a competência do poder público na regulamentação, fiscalização e no controle das ações e serviços de saúde. O artigo 199 franqueia à iniciativa privada a participação nas atividades de saúde. As áreas de atuação e competência dos órgãos do sistema de saúde são definidas no artigo 200; segundo este dispositivo são atribuições do SUS o controle, fiscalização, execução e ordenamento das políticas, ações e programas referentes a itens diversos, tais como: alimentos, medicamentos, equipamentos, hemoderivados, saneamento básico, formação de recursos humanos para a saúde, ambientes de trabalho, desenvolvimento científico e tecnológico e meio ambiente.

O conteúdo constitucional do SUS foi detalhado em duas leis orgânicas, a Lei 8.080/90 e a Lei 8.142/90. A Lei 8.080/90 contém dispositivos relacionados com o direito universal, relevância pública, unicidade, descentralização, financiamento, entre outros, enfatizando a definição das atribuições de cada esfera de governo dentro do novo sistema. A Lei 8.142 dispõe sobre o caráter, as regras de composição, regularidade de funcionamento das instâncias colegiadas do SUS, o Conselho e a Conferência de saúde e transferências intergovernamentais de recursos.

Pela primeira vez o Estado brasileiro constituiu canais de participação do cidadão na formulação e no acompanhamento das políticas de saúde. Com a promulgação da nova Constituição em 1988, garantindo o direito à saúde para todos os brasileiros e instituindo o SUS, essa participação social foi formalizada.

Desde a promulgação da Constituição de 1988, a saúde é direito de todos e dever do Estado, garantido mediante políticas sociais e econômicas que visem à redução do risco de doenças e de outros agravos (Art. 196). Esta concepção ampliada de saúde aponta para a necessidade de políticas públicas intersetoriais, envolvendo a área econômica e os setores sociais no sentido de reduzir riscos (e não apenas danos). Do mesmo modo, assegura universalidade e igualdade no acesso às ações e serviços de saúde visando à promoção, a proteção e a recuperação da saúde. Portanto, além de uma concepção ampla de saúde, a Constituição propõe uma atenção integral, com um amplo espectro de ações. Estabelece que as ações e os serviços de saúde são de relevância pública, cabendo ao Estado a *regulamentação, fiscalização e o controle, devendo sua execução ser feita diretamente ou através de terceiros e, também, por pessoa física ou jurídica de direito privado* (Art. 197). Define *que as ações e os serviços públicos de saúde integram uma rede regionalizada e hierarquizada e constituem um sistema único, organizado de acordo com as seguintes diretrizes*: I – *descentralização, com direção única em cada esfera de governo*; II – *atendimento integral, com prioridade para as atividades preventivas, sem prejuízo dos serviços assistenciais*; III – *participação da comunidade* (Art. 198). Ao mesmo tempo admite que *a assistência à saúde é livre à iniciativa privada* (Art. 199). Entre as atribuições do Sistema Único de Saúde (SUS) destacam-se a vigilância sanitária e epidemiológica, a saúde do trabalhador, a formação de recursos humanos, o desenvolvimento científico e tecnológico, e a colaboração na proteção do meio ambiente (Art. 200). Esses princípios, diretrizes e atribuições foram detalhados nas Leis 8.080/90 e 8.142/90 e em portarias do Ministério da Saúde.

A legislação criou os seguintes dispositivos institucionais para a gestão dos recursos do SUS:

- fundo nacional, estadual e municipal de saúde – são instrumentos de gestão dos recursos destinados ao financiamento de ações e serviços públicos existentes nas três esferas de poder; são responsáveis por receber e repassar recursos das fontes envolvidas com o financiamento da saúde;

- plano de saúde – documento referente às ações que serão desenvolvidas pelo ministro da saúde e secretários estaduais e municipais de saúde; são documentos técnicos de planejamento baseados no diagnóstico da situação de saúde contendo objetivos, metas e definição de processos de avaliação;

- plano de cargos, carreiras e salários – conjunto de princípios e diretrizes que orientam o ingresso e instituem oportunidades e estímulos para o desenvolvimento pessoal e profissional dos trabalhadores com o objetivo de contribuir para a qualificação dos serviços prestados;

- conselhos de saúde – em cada esfera de gestão, com composição paritária (metade de usuários e metade de representantes de prestadores de serviços, gestores e trabalhadores do SUS);

- conferências de saúde – em cada esfera de gestão, convocadas a cada 4 anos para avaliar a situação de saúde e propor as diretrizes para a formulação da política de saúde em cada nível de governo.

■ O SUS constitucional e o SUS real

Tão logo a Constituição de 1988 foi aprovada, os questionamentos sobre a organização de um sistema integrado de Seguridade Social se intensificaram. A grave crise econômica que se abateu sobre o país no final da década de 1980 e políticas de ajuste macroeconômico estabeleceram condições inteiramente adversas para a efetivação dos preceitos constitucionais. As adesões às propostas de introdução no país de seguros baseados na relação contribuição-benefício sob regime de capitalização e não de reparti-

243

ção simples e a redução dos gastos com saúde simultaneamente à universalização (que na prática ampliou o direito à saúde para aproximadamente 1/3 da população) inviabilizou o exercício pleno das competências e atribuições estabelecidas pela legislação.

O descumprimento das normas relativas às receitas e aos destinos do orçamento da Seguridade Social redundou tanto na regulamentação isolada da saúde, previdência e assistência social como na limitação da abrangência e qualidade do SUS. Em 1993, o então Ministério da Previdência e Assistência Social retirou as transferências destinadas à saúde originadas da contribuição sobre a folha de salários. Desde então as bases de sustentação financeiras do SUS ficaram comprometidas e a resistência contra o subfinanciamento da saúde tornou-se bandeira de entidades da sociedade civil, parlamentares e integrantes do Poder Judiciário e do Ministério Público. Apesar de a participação das esferas subnacionais no aporte de recursos, principalmente os municípios, ter se ampliado, o somatório de receitas das três esferas de governo nunca atingiu os valores previstos pela Constituição.

A mobilização permanente em torno da garantia de recursos para a saúde gerou compromissos governamentais com a estabilidade dos repasses expressos na aprovação de uma emenda constitucional. A Emenda Constitucional 29, aprovada em 2000, estabeleceu a vinculação de recursos nas três esferas de governo e sanções para o caso de descumprimento dos limites mínimos de aplicação em saúde. Contudo, na ausência de uma regulamentação explícita, durante a primeira década do século XXI, a União e os diversos estados não aportaram os recursos devidos para a saúde.

No que concerne ao desenho e à execução dos pactos intergovernamentais para consolidar o processo de descentralização e reorganizar as redes do sistema de saúde, as mudanças foram notórias. Nos marcos da democracia e do federalismo, o SUS construiu uma estrutura institucional complexa para coordenar as ações dos três níveis de governo, de ações de saúde pública e serviços de saúde estatais, filantrópicos e privados. Esse processo de desconcentração de recursos e descentralização de parte do processo decisório ocorreu mediante a fusão das estruturas administrativas do INAMPS com as secretarias estaduais de saúde.

As Comissões Gestoras Bipartite (no âmbito estadual, integrada pelos secretários municipais e o secretário estadual de saúde) e a Comissão Tripartite, constituída por representantes das três esferas de governo, tornaram-se instâncias de decisão compartilhada sobre políticas de saúde. Os governos locais assumiram funções essenciais na organização da atenção à saúde e os representantes dos usuários, profissionais de saúde e gestores passaram a dispor de conselhos de saúde e conferências de saúde em cada esfera de governo (canais para formular políticas de saúde, controlar e fiscalizar a ação das instituições de saúde).

Contudo, a falta de investimentos para ampliar a rede pública de serviços de saúde, reter e estimular a formação e fixação de recursos humanos e assumir o protagonismo da inovação tecnológica, além da carência de verbas para custeio e manutenção dos serviços existentes, impediram a plena efetivação do SUS. Ao longo da década de 1990 o mercado denominado "saúde suplementar" se expandiu. Os planos privados de saúde constituíram um subsistema que compete com o SUS pela busca de recursos financeiros, físicos e humanos. Consequentemente, a Constituição e as leis se referem a um sistema único de saúde, mas na prática o Brasil conta com outros esquemas assistenciais que preservaram e até aprofundaram a segmentação das demandas que a Constituinte de 1988 pretendeu deixar para trás.

A Tabela 19.3 expõe mudanças na composição público-privada de estabelecimentos de saúde. Com o advento do SUS houve um incremento da oferta de hospitais e leitos públicos. Em contrapartida observa-se um ligeiro aumento da proporção de unidades ambulatoriais privadas. No que diz respeito à oferta de postos de trabalho, nota-se a tendência de discreta redução relativa dos médicos no total da força de trabalho na rede do sistema de saúde, declínio da participação em termos absolutos e proporcionais dos auxiliares de enfermagem e elevação dos postos de trabalho para técnicos de enfermagem.

■ Desafios para a efetivação do direito à saúde no Brasil

Para que o SUS venha a se constituir como sistema universal é necessário ofertar atenção suficiente e de qualidade e eliminar barreiras jurídicas, econômicas, culturais e sociais que se interpõem entre a população e a rede de serviços de saúde. Embora a legislação assegure que a saúde é um direito de cidadania, é preciso levar em consideração dificuldades específicas de acesso, tais como: o pagamento de transportes e a existência de barreiras culturais como preconceitos e discriminações relacionados com *status* social, raça/cor, orientação sexual e ainda incompreensões e intolerâncias com assimetrias educacionais. O entendimento e o aprendizado acerca do comportamento a ser adotado para a prevenção de riscos e recuperação da saúde requer o diálogo permanente entre profissionais de saúde e a população.

Um sistema universal de saúde apoia-se em valores igualitários e na equidade de acesso e utilização de procedimentos assistenciais. Priorizar a atenção para pacientes mais graves, populações vulneráveis que apresentam riscos diferenciados de adoecer e morrer permite alcançar a igualdade de oportunidades de sobrevivência, de desenvolvimento pessoal e social entre os membros de uma dada sociedade.

A obtenção da integralidade da atenção à saúde, o segundo princípio finalístico do SUS, remete ao repertório de ações de promoção da saúde, prevenção de riscos e agravos e assistência a doentes, e sistematização do conjunto de práticas desenvolvidas para a eliminação e redução dos problemas e o atendimento das necessidades de saúde. Para assegurar a integralidade é necessário dispor de estabelecimentos, unidades de prestação de serviços, pessoal capacitado e recursos necessários, à produção de ações de saúde que vão desde as ações inespecíficas de promoção da saúde em grupos popu-

TABELA 19.3 – Numero de Estabelecimentos, Leitos e Postos de Trabalho Brasil 2002, 2005 e 2008

Estabelecimentos de Saúde		2002	%	2005	%	2009	%
Hospitais		7.397		7.155		6.875	
	Públicos	2.588	35,0	2.727	38,1	2.839	41,3
	Privados	4.809	65,0	4.428	61,9	4.036	58,7
Unidades Ambulatoriais		46.410		55.928		67.901	
	Públicas	35.086	75,6	41.260	73,8	47.414	69,8
	Privadas	11.324	24,4	14.668	26,2	20.487	30,2
Leitos		471.171		443.210		431.996	
	Públicos	146.319	31,1	148.966	33,6	152.892	35,4
	Privados	324.852	68,9	294.244	66,4	279.104	64,6
Postos de Trabalho							
Total de Postos de Trabalho		1.354.626		1.622.091		1.993.970	
Nível Superior		729.746	53,9	870.361	53,7	1.104.340	55,4
	Médicos	466.111	34,4	527.625	32,5	636.017	31,9
	Dentistas	56.995	4,2	71.386	4,4	94.136	4,7
	Enfermeiros	88.952	6,6	116.126	7,2	163.099	8,2
	Outros	117.688	8,7	155.224	9,6	211.088	10,6
Nível Técnico e Auxiliar		624.880	46,1	751.730	46,3	889.630	44,6
	Auxiliares de Enfermagem	389.277	28,7	401.753	24,8	317.420	15,9
	Técnicos de Enfermagem	82.627	6,1	161.336	9,9	330.928	16,6
	Outros	152.976	11,3	188.641	11,6	241.282	12,1

Fontes: IBGE (Pesquisa Assistência Médico-Sanitária 2002, 2005 e 2009).

lacionais definidos, às ações específicas de vigilância ambiental, sanitária e epidemiológica dirigidas ao controle de riscos e danos, até ações de assistência e recuperação de indivíduos enfermos, sejam ações para a detecção precoce de doenças, sejam ações de diagnóstico, tratamento e reabilitação.

Sem suportes financeiros e políticos para efetivar o SUS, a deterioração da rede pública potencializou a desqualificação dos preceitos constitucionais da garantia do direito à saúde. O fato de segmentos de classe média e trabalhadores especializados procurarem coberturas de planos privados e o restante da população enfrentar filas e baixa qualidade de serviços minou os esforços de construção do SUS universal e da integralidade da atenção à saúde. Embora não existam barreiras formais, permanecem grandes diferenciais no acesso e na continuidade da atenção devido a problemas atinentes à ausência de organização dos serviços.

Apesar de suas evidentes insuficiências, desde 2001 o SUS ocupa posição de destaque no cenário internacional. O controle da AIDS não só através da prevenção, mas com o tratamento das pessoas contaminadas pelo HIV, a proposta de produção de medicamentos a preços reduzidos para países pobres, a luta contra o tabaco, proibindo a propaganda em rádio e TV, e a política de aleitamento exclusivo nos primeiros 6 meses de vida das crianças e a estratégia de atenção à saúde da família mereceram o reconhecimento de organismos como a Organização Mundial de Saúde.

Mais recentemente, a ascensão de milhões de brasileiros a extratos de maior renda apresenta novos desafios para o SUS. Na medida em que os planos privados de saúde restringem coberturas e pressionam a rede pública para desempenhar um papel complementar ao atendimento de seus clientes, a fragmentação do sistema poderá se intensificar.

A constatação da inadequação de esquemas assistenciais às necessidades de propiciar cuidados e ações integrais aos problemas de saúde do mundo contemporâneo, tais como clonagem, reprodução assistida, bancos de materiais biológicos e prevalência de agravos crônicos como obesidade, cânceres e problemas de saúde mental, que envolvem decisões financeiras, éticas e reflexões filosóficas, estimula a reafirmação das políticas universais de saúde. Para o Brasil, o cenário mais favorável seria o da efetivação do SUS. Embora o SUS tenha atingido o estatuto de política de Estado e modelo exemplar no âmbito internacional, a fragilidade de seus suportes internos financeiros, organizacionais e tecnológicos interroga o futuro da política de saúde.

■ Bibliografia consultada

- Escola Politécnica de Saúde Joaquim Venâncio (org). Dicionário da educação profissional em saúde – Escola Politécnica de Saúde Joaquim Venâncio e Estação de Trabalho Observatório de Técnicos em Saúde. Rio de Janeiro: EPSJV; 2006.
- Paim JS. O que é o SUS. Rio de Janeiro: Editora Fiocruz; 2009.
- Santos L, Andrade LO. SUS: o espaço da gestão inovada e dos consensos federativos. Campinas: Saberes Editora; 2009.

Índice Remissivo

A

Ação (ões)
  intersetoriais, 84
  pública, 12
Accountability, 12
Acessibilidade, 81
Acolhimento, 83
Adscrição, 81
Álcool, uso de, 38
Alcoolismo, 45
Alma-Ata, 77
Ambiente e trabalho, 44
Ambulatório, centro de custo, 108
Análise do problema, 202
ANS, competências da, 119, 120
Artenção primária, contexto histórico, 76
Assistência
  avaliação da, 213
  em saúde, estudos dos custos, 103
  farmacêutica, desafios para qualidade, 161-200
  hospitalar
    no Brasil, 91
    qual modelo queremos?, 100
  programação da, 212
Assitência hospitalar
  quando surgiram os primeiros hospitais, 89
  serviços do hospital, 88
  situação atual do atendimento hospitalar no Brasil, 98
Atenção
  à saúde
    crescimento dos gastos com, 146
    ocorrências e custos na, 179
  básica à saúde no Brasil, 79
  contínua, 81
  de boa qualidade, 81
  integrada, 81
  integral, 81
  primária à saúde, definição, 77
Atendimento hospitalar, situação atual, 98
Atividade física, 45

C

Campo da saúde, conceito, 36
Capacidade de escuta, 83
Cardiopatia isquêmica, cadeia causal, 40
Centro de custo
  ambulatório, 108
  lavanderia, 107
Ciclo do planejaamento, 202
  segundo Gillings DB & Douglas CW, 203
Cidadania
  e direitos, 1
  "regulada", 3
"Cirurgias profiláticas", 52
Clínica ampliada, 82
Colegiados Intergestores Regionais, 71
Colesterol elevado, 38
Combustíveis sólidos, fumaça interior, 38
Complexo industrial da saúde, 9
Comportamento, 44
Condições de vida, 44
Conferências nacionais de saúde, no Brasil, 219-223
Conselho como ferramentas da participação, 223
Consultório médico, 185
  planilha de custos do, 187
Corresponsabilidade, 83
Cuidado, coordenação do, 82
Custeio
  por absorção, 105
  sistemas de, 105
Custo (s), 105
  da assisstência em saúde, estudos dos, 103
  de produção de serviços numa unidade de

atenção básica, cálculo, 110
determinação dos, 104
fixos, 106
por atividade, 114

D

Da atenção médica primária à atenção primária à saúde, 78
Descentralização, 63
Desembolso, 105
Desmercantilização do acesso, 9
Desperdício, origem do, 108
Despesa (s), 105
    ambulatoriais, 180
    com internações cirúrgicas, 180
    com internações clínicas, 180
    de assistência maternidade, 180
    de internações psiquiátricos, 180
    médica familiar, composição da, 155
Determinantes sociais da saúde, crítica ao enfoque, 46
Dieta, 45
Direito à saúde no Brasil, desafios para a efetivação do, 245
Doença
    causalidade social das, 34
    crônica, impacto das, 175
    determinação social das, 40
    e riscos para a saúde no século XXI, 37
    na sociedade, modelos explicativos da, 33

E

Empresariamento privado da assistência à saúde no regime militar, 236
Equidade, 52
Esquema de Diderichsen e Hallqvist, 43
Estabelecimento de saúde
    com internação, 94
    leitos para internação em, 95
    segundo a população do município, 99
Estado de Bem-Estar Social, 4
Estratégia de Saúde da Família, 75
Estilo de vida, 44

F

Fecundidade, queda da, 43
Financiamento
    da atenção básica à saúde, 143-159
        triângulo da provisão e do, 144
    da saúde, modelos, 146
    do sistema único de saúde, 140
Fonte de informações, 176
    em saúde e o SUS, 194

G

Gasto(s)
    com atenção á saúde, crescimento dos, 146
    com saúde, países selecionados, 124
    de custeio com recursos humanos e não pessoais, somatória, 113
Glicemia elevada, 38, 39
Governance, 12

H

Habilidades relacionais, 83
Health promotion, 12
Horizontalização das relações de poder, 83
Hospital (is)
    capacidade instalada de, 121
    frequência, 98
    quando surgiram os primeiros, 89
    serviços do, 88

I

Indicador (es)
    da pesquisa nacional por amostra por domicílios, 55
    de financiamento dos sistemas de saúde, 154
    de saúde no Brasil, percentuais, 166
Informação
    em saúde no contexto do SUS, 193
    fontes de, 176
Iniquidades em saúde no Brasil, causas, 42
Instituição de saúde pública na primeira república, 231
Instrumentação de recursos humanos, 112

não pessoais, 113
Internações por habitantes, 97
Investimentos, 105

L

Lavanderia
    centro de custo, 107
    prestação de serviços da, 107
Lei
    9.656/1998, síntese da, 119
    orgânica da previdência social, 235
    Orgânica da Saúde, 129
    previdenciária, 233

M

Medicallzação das despesas públicas, 11
Medicamento (s)
    acesso, 171
    consumo e desventuras dos, 165
    essenciais, 169
    processos judiciais para o acesso, 174
    utilização racional dos, 166
Medicina previdenciária, 233
Mercado farmacêutico, 164
Mercantilização da oferta, 9
Ministério da saúde, evolução dos, 175
Modelo
    de assistência hospitalar, qual queremos?, 100
    de Dahlgren e Whitehead, 41
    de financiamento da saúde, 146
    de intervenção, 42
    de ocorrências e custos, 180
    de processo de atenção à saúde, 54
    de proteção social
        institucional-redistributivista, 5
        meritocrático-particularista, 5
        residual, 5
    de simulação, 179
    explicativos da doença na sociedade, 33
Mortalidade na infância
    a partir de 1990, 45
    desigualdades educacionais e de renda, 45

N

Normas Operacionais Básicas, 63
Número de estabelecimentos, leitos e postos de
    trabalho no Brasil, 236, 239

O

Obesidade, 38
Objetivos, definição dos, 202
Organização social, 83
"Otimismo sanitário", 23
Out of pocket, 7

P

Pacto
    de gestão, 65
    pela Saúde 2006, 64
Path dependence, 14
Perdas, 105
Planejamento
    ciclo do, 202
    em saúde no Brasil, 201
    gestão em saúde e, 204
    prática do, 204
    sistema único de saúde e, 204
Planilha de custos do consultório médico, 187
Plano de saúde, 68
    expansão do mercado de, 118
"Plano Nacional de Saúde", 25
Política social
    e de saúde no Brasil, cenários, 15
    no Brasil, 13
Potencialidades e recursos da comunidade, mapa
    de, 85
Prescrição (ões)
    excessiva, 168
    inadequadas, 168
    incorreta, 168
    insuficiente, 168
    múltipla, 168
Pressão sanguínea elevada, 38
Processo (s)
    de atenção à saúde, modelo de, 54
    judiciais para o acesso a medicamentos, 174

Programa
    da saúde no Brasil colonial, 229
    de assistência farmacêutica no SUS, 173
Programação
    anual de saúde, 207
    pactuada e integrada, 68
Proteção social
    novos desafios da, 10
    sistemas de, 3

Q

Qualidade de vida, 12

R

Receita, 105
Recursos
    humanos, instrumentação dos, 112
    não pessoais, instrumentação dos, 113
Rede(s)
    comunitárias, 44
    de atenção à saúde, modo de gestão, 71
    de saúde, 67
    regionalizada de atenção à saúde e os
        mecanismos de regulação, 68
    sociais, 44
Reforma
    "Capanema", 22
    sanitária brasileira
        breve história, 19-32
            décadas de 1950 e 1960, 23
            os anos 1980 e a "reforma sanitrária", 27
            sanitarismo nos 50 primeiros anos da
                República, 20
            transição radical dos anos 1970, 24
    sanitária, os anos 1980 e
        campo conceitual, 27
        campo dsas práticas, 28
Região de saúde, 65
    na política nacional de saúde, definições, 137
Regionalização
    da saúde
        conceito, 61
        nas normativas do SUS, 62
    solidária e cooperativa, 65
Regulação, mecanismos de, 68

Relatório
    anual de gestão, 207
    Dawson, 76
Rendimento dos intrumentos, 113
Resolubilidade, 81
Responsabilização, 82
Risco (s)
    autoinfligidos, 35
    de morte, dez fatores mais frequentes, 38
    transição de, 37
Risco/vulnerabilidade familiar, instrumento de
    classificação, 59

S

Saneamento, 50
Sanitarismo nos 50 primeiros anos da República
    brasileira, 20
Saúde
    acumulação de capital em, 9
    alocação de recursos em, 147
    complexo social da, 9
    determinantes sociais da
        crítica ao enfoque dos determinantes
            sociais da saúde, 46
        determinação social das doenças, 40
        doenças e riscos para a saúde no século
            XXI, 37
        modelos explicativos da doença na
            sociedade, 33
    estratificação socieconômica e a, 43
    indígena, 46
    integral, conceito, 50
    materno-infantil, 45
    no Brasil
        causas sociais das iniquidades em, 42
        trajetória do financiamento da, 149
    participação social na, 131
    regionalização da, conceito, 61
    sociedade e, 1-17
        cidadania e direitos, 1
        novos desafios da proteção social, 10
        o Brasil nesse contexto e os desafios do
            SUS, 12
    sistemas
        de proteção social, 3

de saúde e proteção solcial, 7
suplementar, regulamentação da, 118
Seguro de saúde, antecedentes no Brasil, 116
Serviço de saúde
  níveis de, 76
  panorama geral do financiamento e gastos
    com ações e, 152
Sexo não seguro, 38
Sistema(s)
  de apoio à construção do relatório de gestão,
    199
  de cadastramento e acompanhamento de
    hipertensos e diabéticos, 197
  de cadastramento nacional de usuários do
    SUS, 199
  de cadastro nacional de estabelecimentos de
    saúde, 198
  de comunicação
    de internação hospitalar, 198
    sobre orçamento público em saúde, 198
  de custeio, 105
  de informação (ões)
    ambulatorial, 197
    de atenção básica, 197
    de agravos de nortificação, 196
    do câncer do colo do útero, 197
    do programa nacional de imunizações, 197
    em saúde, 189-200
    hospitalares descentralizado, 198
    sobre mortalidade, 196
    sobre nascidos vivos, 196
  de livre mercado, 7
  de proteção social, 3
  de saúde
    brasileiro, repercussões da segmentação
      do, 125
    carcaterísticas dos diferentes tipos, 8
    processos/dimensões , 10
  de seguro social, 7
  do Programa Nacional de Avaliação de
    Serviços de Saúde, 199
  nacional de saúde, 7
  privados
    de assistência à saúde, 115
    em países selecionados, dimensões dos, 123
  único de saúde, 13

constitucional, 243
diretrizes estabelecidas na Lei Orgânica de
  Saúde, 130
engenharia institucional do, 131
estrutura e organização, 127-164
estrutura institucional e decisória do, 132
federalismo brasileiro e o, 131
financiamento, 140
processo de implantação, 134
real, 243
regionalização, 136
Sobrepeso, 38
Sociedade
  Brasileira de Higiene, 26
  da informação, 189
Subsistema privado de saúde no Brasil,
  dimensões do, 121
Suficiência tecnológica, 81

T

Tabagismo, 38, 45
Teoria dos miasmas, 34
Tipologia de Titmuss, 6
Tomada de decisão, 12
Trabalho em equipe, 84
Tratamento, adesão ao, 175

U

Uso racional, 169
Utilização racional, promoção, 170

V

Vigilância sanitária, 50

W

Welfare strate, 4

IMPRESSÃO:

Santa Maria - RS | Fone: (55) 3220.4500
www.graficapallotti.com.br